280天轻松怀孕一本搞定

邢小芬/编著

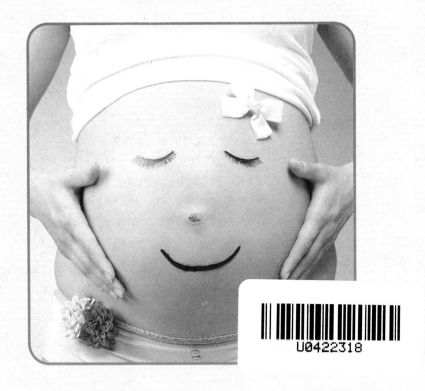

280TIAN QINGSONG HUAIYUN
YIBEN GAODING

陕西新华出版传媒集团
陕西科学技术出版社

图书在版编目（CIP）数据

280天轻松怀孕一本搞定/邢小芬编著.—西安：陕西科学技术出版社，2016.1
ISBN 978-7-5369-6610-9

Ⅰ.①2… Ⅱ.①邢… Ⅲ.①妊娠期—妇幼保健—基本知识Ⅳ.①R715.3

中国版本图书馆CIP数据核字（2015）第311001号

280天轻松怀孕一本搞定

出 版 者	陕西新华出版传媒集团　陕西科学技术出版社
	西安北大街131号　邮编　710003
	电话（029）87211894　传真（029）87218236
	http：//www.snstp.com
发 行 者	陕西新华出版传媒集团　陕西科学技术出版社
	电话（029）87212206　87260001
印　　刷	北京建泰印刷有限公司
规　　格	710mm×1000mm　16开本
印　　张	25.75
字　　数	400千字
版　　次	2016年3月第1版
	2016年3月第1次印刷
书　　号	ISBN 978-7-5369-6610-9
定　　价	29.80元

版权所有　翻印必究

FOREWORD 前言

孕育使得女人的生命变得更加圆满，是上天赋予女人特殊的使命，也是上天赐予女人独享的幸福。同时，孕育也是一个不可或缺的爱的过程。从宝宝在母体中出现的那一刻开始，不管是生理上还是心理上，从生活方式到生命角色，孕妈妈的生活都会开始转变。

怀孕后，孕妈妈生活的各个方面都会发生改变，既有生理上的变化，也有心理上的变化，不但需要孕妈妈注重自身调节，而且更需要家人的关怀和体贴。因此，如何顺利、安全地度过整个孕产期，成为每个家庭都要面临的重大问题。

《280天轻松怀孕一本搞定》目的是为了帮助孕妈妈科学、顺利地度过最令女性自豪与骄傲的，也是最不平凡的10个月，周到而又全面地列举了孕前准备、孕期保健、孕后护理等若干问题，并逐一作出通俗易懂的解答，更加追求可操作性和有针对性。

孕期的不同阶段具有不同的特点，本书严格按照怀胎10个月，并且细化为40周的孕程，同步安排相应的孕产知识。孕妈妈可以同步阅读，更加具有针对性和实用性，阅读负担也不会太大。当然，准爸爸也应该陪着孕妈妈一起阅读。

妊娠、分娩是女性特殊的生理功能，承载着延续父母生命以及种族繁衍的重任。因此，细心呵护孕妈妈的健康以及胎宝宝的正常生长发育，对于家庭和社会来说都是非常重要的。

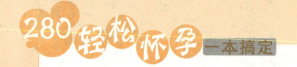

　　希望通过阅读这本书，能帮您解决孕产过程中的困惑与疑虑，及时发现和解决出现的异常情况，从而使孕妈妈轻松、健康地度过妊娠期，平安分娩，孕育出更加健康、聪明的宝宝。

　　在编写过程中，我们征求了很多孕妈妈的意见，对她们提出的宝贵建议深表感谢！最后，祝全天下的孕妈妈健康平安，孕育出活泼可爱的小宝宝！

编　者

目录 CONTENTS

第一篇 怀孕与优生,孕前生活早安排

第一章 待孕倒计时90天——优生知识面面观

一、遗传与优生 …………………… 002
　必要的遗传咨询 ………………… 002
　须进行遗传咨询的人群 ………… 003
　孕前检查,让你避免遗憾 ……… 003
　常见的遗传病有哪些 …………… 005
　影响生育的遗传病 ……………… 007
　近亲婚配与遗传疾病 …………… 008
　遗传病与胎儿的性别 …………… 009
　身高遗传的法则 ………………… 009
　染色体异常是怎么回事 ………… 009
　血友病的遗传性 ………………… 010
　龋齿是否具有遗传性 …………… 010
　预防出生缺陷的措施 …………… 011

遗传性疾病与先天性疾病的区别 …… 011
须重视遗传性疾病检查 …………… 012
怎样预防遗传性疾病 ……………… 012

二、优生小秘密 …………………… 013
　优生的含义 ……………………… 013
　影响优生的因素有哪些 ………… 014
　优生的关键在于肾吗 …………… 015
　优生要重视择偶 ………………… 016
　丈夫在优生中应负的责任 ……… 017
　女性的最佳生育年龄 …………… 018
　男性的最佳生育年龄 …………… 019
　最佳生育年龄组合 ……………… 019
　推算最佳受孕日 ………………… 019

了解最易受孕的姿势 …………… 020	宫颈糜烂对怀孕的影响 …………… 031
适宜受孕的季节 …………………… 021	患高血压的女性可选择性怀孕 …… 031
注意掌握性交的频率 ……………… 021	有哮喘的女性应选择性怀孕 ……… 032
争取在性高潮时受孕 ……………… 022	有过肝炎病史者宜选择性怀孕 …… 032
何时受孕概率最高 ………………… 022	患心脏病女性慎重怀孕 …………… 032
适宜受孕的最佳环境 ……………… 023	患癌症的女性不宜受孕 …………… 033
良好心态受孕佳 …………………… 023	肿瘤患者不宜怀孕 ………………… 033
高龄妊娠危害大 …………………… 024	患肺结核的女性不宜怀孕 ………… 034
受孕应避开人体低潮期 …………… 024	患肾炎的女性不宜怀孕 …………… 034

三、疾病与受孕 …………………… 025

	患甲亢的女性不宜怀孕 …………… 035
孕前检查项目 ……………………… 025	患附件炎的女性不宜怀孕 ………… 035
孕前做好疫苗接种 ………………… 028	患尖锐湿疣的女性不宜怀孕 ……… 036
糖尿病对怀孕的影响 ……………… 029	患盆腔炎的女性不宜怀孕 ………… 036
贫血对怀孕的影响 ………………… 030	

第二章 待孕倒计时60天——做好充分准备

一、孕前生活细节 ………………… 037

	准爸爸要保护好自己的"种子" … 045
做好孕前的生理准备 ……………… 037	用快乐迎接宝宝的到来 …………… 045
做好孕前营养储备计划 …………… 038	做好充足的经济准备 ……………… 046
孕前饮食要讲究卫生 ……………… 039	提前制订妊娠计划 ………………… 047
准爸爸备孕饮食指导 ……………… 040	

二、孕前饮食营养 ………………… 048

准妈妈备孕饮食指导 ……………… 041	孕前优生饮食细节 ………………… 048
准父母补充叶酸的重要性 ………… 042	提前储备营养素 …………………… 048
远离这些有损身体的食物 ………… 043	助你好"孕"的食物 ……………… 049
制定合理的健身计划 ……………… 044	孕前3个月补充维生素 …………… 049
准爸爸健身需补糖类和水 ………… 044	孕前摄入优质蛋白质 ……………… 050

合理摄入人体所需的矿物质 …… **051**
补充糖类 …………………… **052**
补充适量的脂肪 …………… **053**
有助于排泄的膳食纤维 …… **053**
孕前饮食禁忌 ……………… **053**
孕前不宜食用棉籽油 ……… **055**
孕前夫妻双方要禁酒 ……… **056**
孕前夫妻双方应戒烟 ……… **056**
孕前注意烹调的方法 ……… **056**
肥胖女性的孕前营养 ……… **057**
偏瘦女性的孕前饮食 ……… **057**
素食型女性的孕前饮食 …… **058**

三、孕前健康检查 **058**
给身体做个健康评估 ……… **058**
孕前为什么要进行检查 …… **059**

一定要进行免疫计划 ……… **060**
准妈妈超重风险大 ………… **061**
不要忽视亚健康 …………… **061**
要重视妇科疾病 …………… **062**
高危妊娠请慎重 …………… **062**
关于多胎妊娠你了解多少 … **063**
和准爸爸一起进行孕前检查 … **063**
孕前血型检查必不可少 …… **064**
孕前必须治疗的疾病 ……… **064**
流产后怎样才能健康怀孕 … **066**
剖宫产后多久怀孕好 ……… **067**
女性不孕的体检项目与治疗 … **067**
男性不育的体检项目与治疗 … **068**
准妈妈要谨慎、安全地用药 … **069**
准爸爸的用药须知 ………… **071**

第三章 待孕倒计时30天——生男生女的选择

一、怀孕那些事儿 **072**
精子是如何产生的 ………… **072**
卵子是如何产生的 ………… **072**
影响精子质量与数量的因素 … **073**
影响卵子质量的因素 ……… **073**
关于精卵的受精过程 ……… **074**
受精卵的着床 ……………… **075**
掌握排卵日有助于好孕 …… **075**
最佳妊娠时机的选择 ……… **076**

受孕应避开的几个黑色时机 … **076**
测基础体温的方法和注意事项 … **077**
如何进行宫颈黏液观察 …… **078**

二、生男生女的选择 **079**
决定胎儿性别的秘密是什么 … **079**
想要男孩的方法 …………… **080**
想要女孩的方法 …………… **080**
怀孕后能转胎吗 …………… **081**
控制生男生女的方法 ……… **081**

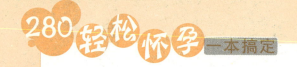

第一篇 孕育新生活,如愿收获新生命

第一章 怀孕第1个月——充满期待,孕育生命的开始

一、宝宝与妈妈的第 1 个月 …… 084
 胎儿的发育状态 …… 084
 准妈妈的身体变化 …… 084
 初次怀孕注意事项 …… 085

二、准妈咪可能有的感觉 …… 085
 月经未如约而至就是怀孕了吗 …… 085
 什么原因会引起停经 …… 086
 有恶心、呕吐的现象吗 …… 086
 疲倦感增加了吗 …… 086
 饮食量增加了吗 …… 087
 基础体温升高正常吗 …… 087
 阴道分泌物增多了吗 …… 087

三、胎教进行时 …… 087
 胎宝宝在长,孕妈妈在变 …… 087
 本月成功胎教要点 …… 089
 胎教谜语猜猜猜 …… 090
 妈妈的童谣 …… 093
 爸爸的唐诗 …… 093

四、优质营养配方 …… 094
 孕 1 月膳食原则 …… 094
 本月关键营养 …… 095
 孕妈妈适当多吃的食物 …… 095
 孕期科学吃水果 …… 096
 准妈妈多吃鱼,胎宝宝更聪明 …… 097
 准妈妈的补钙佳品 …… 097
 孕 1 月一周营养菜单 …… 098

五、生活细节注意点 …… 099
 调整自己的日常起居 …… 099
 注意保持室内空气清新 …… 099
 注意讲究卫生,预防感染 …… 099
 准妈妈要远离哪些化妆品 …… 100
 准妈妈千万别用电热毯 …… 101
 准妈妈宜动还是宜静 …… 101
 孕早期运动策略 …… 102
 准妈妈坚持运动的好处 …… 103
 散步,最适宜的运动 …… 103

职场准妈妈日常注意事项 …… 104	学会推测预产期 …………… 106
合理地工作和休息 ………… 104	一定要到医院进行检查 …… 107
六、祛疾检查保健康 105	孕早期不宜做B超检查 …… 108
全面了解怀孕征兆 ………… 105	怎样预防宫外孕 …………… 109
怎样在家自己验孕 ………… 106	怎样防止葡萄胎 …………… 110

第二章 怀孕第2个月——出现反应，可喜的妊娠变化

一、妈妈与宝宝的第2个月 111	爸爸的唐诗 ………………… 121
胎儿的发育状态 …………… 111	**四、优质营养配方** 122
准妈妈的身体变化 ………… 111	孕2月膳食原则 …………… 122
本月怀孕注意事项 ………… 112	合理饮食缓解妊娠反应 …… 123
二、准妈咪可能有的感觉 112	孕期可适当多吃的几种食物 … 123
倦怠感 ……………………… 112	孕期准妈妈营养早餐不可少 … 124
早孕反应 …………………… 113	孕期晚餐有讲究 …………… 125
口渴 ………………………… 113	准妈妈适量吃些酸性食物 … 125
尿频 ………………………… 113	孕期精制米面不宜常食 …… 126
皮肤干痒 …………………… 113	孕期准妈妈不宜全吃素 …… 126
骨盆疼痛 …………………… 114	孕期准妈妈吃动物肝脏要适量 … 126
胃灼热 ……………………… 114	准妈妈切莫食发芽的土豆 … 127
便秘 ………………………… 114	**五、生活细节注意点** 127
胀气与放屁 ………………… 114	孕早期居家注意事项 ……… 127
易怒，对准爸爸发泄不满 … 114	克服早孕反应的日常生活指导 … 128
谨防不良情绪导致的流产 … 115	缓解准妈妈疲劳的方法 …… 129
三、胎教进行时 116	注意呵护孕期乳房 ………… 130
胎宝宝在长，孕妈妈在变 … 116	孕期洗澡是大事 …………… 130
本月成功胎教要点 ………… 118	孕2月要谨慎护胎 ………… 131
妈妈的童谣 ………………… 121	准妈妈采取什么坐姿好 …… 131

准妈妈做家务时的注意事项 …… 131
孕早期运动要缓慢 …… 132
不宜做运动的准妈妈 …… 132

六、祛疾检查保健康 …… 133
中草药对胎儿有没有不良反应 …… 133

可能会导致胎儿畸形的药物 …… 133
孕妇高热怎么办 …… 134
准妈妈感冒怎么办 …… 135
哮喘患者孕期注意事项 …… 136
孕妇不宜涂用风油精、清凉油 …… 136

第三章 怀孕第3个月——呕吐严重，快乐与痛苦交织

一、妈妈与宝宝的第3个月 …… 137
胎儿的发育状态 …… 137
准妈妈的身体变化 …… 137
本月怀孕注意事项 …… 138

二、准妈咪可能有的感觉 …… 138
昏晕感 …… 138
腰酸背痛 …… 139
乳房变得更大了 …… 139
不显怀莫担心 …… 139
衣服的尺码不合身了 …… 139
孕妇胸闷莫忽视 …… 140
体重增加莫担忧 …… 140
烦躁心理细心调 …… 140

三、胎教进行时 …… 141
胎宝宝在长，孕妈妈在变 …… 141
本月成功胎教要点 …… 143
妈妈的童谣 …… 147
爸爸的唐诗 …… 148

四、优质营养配方 …… 148
孕3月膳食原则 …… 148
脑黄金让宝宝更聪明 …… 149
蛋白质有利于宝宝大脑发育 …… 149
健脑益智的豆类食品宜多吃 …… 150
蜂蜜保健也需科学食用 …… 151
准妈妈切莫让营养素失衡 …… 151
孕期准妈妈宜远离的食物 …… 152
孕期切莫贪吃冷饮 …… 153
热补品并非越多越好 …… 153
莫让食物过敏危害宝宝 …… 154
孕期补铁不宜多吃菠菜 …… 155
自己动手制作健康零食 …… 155

五、生活细节注意点 …… 156
本月居家注意事项 …… 156
准妈妈要注意充分休息 …… 157
准妈妈最易忽视的健康营养素 …… 157
准妈妈要适当进行家务劳动 …… 158

注意体重的调节	158	常用的保胎措施有哪些	163
做一个漂亮整洁的准妈妈	159	保胎前有哪些注意事项	163
孕早、晚期最好别旅行	160	哪些情况不适合保胎	164
散步要选好地点和时间	160	准妈妈这样通过食物补钙	165
久卧对准妈妈有害	160	如何应对鼻出血	165
晨练要注意科学性	161	警惕妊娠中的危险信号	166
孕妇体操３２１	161	预防孕期抑郁症	167

六、祛疾检查保健康 …… 162

应进行的几种必要检查 …… 162

准妈妈要打预防针保健康 …… 168

第四章　怀孕第4个月——走出阴霾，渡过第一道难关

一、妈妈与宝宝的第4个月 …… 169

胎儿的发育状态	169	鼻塞常发生	173
准妈妈的身体变化	169	赶走消极情绪	173
本月怀孕注意事项	169		

三、胎教进行时 …… 174

二、准妈咪可能有的感觉 …… 170

孕态初显	170	胎宝宝在长，孕妈妈在变	174
头晕目眩	170	本月成功胎教要点	176
头痛	170	妈妈的童谣	180
白带增多	171	爸爸的唐诗	180

四、优质营养配方 …… 181

体温有点高	171	孕4月膳食原则	181
牙龈易出血	172	选对食物促优生	181
顿感轻松	172	孕期补铁需谨慎	182
体能开始恢复	172	孕中期补钙莫忘记	183
		准妈妈不可缺少碘	183

锌是人体必不可少的活化剂 …… 184

五、生活细节注意点 …… 185

准妈妈日常自我护理 …… 185

准妈妈应避免的家务劳动 …… 185

准妈妈衣服宜宽松舒适 …… 186

适当地进行性生活 …… 187

孕中期运动原则 …… 187

运动之前先热身 …… 188

床上锻炼最方便 …… 188

准妈妈旅行禁忌 …… 188

六、祛疾检查保健康 …… 189

孕期不宜拔牙 …… 189

孕妇牙龈肿胀与出血 …… 190

妊娠期滴虫性阴道炎的防治 …… 190

孕妇应注意预防便秘 …… 191

孕妇不宜忽视某些疼痛 …… 191

第五章 怀孕第5个月——孕味凸显，感受初次胎动

一、妈妈与宝宝的第5个月 …… 193

胎儿发育状态 …… 193

准妈妈的身体变化 …… 193

本月怀孕注意事项 …… 194

二、准妈咪可能有的感觉 …… 194

腹部更加凸出 …… 194

视力模糊了 …… 194

皮肤瘙痒要忍住 …… 195

韧带痛明显了 …… 195

腹痛痉挛 …… 195

脚变大了 …… 195

赶走焦虑情绪 …… 195

三、胎教进行时 …… 196

胎宝宝在长，孕妈妈在变 …… 196

本月成功胎教要点 …… 197

妈妈的童谣 …… 203

爸爸的唐诗 …… 203

四、优质营养配方 …… 204

孕5月膳食原则 …… 204

孕妇奶粉让营养补充更方便 …… 205

准妈妈一定要吃两个人的饭吗 …… 205

准妈妈随意节食危害大 …… 206

全面饮食，拒绝营养不良 …… 206

准妈妈切莫贪食 …… 207

食物狙击妊娠斑 …… 207

上班族补充营养宜科学 …… 208

健脑益智数坚果 …… 208

自制清凉解暑小食品 …… 210

豆腐为准妈妈最适宜的"植物肉" …… 210

五、生活细节注意点 …… 211

准妈妈应注意的事项 …… 211

准妈妈如何穿鞋 …… 211

小小睡姿学问大 …… 212

目 录

呵护准妈妈的睡眠 ……… 212
成功赶走妊娠纹 ……… 213
适度运动有利分娩 ……… 214
孕中期的游泳计划 ……… 214
站坐行走有讲究 ……… 215
健走运动好处多 ……… 216

六、祛疾检查保健康 ……… 217
不可忽视B超检查 ……… 217
准妈妈腹痛要警惕 ……… 218
做好孕期自我监护 ……… 219
静脉曲张怎么办 ……… 220

第六章 怀孕第6个月——安枕无忧，婴儿初具人形

一、妈妈与宝宝的第6个月 ……… 221
胎儿的发育状态 ……… 221
准妈妈的身体变化 ……… 221
本月怀孕注意事项 ……… 222

二、准妈咪可能有的感觉 ……… 222
脚步需放慢 ……… 222
手部疼痛 ……… 222
小腿抽筋 ……… 223
更多的胎动 ……… 223
腹部肌肉分离 ……… 223
静脉曲张 ……… 223
腿部与后腰刺痛 ……… 224
痔疮莫忽视 ……… 224
尴尬的尿失禁 ……… 224
把你的心情说给准爸爸听 ……… 225

三、胎教进行时 ……… 225
胎宝宝在长，孕妈妈在变 ……… 225
本月成功胎教要点 ……… 226
妈妈的童谣 ……… 230
爸爸的唐诗 ……… 231

四、优质营养配方 ……… 231
孕6月膳食原则 ……… 231
准妈妈进食宜细嚼慢咽 ……… 232
准妈妈可以用沸水冲调营养品吗 ……… 233
孕期高蛋白饮食莫过量 ……… 233
准妈妈不宜多吃高糖饮食 ……… 233
妊高征的准妈妈饮食须注意 ……… 234
准妈妈可以食用糯米甜酒吗 ……… 234

五、生活细节注意点 ……… 235
准妈妈日常注意事项 ……… 235
做个淡妆"孕美人" ……… 235
让健康和美丽共存 ……… 236
准妈妈应注意保护眼睛 ……… 237
准妈妈的仰卧运动 ……… 238
几种有利于顺产的运动 ……… 239

六、祛疾检查保健康 ……… 240
三维B超的检查项目有哪些 ……… 240
孕妈妈做B超越多越好吗 ……… 240
孕妈妈下肢水肿怎么办 ……… 241
孕妈妈皮肤瘙痒怎么办 ……… 241
如何预防妊娠期高血压 ……… 242

第七章 怀孕第7个月——静心养性，做一个漂亮妈妈

一、妈妈与宝宝的第7个月 …… **243**
 胎儿的发育状态 …… **243**
 准妈妈的身体变化 …… **243**
 本月怀孕注意事项 …… **244**

二、准妈咪可能有的感觉 …… **244**
 心悸的感觉袭来 …… **244**
 呼吸明显短促 …… **245**
 脸部突然肿胀了 …… **245**
 手、腿、足部也肿胀了 …… **245**
 笨拙感须小心 …… **246**
 胃灼热又回来了 …… **246**
 髋部也开始疼痛了 …… **247**
 骨盆疼痛明显了 …… **247**
 腰背部疼痛可缓解 …… **247**
 腹股沟也开始疼痛 …… **248**
 溢着的幸福感 …… **248**
 对分娩方式的选择犹豫不决 …… **248**

三、胎教进行时 …… **249**
 胎宝宝在长，孕妈妈在变 …… **249**
 本月成功胎教要点 …… **250**
 妈妈的童谣 …… **256**
 爸爸的唐诗 …… **256**

四、优质营养配方 …… **257**
 孕7月膳食原则 …… **257**
 鸡蛋虽好莫多吃 …… **257**

 绿豆——理想的食疗佳品 …… **258**
 准妈妈营养不良害处多 …… **258**
 孕期鱼肝油不可大量服用 …… **258**
 孕期黄芪炖鸡不宜吃 …… **259**
 青椒宜适量多食 …… **259**
 芹菜虽小用处大 …… **260**
 服用人参有办法 …… **260**
 孕期苦瓜宜少吃 …… **261**

五、生活细节注意点 …… **261**
 推荐几种适于准妈妈的舒适姿势 …… **261**
 准妈妈不要在厨房久留 …… **262**
 准妈妈文胸怎样选 …… **263**
 安然入睡有办法 …… **263**
 教你几套孕妇操 …… **264**
 准妈妈尽量少乘电梯 …… **265**
 准妈妈怎样活动腰 …… **266**
 准妈妈预防难产的体操 …… **266**

六、祛疾检查保健康 …… **267**
 妊娠水肿巧应对 …… **267**
 孕期接种疫苗需慎重 …… **268**
 孕期哪些疫苗不能打 …… **269**
 妊娠瘙痒要忍住 …… **269**
 孕期抗菌药使用有方法 …… **270**
 哮喘病患者孕期须注意 …… **271**
 孕期脚肿巧护理 …… **272**

目录

第八章 怀孕第8个月——忐忑不安，学会自我调适

一、妈妈与宝宝的第8个月 273
- 胎儿的发育状态 273
- 准妈妈的身体变化 273
- 本月怀孕注意事项 274

二、准妈咪可能有的感觉 274
- 踢得更有力了 274
- 出现腰酸背痛和妊娠斑 274
- 需要多多休息 275
- 开始心神不宁 275
- 夜里睡不安稳 275
- 担心体形的恢复 276
- 担心宝宝的健康 276
- 担心早产 277

三、胎教进行时 277
- 胎宝宝在长，孕妈妈在变 277
- 本月成功胎教要点 278
- 妈妈的童谣 282
- 爸爸的唐诗 282

四、优质营养配方 283
- 孕8月膳食原则 283
- 孕晚期莫营养过剩 284
- 缓解孕期水肿好滋味 284
- 荤素搭配助好孕 284
- 好孕食物宜多吃 285
- 美"栗"食物宜多吃 286
- 微量元素的"富矿"——绿茶 286
- 营养丰富的"长寿菜" 286
- 准妈妈可以吃甲鱼吗 287
- 吃零食选对时间很关键 287

五、生活细节注意点 288
- 准妈妈日常注意事项 288
- 准妈妈"三伏"天生活要当心 289
- 准妈妈怎样安全过冬 289
- 结束"电视婆"时代 290
- 准妈妈要注意防滑 291
- 注意睡觉时的体位 291
- 从现在开始做助产运动 292
- 孕晚期运动时的注意事项 293

六、祛疾检查保健康 293
- 孕晚期的常规检查包括哪些 293
- 孕期几大误区 294
- 测量骨盆，推测分娩方式 294
- 怎样预防早产 295
- 什么是胎位不正 296
- 胎位不正的纠正 296
- 羊水过多过少都有害 297

第九章　怀孕第9个月——望眼欲穿，胜利即将到来

一、妈妈与宝宝的第9个月 …… 299
　　胎儿的发育状态 …… 299
　　准妈妈的身体变化 …… 299
　　本月怀孕注意事项 …… 300

二、准妈咪可能有的感觉 …… 300
　　更易疲倦 …… 300
　　肚子变得更大了 …… 300
　　胎动也会变花样 …… 301
　　全身酸痛为哪般 …… 301
　　心情切莫太急切 …… 301
　　忧虑心态要缓解 …… 301

三、胎教进行时 …… 302
　　胎宝宝在长，孕妈妈在变 …… 302
　　本月成功胎教要点 …… 303
　　妈妈的童谣 …… 307
　　爸爸的唐诗 …… 307

四、优质营养配方 …… 308
　　孕9月膳食原则 …… 308
　　海洋动物食品宜多吃 …… 309
　　控制体重可多吃黄瓜 …… 309
　　准妈妈宜喝新鲜的果汁 …… 310
　　高锌食物助顺产 …… 310
　　孕晚期按时用餐很重要 …… 311
　　准妈妈傍晚以后少饮水 …… 311

五、生活细节注意点 …… 311
　　准妈妈本月注意事项 …… 311
　　准妈妈做家务的安全技巧 …… 313
　　不要忽视嘴唇卫生 …… 313
　　准妈妈运动要当心 …… 314
　　做骨盆操有利于顺产 …… 315
　　不宜进行长途旅行 …… 315
　　制订详细的分娩计划 …… 316
　　小宝宝的必备物品 …… 316
　　为宝宝准备哺喂所需物品 …… 317
　　准备去外地分娩的注意事项 …… 318

六、祛疾检查保健康 …… 318
　　高龄初产妇应重视宫内检查 …… 318
　　四肢水肿如何保健 …… 319
　　尿频如何保健 …… 319
　　警惕胎膜早破 …… 320
　　胎盘早剥怎么办 …… 320
　　区别真假宫缩 …… 321
　　频繁宫缩要注意 …… 322

目 录

第十章 怀孕第 10 个月——瓜熟蒂落，小宝宝如约而至

一、妈妈与宝宝的第 10 个月 ········ 323
胎儿的发育状态 ············ 323
准妈妈的身体变化 ············ 323
本月怀孕注意事项 ············ 324

二、准妈咪可能有的感觉 ············ 324
体重减轻了 ············ 324
新的骨盆压力不断袭来 ············ 324
从梦境中了解自己的忧虑 ············ 325
紧张情绪要缓解 ············ 325
矛盾心理要调节 ············ 326
克服分娩恐惧感 ············ 326

三、胎教进行时 ············ 326
胎宝宝在长，孕妈妈在变 ············ 326
本月胎教成功要点 ············ 328
妈妈的童谣 ············ 333
爸爸的唐诗 ············ 333

四、优质营养配方 ············ 334
孕 10 月膳食原则 ············ 334
催生粥品巧选择 ············ 334
分娩前储备充足的体力 ············ 335

姜饭、姜茶为生产打气 ············ 335
分娩时选择什么食物好 ············ 335

五、生活细节注意点 ············ 336
本月注意事项 ············ 336
做好分娩的充分准备 ············ 337
注意保持身体清洁 ············ 338
准妈妈应避免噪音 ············ 338
防辐射服要一直穿着吗 ············ 339
临产前的准备运动 ············ 340
准妈妈要坚持进行产前运动 ············ 341
减轻分娩痛苦的呼吸法 ············ 342
什么是拉梅兹呼吸法 ············ 342
学习拉梅兹放松法 ············ 343

六、祛疾检查保健康 ············ 344
应了解本月的检查项目 ············ 344
注意孕晚期的临产信号 ············ 344
分娩征兆有哪些 ············ 346
监护宝宝的脐带安全 ············ 346
准妈妈需要立即住院的情况 ············ 347
孕晚期呼吸困难怎么办 ············ 348

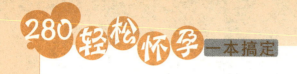

第三篇 产后护理，母子平安最重要

妈妈篇

产后护理——注重保健，呵护女性健康 …… 350

- 什么是产褥期 …… 350
- 产后多久可以下床活动 …… 351
- 产后属正常反应的症状有哪些 …… 351
- 产后应怎样穿着 …… 352
- 产后怎样护理乳房 …… 353
- 产妇月子里可以梳头吗 …… 353
- 如何处理恶露 …… 353
- 怎样护理会阴侧切后伤口 …… 354
- 产妇应注意劳逸结合 …… 355
- 产妇怎样采取睡卧姿势 …… 355
- 产妇多长时间能来月经 …… 356
- 产妇洗澡应注意的事项 …… 356

产后饮食——均衡营养，加速身体恢复 …… 357

- 产后宜多吃鲤鱼 …… 357
- 产后宜吃蔬菜水果 …… 358
- 产后宜吃含碘食物 …… 358
- 产后宜多吃芝麻 …… 359
- 产后宜饮牛奶和高质量的清汤 …… 359
- 产后忌吃巧克力 …… 359
- 产后忌吃太咸、太酸的食物 …… 360
- 产后忌喝茶 …… 360
- 产后忌多吃味精 …… 360
- 产后忌吃炖母鸡 …… 361

产后防病——密切观察，恢复往日风采 …… 361

- 静脉栓塞的预防 …… 361
- 产褥期感染与预防 …… 362
- 产后贫血的防治 …… 363
- 什么是产后尿潴留 …… 364
- 怎样预防产后尿潴留 …… 364
- 产后应防乳腺炎 …… 364
- 产后急性乳腺炎的预防 …… 365
- 产后足跟痛的预防 …… 366

产后子宫脱垂的预防 ……… 367
产后便秘的原因及防治 ……… 367
产后谨防腰椎间盘突出 ……… 368
产后会阴胀痛怎样处理 ……… 369
产后尿失禁怎样治疗 ……… 370

婴儿篇

细心呵护——让宝宝健康成长 371
护理新生儿应注意什么 ……… 371
怎样保持新生儿清洁 ……… 372
怎样护理新生儿的脐部 ……… 372
怎样给新生儿洗澡 ……… 374
怎样给新生儿选择衣物与尿布 ……… 374
怎样护理新生儿的皮肤 ……… 375
怎样清洁新生儿口腔 ……… 375
新生儿不能包得太紧 ……… 376
新生儿红臀怎样护理 ……… 376
新生儿不用枕头的原因是什么 ……… 377
给新生儿擦屁股应注意什么 ……… 377
新生儿发热怎么处理 ……… 377

快乐育儿——让宝宝吃得顺心 378
母乳——新生宝宝最好的营养 ……… 378
黄金初乳要好好利用 ……… 379
母乳喂养有方法 ……… 379
人工喂养有方法 ……… 380
水分补充不可少 ……… 381

喂奶姿势有讲究 ……… 382
新妈妈宜远离的药物 ……… 382
上班族新妈妈母乳喂养怎么办 ……… 383

远离疾病——让宝宝独立生存 383
新生儿要做哪些预防接种 ……… 383
新生儿鹅口疮的预防 ……… 384
预防新生儿窒息 ……… 385
新生儿漾奶和呕吐的防治 ……… 385
缺氧缺血性脑病及颅内出血的治疗 ……… 386
新生儿结膜炎的防治 ……… 387
新生儿甲沟炎的治疗 ……… 387
新生儿先天性肌性斜颈的预防 ……… 387
新生儿脱水热的预防 ……… 387
新生儿湿疹的防治 ……… 388
新生儿破伤风的预防 ……… 388
新生儿脓疱病的预防 ……… 389
新生儿肺炎的防治 ……… 389
新生儿重症黄疸的防治 ……… 391

随着人们思想观念的转变，优生优育的理念被越来越多的人接受。俗话说，成功总是偏向于有准备的人。同样，聪明的宝宝也会优先选择有准备的父母。宝宝的孕育和诞生，既是一个甜蜜幸福的过程，也是一个让人惊心动魄的过程。孕育一个健康、聪明的宝宝是每个家庭共同的心愿，是人生的头等大事，需要准父母们用心对待，做好万全的准备，给宝宝创造一个美好的空间。准父母应感情和睦，性生活美满和谐，情绪稳定、放松，还要适当补充一些营养，学习一些孕产知识。

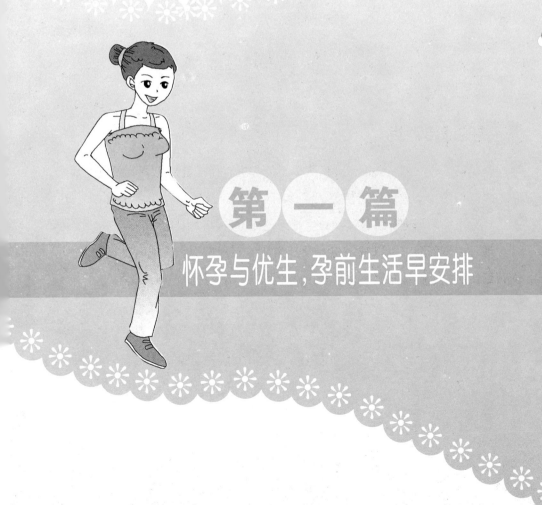

第一篇

怀孕与优生，孕前生活早安排

第一章 待孕倒计时90天

——优生知识面面观

优生优育是提高人口素质的重要手段,不仅对家庭,对整个社会也具有很多积极的影响。因此,关于优生优育的问题应该受到普遍的重视。比如一些家族性遗传性疾病或者患有某些影响生育的疾病,都应该在怀孕前予以考虑,制定更为科学、合理的备孕方案。除了这些客观因素,夫妻双方的主观因素也影响怀孕的质量。所以,夫妻双方应该及时了解优生优育的知识,争取生一个聪明、健康的小宝宝。

一、遗传与优生

必要的遗传咨询

在孕前,非常有必要由专业医生向遗传病患者(或疑似患者)及其家属,就所患病例的发病原因、遗传方式、诊断、治疗、预防以及患者子女再患此病的风险率等问题进行解答,并对生育问题提出建议和指导。

通过遗传咨询,可以减轻患者及其亲属的心理压力,并能帮助他们正确对待遗传病,了解发病概率,采取正确的预防、治疗措施,促进优生。

遗传咨询的主要内容有:遗传病患者的治疗;所生的宝宝有先天异常时是否为遗传病,如为遗传病,再生一个宝宝是否会发生同样的异常现象;本人患遗传病时是否能生育,如果能生育,宝宝发病的概率高不高;以往生过患儿,现又怀孕,能否尽早测出胎儿是否异常等。

须进行遗传咨询的人群

（1）近亲婚配者。

（2）本人或家族成员中有遗传病或先天性智力低下者。

（3）反复自然流产者及闭经不孕者。

（4）有先天缺陷儿或遗传病儿生育史以及确诊为染色体畸变患儿病史者。

（5）染色体平衡异位携带者。

（6）性器官发育异常者。

（7）妊娠早期（10周内）有高热和服药现象、接受过X线、患过风疹者。

（8）曾发生不明原因死胎、死产的妇女。

（9）高龄孕妇（大于35岁）。

（10）羊水多、胎儿宫内发育迟缓者。

孕前检查，让你避免遗憾

一般情况下，医生会建议夫妻二人同时在计划怀孕前3~6个月就开始做检查。这样做，在补充营养、叶酸以及接种疫苗方面，都可留有充裕的时间。此外，一旦检查出其他问题，还可以有时间进行干预治疗。

（1）**体格检查**　对身体的各个脏器，如心脏、肝脏、肾脏等，做一次全面、系统的检查，医生会告诉你，你的身体状况是否适合怀孕。

检查费用：15元左右。

（2）**妇科检查**

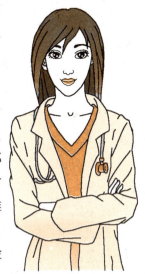

❶普通妇科检查：包括阴道分泌物检查，如霉菌、滴虫、淋球菌、沙眼衣原体、梅毒螺旋体等，这些都有可能引起胎儿宫内或产道内感染，影响胎儿的正常发育，还会引起流产、早产等危险。如有感染，应推迟受孕时间，先进行治疗。

检查费用：约需要60元左右。衣原体和支原体检查150元左右。

❷妇科的内分泌检查：包括卵泡促激素、黄体生存激素等6个项目。可以对月经不调等卵巢疾病进行诊断。

检查费用：静脉抽血进行化验，一般需要300元全套，第三天拿结果，不同医院价格有所浮动，月经不调、不孕的女性可以选择检查。

（3）一般实验室检查

❶血常规和血型：了解血色素的高低，如有贫血可以先治疗，再怀孕；了解凝血情况，如有异常可先治疗，避免生产时发生大出血等意外情况；了解自己的血型，万一生产时大出血，可及时输血。

检查费用：此项目静脉抽血检查，可以在孕前3个月进行，花费大约70元左右。

❷尿常规：了解肾脏的一般情况和改变，其他脏器的疾病对肾脏功能有无影响，药物治疗对肾脏有无影响等。

检查费用：孕前3个月通过查尿可以了解肾功能状况，花费大约10元左右。

❸便常规：查虫卵、潜血试验，检验粪便中有无红血球、白血球，排除肠炎、痔疮、息肉等病变。

（4）肝、肾功能检测　10个月的孕期对母亲的肾脏系统是一个巨大的考验，身体的代谢增加会使肾脏的负担加重。检查肝、肾功能的各项指标，可诊断有无肝脏及肾脏疾病、疾病的程度以及评估临床治疗效果和预后。

检查费用：一般来讲，肝功能费用在100元左右，肾功能费用为20～30元。

（5）孕前的特殊检测

❶性病检测：梅毒、艾滋病是性传染病，严重影响胎儿健康。若夫妻双方怀疑患有性病或曾患性病者，应进行性病检测。检测结果异常时，请及时治疗。

❷ABO溶血检查：包括血型和抗A、抗B抗体滴度的检测。若女性有不明原因的流产史或其血型为O型，而丈夫血型为A型、B型时，应检测此项，以避免宝宝发生溶血症。

检查费用：包括血型和ABO溶血滴度。女性血型为O型，丈夫为A型、B型，或者有不明原因的流产史者建议前3个月检查，花费大约25元左右，医院一般每星期做一次检测。

❸脱畸全套：60%～70%的女性都会感染上风疹病毒，一旦感染，特别是妊娠头3个月，会引起流产和胎儿畸形。因此可以做脱畸全套检查，包括风疹、弓形虫、巨细胞病毒三项。

检查费用：孕前3个月静脉抽血检查，全套240元左右，医院一般每星期做一次检测。

❹染色体检查：主要是检查遗传性疾病，比如有遗传病家族史者可以在孕前3个月静脉抽血检查。

检查费用：价格110元左右，医院每星期做一次检测，两个星期拿结果。

常见的遗传病有哪些

正常的人体细胞是由23对染色体构成的，每对染色体上存在很多基因，而基因是由脱氧核糖核酸，即DNA组成的。当DNA的结构发生变异时，就会发生遗传性疾病。

(1) **地中海贫血病** 地中海贫血病是我国高发生率的遗传性血液病之一。它是由于人体基因缺失或突变引起的，因此只具有遗传性而不具有传染性。

地中海贫血病患者没有明显症状，只是红血球比正常人少。所以在孕前体检时，要留意你的血常规检查，看看自己的红血球是不是少。

一般情况下这种病为隐性遗传疾病，就是父母都为带基因者，下一代受影响的概率比较大，所以如果你有异常现象，也一定要让另一半做个详细的检查。从遗传的概率来说，如果夫妻双方都是地中海贫血病带基因者，其子女就会有25%的可能患有重型地中海贫血病，50%的可能患有轻型地中海贫血病，另有25%的可能是个正常的孩子；如果只有一方是地中海贫血病基因携带者，他们的子女有50%的可能是正常小孩，还有50%的可能患有轻型地中海贫血病。

地中海贫血病还没有普遍的根治办法，只能靠输血和用除铁剂来治疗。目前也可以进行骨髓移植治疗，不过要找到匹配的骨髓不是一件容易的事情。并且，治疗这种病需要大量的资金投入，对于一般的家庭是难以承受的。所以，为了孩子的健康，为了家庭的幸福，要做孕前咨询。

(2) **先天愚型** 先天愚型又称唐氏综合征，英国医生Langdon Down首先描述了先天愚型的临床表现，故此命名。

这是一种染色体变异引起的病变，具有一定的遗传性。先天愚型患者由于具有相同的特殊面容，因此即使非亲非故，甚至不同民族和人种的患者，看上去都像同胞兄弟姐妹。患者显著的外貌特征为：口小舌大，舌常半伸于口外，并伴流涎；鼻短而塌，面扁而圆；头小而圆，枕部多为扁平；身材矮小，四肢偏短。并且智力水平只有同龄正常人的一半或更低。即使长大后仍免不了稚气，甚至不能进行简单的学习，常常会口齿不清。

引起先天愚型儿产生的主要原因是父母的变异染色体遗传给了宝宝，所以要预防先天愚型儿的产生我们得注意以下几点：

❶避免大量用药：一定要在医生指导下用药。

❷避免接触化学物质：生活在农村的育龄妇女应做好对各种农药和一些化学物质的防护，避免直接接触。

❸避免病毒感染：病毒感染是引起染色体断裂的原因之一，在流行性腮腺炎、水痘、麻疹等多发季节里，孕妇要避免接触这些患儿，并可用淡盐水每日漱口，这样可起到消毒防病的作用。

❹注意个人卫生：保持个人良好的卫生习惯，增加免疫力。

❺注意适量的体能锻炼：适当地进行体育锻炼，以增强机体的抵抗能力。

另外，大龄夫妇受孕也是产生先天愚型儿的因素。因为随着年龄的增大，不管是卵子还是精子的质量都会降低，很容易造成染色体变异。所以，为了宝宝的健康，还是适龄生育好！

(3) 血友病 血友病为遗传性凝血功能障碍的出血性疾病。按照患者所缺乏的凝血因子类型，可将血友病分为甲型、乙型、丙型三种。甲型血友病患者血浆中缺乏第Ⅷ因子，乙型血友病患者血浆中缺乏第Ⅸ因子，丙型血友病患者血浆中缺乏第Ⅺ因子。

关节出血在血友病患者中是很常见的症状，最常出血的是膝关节、肘关节和踝关节。血液淤积到患者的关节腔后，会使关节活动受限，使其功能暂时丧失。淤积到关节腔中的血液常常需要数周时间才能逐渐被吸收，从而逐渐恢复功能。但如果关节反复出血则可导致滑膜炎和关节炎，造成关节畸形，使关节的功能很难恢复正常，因此很多血友病患者有不同程度的残疾。

由于血友病患者血浆中缺乏某种凝血因子，所以要注意保护身体，不要因意外而导致大量出血，因为血液较正常人不易凝结，出血过多会危及生命。

目前血友病没有根治的办法，只能通过增加患者的凝血因子的活性水平，有效地消除患者的症状。其中最主要的是凝血因子疗法，从大量的血浆里提取浓缩凝血因子，然后输注给患者。有此类疾病家族史的夫妇孕前需做遗传咨询。

(4) **先天性心脏病** 先天性心脏病是指胚胎时期心脏和大血管发育异常，是新生儿和儿童时期最常见的心脏病。先天性心脏病的发病原因很复杂，可能是遗传因素引起的，也有可能是环境因素造成的。前者所占的比例更大一些，不过，约90%的先天性心脏病是由遗传加环境相互作用共同造成的。

先天性心脏病是一种多基因遗传病，具有一定程度的家族发病趋势，主要是由父母生殖细胞、染色体畸形所致。少数的先天性心脏病可以自然恢复，大多数随着年龄的增大，容易发生并发症，病情也逐渐加重。先天性心脏病的患儿抵抗能力差，容易生病，应该按时预防接种。最好是及早治疗，让他们能和正常人一样生活、学习。

(5) **先天性聋哑** 先天性聋哑分为两种，一是不具遗传性的，即因母体在孕期受环境因素影响造成的；二是具有遗传性的，主要是由父母的致病基因传给下一代造成的，常表现为常染色体隐性遗传，也有部分病例为常染色体显性遗传。我们这里要讲的是具有遗传性的先天性聋哑。

先天性聋哑的发病特点是患儿父母每人携带一个先天性聋哑的致病基因，按遗传概率推算他们所生子女中有1/4可能为聋哑，有2/3可能只携带一个聋哑基因，有1/3正常。如若已生过一个聋哑儿者，再生子女均为聋哑者也比较多见。因此，那些怀有侥幸心理的父母还是打消念头吧。

在这里要提醒一下，现实生活中很多因为同病相怜而走到一起的聋哑夫妇，如果要考虑生育的话，首先要确认一方为非遗传性聋哑，以免悲剧重演。

影响生育的遗传病

有些遗传病患者由于所患的遗传病比较严重，所生子女发病的概率较高，又没有很好的治疗方法，因此最好在婚前做绝育手术，或采取严格的避孕措施，以免婚后生育有病的后代。患以下遗传病的人不宜生育。

(1) **各种严重的显性遗传病** 视网膜母细胞瘤、强直性肌营养不良（全身肌肉萎缩，以面、颈、肩、上肢比较明显，同时伴有白内障与毛发脱落）、遗传性痉挛性共济失调（步态不稳、言语障碍、视神经萎缩、眼球震颤等）、软骨发育不全（侏儒、四肢短小、面部畸形）等。

这些疾病的共同特点是都能造成严重的功能障碍与明显畸形，不能正常地工作、学习和生活，并且还会直接遗传给后代。父母一方患病的，子女大约有50%的可能会发病，所以不能生育。

(2) **男女双方都患同一种严重的隐性遗传病** 男女双方中如果一方是隐性遗传病人，则所生子女一般只带有致病基因，并不患病，但如果双方都患有同种隐性遗传病，子女就有很高的发病概率，甚至可能全部发病。在这种情况下，所患的遗传病较严重。例如，肝豆状核变性是铜代谢障碍遗传病，发病后有震颤、肌张力增强、智力减退等精神症状，以及黄疸、腹水、肝脾肿大等肝脏病症状，这是相当棘手的疾病。属于严重隐性遗传病的还有苯丙酮尿症、糖原积累症、先天性全色盲、小头畸形等。

(3) **较严重的多基因遗传病** 患有先天性心脏病、精神分裂症、躁狂抑郁性精神病、原发性癫痫、唇裂与腭裂等疾病的父母，其子女也有一定的发病概率。

近亲婚配与遗传疾病

一般认为，三代以内有共同祖先的男女，均为近亲，他们之间通婚，就称为近亲结婚。近亲结婚的首要危害为：遗传病发病率高。近亲结婚的夫妇，从共同祖先那里获得了较多的相同基因，很容易使对后代生存不利的基因相遇和集中，从而加重有害基因对后代的危害程度，所以容易生出基因低劣的孩子。随机婚配时，由于夫妇二人毫无血缘关系，相同的基因甚少，而且他们所携带的隐性致病基因不同。近亲结婚时，由于夫妇二人携带相同的隐性致病基因的可能性很大，很容易生出隐性致病基因的患者，从而使后代遗传病发病率升高。另外，近亲结婚除了与单基因常染色体隐性遗传病有密切关系外，还发现部分多基因遗传病，如高血压、精神分裂症、先天性心脏病、无脑儿、脊柱裂、癫痫患者家族成员间如果进行近亲结婚，则其子女得病的机会亦较非近亲结婚子女高。例如，据一项调查表明，无脑儿和脊柱裂发病率在群体中（非近亲结婚）只有0.57%，而在近亲婚配的子女中却为1.46%。

近亲结婚是遗传病繁殖的良好"土壤"，必须加以限制，才能减少相同有害基因的结合，进而保证后代优生。

遗传病与胎儿的性别

人类遗传病包括多种，其中由于致病基因在性染色体上所引起的遗传病叫性连锁遗传病，遗传规律是疾病只传给儿子或女儿。血友病就是一组遗传性出血性疾病。患者终生有轻微损伤后出血的倾向，而且出血不易止住，如果不及时处理，有可能危及生命。若正常男性与女性血友病患者结婚，其子女中男孩全部为患者，女孩全部为致病基因携带者。

身高遗传的法则

父母的身高对子女的高矮非常有影响，甚至起决定性作用，这是由遗传决定的。一般来说，父母双方都是矮个子，其子女一般情况下也是矮个子；如果双方都很高，其子女往往也是高个子。高与高结合生高，矮与矮结合生矮，是身高遗传的法则。

不过，身高遗传法则并不是绝对的。一般来说，身高的遗传度为0.75，即身高75%取决于遗传，25%取决于环境。不过，遗传只能决定身高生长的潜力，但这种潜力能否得到正确的发挥则有赖于各种环境条件（如营养、体育锻炼、疾病防治、规律的生活、心理健康等）。

子女成年后的身高可以用下列公式计算：

儿子成年身高（厘米）=（父亲身高+母亲身高）×1.08÷2

女儿成年身高（厘米）=（父亲身高×0.923+母亲身高）÷2

染色体异常是怎么回事

在全世界已经发现的遗传性疾病中，染色体异常是遗传病中的高发病种，因此要引起我们的高度重视。

染色体异常导致的流产、死胎和畸胎的情况很容易发生，即使能生下孩子，虽外表发育正常但仍可能带有异常染色体，而且后代到育龄时也会出现与上一辈同样的烦恼，这样的遗传缺陷所带来的问题是无法通过吃药来解决的。

常见的染色体疾病有唐氏综合征、帕陶综合征，表现为智力低，心脏、肾和头皮有缺陷；特纳综合征，只有女性会患，患者一般比较矮小，较难迈入青春期，通常也无法怀孕。

成年人若体内的染色体有易位情况，本人不会受到影响，但当生儿育女时，自己一半的染色体同伴侣的一半染色体相结合，成为孩子的整套染色体时，就可能产生问题，孩子或许会拥有不正常的染色体。

血友病的遗传性

血友病为遗传性的凝血功能障碍疾病，具有性别选择性，主要表现为特别的出血倾向，患者身体只要有轻微的破损，就会出现持续的、难以控制的出血。

关节出血在血友病患者中很常见，血液一般淤积于患者的关节腔内，使关节活动受限，常常需数周时间淤血才能被吸收。这类患者要避免关节受伤出血，因为反复出血会导致滑膜炎和关节炎，甚至造成关节畸形。

血友病是一种X染色体隐性遗传病，一般女性只为致病基因携带者，而男性为发病者。血友病甲有四种遗传方式：

（1）血友病甲患者与正常女性结婚，所生儿子为正常，女儿均为携带者。

（2）正常男性与女性携带者结婚，所生儿子50%可能患有血友病甲，女儿50%可能为携带者。

（3）血友病甲患者与女性携带者结婚，其女儿为血友病患者和携带者的概率各为50%，其所生儿子患病的可能性占50%。

（4）男女都为血友病患者的人结婚，其所生子女均为血友病患者。

龋齿是否具有遗传性

龋齿具有遗传倾向，龋齿发病的主要原因有以下几点：

（1）牙釉质钙化不足，抗龋能力低。

（2）若牙齿形态不好或牙冠凸度不好，自洁能力较差，食物残渣和牙菌斑容易附着，就会导致龋齿。

（3）牙咬合面裂沟深浅具有遗传性：裂沟浅，食物残渣不容易附着，很容易被清除，牙菌斑难于形成，龋坏较少；若裂沟深，嵌入的食物与细菌易积聚，裂沟深处的菌斑难于去除，易渐渐导致龋齿。

（4）唾液量、唾液黏稠度与龋齿的发生有密切关系。如唾液腺经放射治疗后，会使唾液分泌减少，黏稠度增加，这样，口腔龋齿会很快出现。

预防出生缺陷的措施

根据我国的实际情况，应重点推广以下6项预防出生缺陷的措施：
（1）避免近亲结婚。
（2）预防接种，预防孕早期感染风疹病毒等。
（3）补充叶酸和碘，预防孕早期微量营养素缺乏。
（4）避免接触铅、苯、农药等致畸物。
（5）避免服用某些可致畸的药物。
（6）进行出生缺陷的产前筛查。

遗传性疾病与先天性疾病的区别

医学上一般将婴儿出生时就已表现出来的疾病称为先天性疾病，但先天性疾病并不等于遗传性疾病。有相当一部分婴儿出生时已确诊的先天性疾病并不是遗传造成的。

也就是说，先天性疾病并不是由于遗传物质发生改变所引起的，而是在胚胎发育过程中因某些环境因素及母体条件变化造成的。如照射过量的X线、缺氧、病毒感染、应用某些药物等各种致畸因素的作用，影响了胎宝宝的发育。如果婴儿一降生，人们就能发现有明显的异常，这就属于先天性疾病。如母亲在妊娠早期受风疹病毒感染致使胎宝宝出生后患有先天性心脏病或白内障，但这种疾病不会遗传给后代，属于先天性疾病。

而大多数有遗传性疾病的胎宝宝在出生时就已经显示出症状或体征，如先天愚型、多指（趾）症等。但有些遗传病在胎宝宝出生时并没有症状，如肌营养不良症要到儿童期才发病，遗传性小脑性运动失调一般在35岁左右才发病，这些病虽然是在出生后一段时间内发病，但也属于遗传病。因此，判断是不是遗传病，不能单从出生时有没有疾病来决定，而要根据本人的症状、实验室检查及家庭主要成员的身体状况等来分析、判断是否属于遗传性疾病。

须 重视遗传性疾病检查

（1）遗传性疾病产生的原因 一般来说，染色体数目或结构异常，或者基因本身异常，都会导致遗传性疾病。仅受一对异常等位基因控制的疾病为单基因遗传病，受两对及以上异常基因控制的疾病为多基因遗传病。多基因遗传病具有家族群体遗传性，发病率低，需要一定的环境条件才会发病，高血压、糖尿病、哮喘病等就属于多基因遗传病。一般的遗传病为单基因遗传病，只在直系亲属间传递。显性染色体遗传病只要一对染色体中有一个带有致病基因，就会发病。隐性染色体遗传病则需要一对染色体同时带有致病基因，或者致病基因只存在于 X 染色体（常见）或只存在于 Y 染色体（不常见）中。

（2）遗传性疾病的检查项目

❶夫妻双方既往病史及生育史。这些既往病史可以作为医生进行遗传病分析诊断的依据。

❷体格检查。有些遗传病通过对夫妻双方体格进行检查可以作出推断。

❸系谱分析。尽可能了解夫妻双方三代以上家庭成员的患病情况、婚育情况，然后提供给医生，用来制作遗传病系谱，据此可以分析和判断某种疾病的遗传方式。

❹细胞遗传学检查。主要包括染色体检查和性染色质检查。染色体检查又称核型分析，是确诊染色体病的主要方法。性染色质检查可以帮助分析对性别有选择性疾病的遗传可能性。

❺生化检查。对酶、蛋白质及其代谢产物进行检查、分析，这是诊断单基因病的首选方法。

❻DNA 基因检查。这种诊断方法准确度高，但较为复杂且花费较高。

怎 样预防遗传性疾病

遗传性疾病除了带来家庭不幸及病人终生痛苦外，还可以将疾病传给后代。为了控制或减少各种遗传病的发生，应注意以下几点：

（1）实行优生保护法 对凡是一定能导致或有很大可能导致其后代发生先天性疾病者，均应避免生育。这些疾病包括：先天愚型、遗传性精神病，显著的遗传性躯体疾患，如舞蹈病、肌紧张病和白化病等。

(2) **禁止近亲结婚** 亲上加亲会增加一些遗传病的发生率，这在医学统计学上已得到证实。如肝豆状核变性病人，非近亲婚配后代中的发病率为1/400万，而在表兄妹结婚后代中的发病率为1/64。又如近亲婚配所生子女智力差的比非近亲结婚的高3.8倍。所以，我国婚姻法已禁止近亲结婚。

(3) **避免高龄生育** 生育年龄不宜超过35岁。

(4) **遗传咨询** 有以下情况者孕前或妊娠后应及早进行咨询：女35岁以上，男45岁以上；有遗传病家族史；夫妇一方有遗传病或是染色体畸变的携带者；有生育畸形儿史；有多次流产或胎死宫内史；有接触致畸物质史，如接触放射线、放射性核素等；早孕期有病毒感染史，如感染风疹、流感病毒等。

(5) **产前诊断** 经过遗传咨询后，准妈妈做胎宝宝产前诊断，以了解有无先天性或遗传性疾病。常用的方法有羊膜腔穿刺抽羊水检查，还可用B型超声扫描和做胎宝宝检查等。

(6) **及时终止妊娠** 在产前诊断中发现准妈妈或胎宝宝患有严重疾病时应终止妊娠，防止有严重疾病的胎宝宝出生。

二、优生小秘密

优生的含义

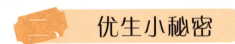

"优生"一词由人类遗传学家于1883年首次提出，其原意是"健康的遗传"。主张通过选择性的婚配，来减少不良遗传素质的扩散和劣质个体的出生，从而达到逐步改善和提高人群遗传素质的目的。通俗地说，优生的"生"是指出生，"优"是优秀或优良，优生即是生优，就是运用遗传原理和一系列措施，使生育的后代既健康又聪明。

优生学是研究如何改善人类遗传素质的一门科学，可分为两个方面：一方面是研究如何使人类健康地遗传，减少以至消除遗传病和先天畸形患儿出生，被称为消极优生学或预防性优生学；另一方面是研究怎样增加体力和智力上优秀个体的繁衍,叫做积极优生学。前者是劣质的消除,后者是优质的扩展。其目的都是为了扩展优秀的遗传因素,提高人类的遗传素质。

今天,我国的优生工作,大都属于消极优生学的范围,而且这是最基本的工作,不尽量减少那些白痴、畸形儿的出生,就谈不上人口质量的提高。当前面临的保证人口质量的问题,从优生角度来说,正是如何尽力降低以至消除严重缺陷儿的孕育。

影响优生的因素有哪些

（1）**遗传因素**　父亲或母亲一方有遗传基因异常,称为遗传病。

（2）**婚配因素**　近亲结婚者所生子女较非近亲结婚者所生子女得遗传病的概率高150倍。

（3）**感染因素**　如风疹、肝炎、单纯疱疹、腮腺炎、水痘、麻疹等12种病毒可致胎儿畸形。

（4）**药物因素**　怀孕早期服用男性或女性激素可引起胎儿先天性心脏病、脑积水;服用扑尔敏、苯海拉明可引起胎儿肢体畸形。

（5）**营养因素**　母亲身体缺乏蛋白质,可影响胎儿的脑神经细胞发育;孕期缺乏维生素A,胎儿可发生小眼球、小角膜和白内障等。

（6）**物理因素**　怀孕早期受X线照射,可引起胎儿染色体损害而发生脊柱裂、腭裂及小颅症。

（7）**环境污染**　污染环境的化学物质会影响胎儿的发育,如水银（汞）污染可致胎儿大脑发育不全。

（8）**烟酒因素**　妇女吸烟可致流产、早产或死胎,酗酒可造成胎儿在神经方面有缺陷。

（9）**孕妇疾病**　患糖尿病的孕妇所生婴儿易发生呼吸窘迫或危及生命的先天畸形,如无脐儿、先天性心脏病等;母亲患心或肺功能不全、严重贫血、高血压及妊娠毒血症等,易发生缺氧,造成胎儿畸形或死亡。

（10）**心理因素**　孕妇长期处于过度疲劳、紧张等不良心理状态下,可能会导致胎儿口唇畸变,出现腭裂和唇裂,甚至可能导致流产或难产。

优生的关键在于肾吗

中医学认为，肾具有藏精、主生殖的机能，精气是优生的物质基础，而肾对精气有闭藏作用，这正如《内经灵枢·本神》中说的："肾藏精。"《素问·六节脏象论》说："肾者主蛰，封藏之本，精之处也。"肾对精气的闭藏作用，使精气在体内能充分发挥其应有的生理效应，不使精气无故流失而影响机体的生长、发育和生殖能力。

肾所藏的精气包括"先天之精"和"后天之精"。先天之精是禀受于父母的生殖之精，它与生俱来，是构成胚胎发育的原始物质，即是《灵枢·本神》所说的"生之本，谓之精"。后天之精是指出生之后，来源于摄入的食物，通过脾胃运化功能而生成的水谷之精气，滋养脏腑组成以后，有余部分藏之于肾，即《素问·上古天真论》说的："肾者主水，受五脏六腑之精而藏之。"先后天之精均藏于肾，从而保持肾中精气的充足。这就为肾主生长发育、主生殖的机能，提供了物质保证。

再则，肾有主生殖的机能。肾中精气的主要生理效应是促进机体的生长、发育和逐步具备生殖能力。《内经》对此作了较详细的论述。《素问·上古天真论》说："女子……二七而癸至，任脉通，太冲脉盛，月事以时下，故有子……七七，任脉虚，太冲脉衰少，天癸竭，地道不通，故形坏而无子也。丈夫……二八，肾气盛，天癸至，精气溢泻，阴阳和，故能有子……七八，天癸竭，精少，肾脏衰，形体皆极。"此段论述，指出了在人体的生长、发育及衰老的生理过程中，肾中精气的盛衰起着关键作用。就生殖机能而言，女子二七，男子二八，肾中精气不断充盛，产生了一种促进性腺发育而至成熟的物质，即为"天癸"，于是女子按期排卵，月经来潮，男子产生精子，性腺的发育渐趋成熟，具备了生殖能力，"阴阳和，故能有子"。清代石寿棠《医原》说："山无不草木，人无不生育，女子要经调，男子要精足。"只有在"天癸"的作用下，才能经调、精足，才能生育。而随着肾中精气的衰退，女子七七，男子七八，天癸竭，生殖能力亦随之下降以至消失，即"形坏而无子"。由此可知，肾具有主生殖的作用。

综上所述，优生的物质基础是精气，而精气藏于肾，肾又主生殖，故优生的关键在于肾。

优生要重视择偶

随着人们对优生学认识的深化，对配偶的选择已不局限于品貌端庄、身体健康，而是更加重视遗传素质和其他因素。因为择偶不仅仅是男女的结合、个人的幸福问题，而是关系到后代的素质和民族的强盛。所以说，青年男女选择对象是很需要有科学性的。

择偶的标准一般从以下几个方面考虑：

(1) **家庭史** 如果父母双方或一方有遗传病，那么他们的子女或部分子女就会承袭该遗传病，而且还会按遗传病规律一代一代地延续下去。比如，一个母亲如果患了"先天性肌强直"，到了第四代时就有10个患此病者，到了第五代就会增加到19名患者。有人调查了近50万人，发现智力低下、痴呆、白痴和精神病4种遗传病中，父母都患病者所生的子女发病率达73%，如果父母一方患病者子女患病率达39.4%，而父母无病的子女发病率只有0.25%。有的人表面上看起来和正常人一样，但却带有遗传病的基因（隐性遗传），虽然本人不发病，但可以遗传给下一代，使其发病。因此青年男女在选择对象时，不但要注意对方已经表现出来的遗传病基因症状，还要注意其是否为遗传病基因携带者。可以通过观察对方家庭中是否有遗传病患者，或者双方本人通过医学诊断，如果是遗传病基因携带者，就不要选择。

(2) **扩大择偶区域的意义** 过去由于人们对优生科学不够了解，思想比较愚昧，认为亲上加亲是最好的姻缘。于是一个个狭窄的通婚圈造成了一幕幕的人间悲剧，让人触目惊心。我国云南境内的基诺族，有许多村落由于世世代代有近亲通婚的习俗，人口一直不蕃。历史上曾相当闻名的少妞上塞，如今只留下一座空了的宅基。在厄瓜多尔多亚逊，居住着与世隔绝的阿乌卡人。由于他们只能在近亲内结婚，因而造成种族退化、濒于灭绝。在他们中间，先天不足、智力低下、矮子、多指（趾）等畸形到处可见。这是由于近亲结婚，夫妻二人携带有相同的隐性致病基因，故而造成子代发病。

据世界卫生组织调查证实，近亲结婚子女患智力低下、先天畸形和遗传性疾病要比非近亲结婚子女高150倍，近亲结婚子女的死亡率是8.1%，而非近亲结婚子女的死亡率只有2.4%。所以说，在选择对象时要尽可能地扩大区域范围，可以跨县、跨市、跨省，甚至跨出国籍（当然只是少数人）。社会上曾流传说："南方人和北方人结合所生的孩子聪明。"这种说法是不无道理的。

优生学认为：血缘关系越远的婚配，他们之间相同的致病基因越少，其后代患遗传病的可能性也很小。因此，他们所生的后代多数比较聪明且身体健康。

(3) 取长补短 两个人的智慧与能力是与遗传有关的，因此选择配偶最好在智力和能力方面的差项中以不相同为好。比如，一位女性的文学水平较高、语言表达能力强，或擅长音乐、舞蹈，那么她就应该选择一位数学能力强，具有抽象的逻辑思维能力的伴侣，这样的互补比较好些。我们知道，孩子的特点来自父母的遗传，父母将自己各自的优秀基因遗传给后代，使其子代获得父母各自一半的优势而变得更加聪明。同时在胎儿期及出生后，父母还可以利用各自的所长，对胎儿和出生后的孩子施之以教育。此外，我们每个人的外表特征也有不同，有的美、有的丑、有的胖、有的瘦、有的高、有的矮、有的白、有的黑等等，各自都存在着某些不足，那么选择对象的时候也要全面比较一下优、缺点，尽量做到"取长补短"。

(4) 优者配优 优生学认为，若优秀者与优秀者相婚配，会使后代一代更比一代强，从而培养出更优秀的人类个体。从古今中外的优秀家族史中不难看出，如世界闻名的巴赫家庭8代136人中，就有50个男人是著名的音乐家。

我国南北朝著名的科学家祖冲之，他的儿子祖恒之、孙子祖皓都是机械发明家，又都是著名的天文学家和数学家。还有人发现年龄与后代智能有着很大关系，他们认为父亲年龄在30～40岁、母亲的年龄在25～29岁时出生的孩子优秀者最多。

因此在基本条件都比较好的情况下，应在文学水平、数学能力、音乐、体育、观察能力、逻辑思维等各种能力方面选择与自己同样优秀之偶，才有可能生育出较自己更优秀的后代。

丈夫在优生中应负的责任

在旧社会，"生女不生男"或"久婚不育"都责怪女方，甚至生了怪胎，更怪女方大逆不道。现如今，这种情况虽然不多了，但几千年遗留下来的陈腐观念和科学知识的缺乏，仍使许多丈夫对自己在优生方面的责任认识不清。

一个新生命的诞生是卵子和精子结合的结果。它的遗传物质一半来自母亲，一半来自父亲，为了生一个健康聪明的孩子，父亲要注意以下几点：

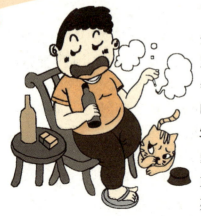

（1）不要吸烟、喝酒 烟酒中的有害成分能损害精子，使精子畸形，从而造成胎儿发育异常。有人检验了 120 名吸烟时间在 1 年以上的男子，发现每天吸烟 30 支以上的，畸形精子超过 20%（正常人的畸形精子在 5.5%～19%），吸烟时间越长，畸形精子越多。有人对 5200 名孕妇进行了分析，发现孕妇的丈夫每天吸烟 10 支以上，胎儿畸形率和死亡率大大增高。

另外，如果丈夫不禁烟，妻子的孕期保健就会成为一句空话。因为虽然妻子不吸烟，但丈夫在妻子身边吞云吐雾，烟雾中的有害物质就可以通过呼吸进入妻子体内，再通过血液输送给胎儿，从而对胎儿产生不良影响。

（2）避免接触有害物质 如工业中的"三废"、农药、除草剂、食品添加剂等。大气、水质、食品的污染，也可能损害生殖细胞。如果因工作关系必须接触这些物质，一定要做好防护，如戴口罩、手套等。

（3）丈夫应主动关心妻子 做到在妻子妊娠头三个月和后两个月不同房，就是在妊娠的其他时间里，也要加以节制，否则会造成流产或早产。

女性的最佳生育年龄

女性生育的最佳年龄段是 23～30 岁之间。这个时期，女性全身发育完全成熟，卵子质量高，这时怀胎生育，胎儿生长发育好，分娩危险小，早产、畸形儿和痴呆儿的发生概率是最低的。

而且，在 23～30 岁之间，女性精力充沛，能倾注全部精力抚育婴幼儿。若 23 岁之前怀孕，这时的女性身体仍在成长，胎儿会与母亲争夺营养，这对母亲的健康和胎儿的发育都会产生不好的影响。30 岁以后，女性的生育力会逐渐减退，孕育缺陷胎儿（如先天愚型）的危险性也会增加。之所以会这样，是由于染色体随年龄增大而产生突变造成的。女性在 45 岁以后进入更年期，随着生殖器官萎缩、排卵停止和月经停止，生育力也会完全丧失。所以，总体上，女性的最佳生育年龄一般在 23～30 岁之间。

男性的最佳生育年龄

大量研究证明，男性越年轻，产生的精子质量越差，在30~35岁时，产生的精子质量最高，生命力最强，可将最好的基因传给下一代，其中包括智力。但男子的生育年龄过大，所生孩子中先天畸形和遗传病的发病率也会升高。因此，遗传优生学家认为，男性的最佳生育年龄应比女性的最佳生育年龄晚1~2岁。

最佳生育年龄组合

从男女最佳生育年龄可以看出，男女生育的优化年龄组合应是前者比后者大7岁左右为宜。

在这种组合下，男性的精子质量处于顶峰状态，并有持续5年的高质量，且加上年龄大，心智相对成熟，遗传给下一代的智商更多些；女性身心发育成熟，卵子质量高，加上年纪轻，生命力旺盛，会给胎儿创造一个更好的孕育环境，有利于胎儿发育生长，所以这种"优化组合"可谓珠联璧合，而且，并发症少，分娩安全度高，早产、畸形儿和痴呆儿的发生率最低，生下的孩子也更健康、聪明。

所以，优生要讲究夫妻生育年龄的最佳组合。

推算最佳受孕日

在停止避孕1个月内，受孕成功率仅为53%，3个月内为77%，6个月内为88%，1年内为92%。也就是说，孕前准备时间最好在6个月至1年之间，这样能大大提高受孕概率。此外，医学研究表明：精子进入女性体内后的存活时间为48~72小时，而卵子从卵巢排出的24小时内活力旺盛，因此，必须把握住排卵日期，才有受孕的机会。那么，如何推算排卵日期呢？下面有4种方法可供借鉴。

（1）月经周期推算法 适合于月经周期规律的人，排卵多发生于下次月经来潮前的12~16天。卵子存活1天，精子存活3~5天。统计自己近12个月的月经周期后，可推算出自己的易受孕期，即：

最短周期日数-18=周期中易受孕期开始的第一天；

最长周期日数 − 11 = 周期中易受孕期的最后一天。

(2) **基础体温测量法** 基础体温即静息体温，反映机体静息状态下新陈代谢的水平。基础体温与女性排卵有密切关系。成熟卵泡排卵后形成黄体，黄体分泌雌激素和孕激素，后者作用于体温中枢，使体温升高；而排卵前卵泡分泌的雌激素量达到高峰，雌激素可使血液内乙酰胆碱增加，后者能使血管扩张、散热增加，从而降低基础体温。所以，排卵前后基础体温会出现一个时低时高的变化。一般来说，排卵前的基础体温在 36 ~ 36.4℃，排卵瞬间可能更低些，排卵后升高 0.3 ~ 0.5℃，若未受精则一直维持到下次月经来潮。但是基础体温测量的条件较严格，测量前至少要睡足 5 小时以上，测量时间一般应安排在晨醒时，要求安静，不能说话，且应在大小便之前。

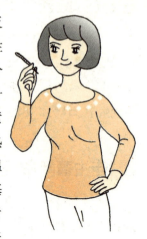

(3) **症状体温法** 这是一种以测量基础体温为主，再结合机体症状而预测排卵的方法。月经周期中伴随着排卵，女性常会出现一些相关的症状和体征，比如，宫颈黏液增多且清稀润滑、月经中期乳房触痛、下腹痛或者有沉重感、腰痛、外阴肿胀、有血性分泌物等。

(4) **宫颈黏液体验法** 这是指通过体验月经周期中宫颈黏液的周期性变化而预测排卵日的一种方法，主要依靠外阴的感觉，也可配合视觉进行。这种体验可在日常生活和工作中进行，如走路、工作、做家务时，但不能在性交前判断，因为性兴奋时阴道分泌液可能会影响判断。而且，观察时要求隔日性交，否则阴道内的残留精液也会影响判断。宫颈黏液清亮、富于弹性和润滑感时，预示排卵期将到来。

了解最易受孕的姿势

好的性交体位对于怀孕所起的作用也是非同小可的，因为正确的受孕体位会提升女性怀孕的概率。

一般来说，女性阴道的上端比下端宽，上端包围子宫颈，其环绕子宫颈的周围部分称为阴道穹隆，射入阴道的精液先储存在阴道穹隆内形成精液池。精子在穹隆中若停留时间长并使外流量最少则会加大受孕概率。为了使精液能够停留在穹隆中，男上式女仰卧位是最佳姿势，女性两腿弯曲，使阴道稍缩短，与子宫腔成一直线，精液不易外流，能够迅速进入子宫颈口，有利于怀孕。如果夫妻二人想要怀孕，那么同房后女性千万不要立即起床，而应把双腿朝空中抬起，如果体力不支，可以把双腿抬起靠在墙上，或者在做爱前，在臀部下方塞一个枕头，使下半身处在倒置位置，这样就能借助引力的帮助，延长精液在阴道里的存留时间，让"小蝌蚪"有更多机会到达子宫。

适宜受孕的季节

夏末秋初是人类生活与自然最适应的季节，也是受孕的最佳季节。此时气候温和适宜，不易患风疹病毒感染和呼吸道传染病。女性的饮食起居易于安排，这样可使胎儿有一个安定的发育环境，对于预防畸胎、保证优生最为有利。

因为怀孕早期，正是胎儿大脑皮质形成的阶段，炎夏温度过高，孕妈妈妊娠反应重，食欲不佳，蛋白质摄取量少，机体消耗量大；严冬温度过低，新鲜蔬菜少，孕妈妈常居于室内，活动量过少并缺少新鲜空气供给，容易受冷感冒。这些不利气候，都会影响胎儿的身体和智力发育。

> **孕期专家指导**
>
> 冬季大气中二氧化碳和悬浮颗粒浓度最高，由环境污染导致的出生缺陷率可达7.8%；夏、秋季污染物浓度最低，出生缺陷率明显降低，仅为5%左右。

注意掌握性交的频率

怀孕是以精子与卵子结合成受精卵开始的，而且，在排卵期前后进行性生活才能受孕。正常男性射精后，通常需要30～40小时才能使新产生的精子达到最大量。性生活太频繁会导致精液量减少、精子密度降低、精子活动率和生存率下降，而且，精子在女性生殖道的行进能力和与卵子相会的机会也会大为减弱。

同时，过频的性生活还可导致女性免疫性不孕。对于能够产生特异性免疫反应的女性，如果频繁地接触丈夫的精液，容易激发体内产生精子抗体，使精子黏附堆积或行动受阻，从而导致不能和卵子结合。

因此，频繁的性生活不但不能增加受孕机会，反而会使受孕机会减少，在排卵期前更应该适当减少性生活次数，这样才能保证精子的质量和数量。所以，医学专家建议，在排卵期前夫妻应禁欲1周左右，这样男性才能保证提供充足而成熟的精子。

争取在性高潮时受孕

性生活达到高潮带来的不只是身体享受，而且还能为孕育一个高质量的宝宝创造条件。

男性在性高潮中射精，精液激素充足，精子活力旺盛，有利于短时间内与卵子相遇，减少在运行中受外界因素影响的概率。性高潮带给女性的有利条件更多，子宫颈碱性分泌液的增多，可以中和阴道的酸性环境，创造更适合精子生存的环境。而且，高潮时分泌物中的营养物质如氨基酸和糖含量增加，使阴道中精子的运动能力增强。同时，阴道充血，阴道口变紧，阴道深部皱褶伸展变宽，便于储存精液。平时闭锁的子宫颈口也松弛张开，宫颈口黏液栓变得稀薄，从而使精子容易进入，而性快感与性高潮又促进子宫收缩及输卵管蠕动，有助于精子上行，从而达到受精的目的。研究发现，性高潮时子宫颈稍张开，这时的子宫位置几乎与阴道形成直线，为精子打开方便之门，这种状态可保持30分钟之久。这时，数千万个精子经过激烈竞争，强壮而优秀的精子与卵子结合，就可孕育出高素质的后代。

当然，性高潮的感受是因人而异的，有些人感觉明显，有些人似有非有。一般来说，男性获得性高潮的感受多于女性。女性的性欲唤起比较缓慢，多需要良好的性前爱抚，如丈夫的甜言蜜语、轻柔的抚摸、亲昵的拥抱等，这样才可使之尽快达到性高潮。

何时受孕概率最高

精子排出体外后在女性生殖道中平均的存活时间分别为：阴道0.5~2.5小时；宫颈48小时；子宫24小时；输卵管48小时。而一个卵子从卵巢排出后在输卵管的存活时间为12~16小时，受精的发生是在输卵管的壶腹部或附近。

虽然排卵后卵子刺激产生的趋化因子会加速精子的运行速度，但是排卵后精子再起跑可能会失去很多受孕机会。这时，不妨让精子提前"起跑"，即在排卵前一周每两天性交一次，这样可使精子提前或准时到达输卵管和卵子会合。目前已经有研究表明这种性交时间比排卵后性交的受孕率高。

适宜受孕的最佳环境

拥有一个良好的环境是受孕和优生不可缺少的条件之一。

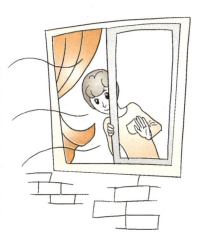

我国古时候很重视受孕的客观环境和优生的关系，如大风、大雨、大雾、大寒、大暑时不孕，雷电霹雳、日食月食时不孕，甚至没有明月的阴沉天气也不孕。恶劣的自然环境会给夫妻双方的心理带来不利影响，会使精神紧张，也会使身体因寒热而感到不适。因此，理想的受孕日子最好是空气清新、天气晴朗的日子。

同时，在受孕时卧室的环境也很重要。比如，卧室的环境应尽量安静，不受外界不良环境所干扰，保持室内空气流通；温湿度适宜，室内陈设应摆放整齐有序，被褥、枕头等床上用品清洁整齐，最好是刚刚洗晒过，能散发出一股清香味道。

这是因为恬静而清洁整齐的环境，会对人们的心理产生正面影响，有利于夫妻双方心情舒畅和情意缠绵，从而可以在最佳环境下受孕，这对于以后胎儿正常生长发育是有益的。

良好心态受孕佳

中医强调，性交时精神愉快、心情舒畅，可以排除一切思虑忧郁和烦恼。《大生要旨》指出："时和气爽之宵，自己情思清宁，精神闲裕"，"清心寡欲之人和，则得子定然贤智无病而寿。"说明受孕时良好的心理状态与优生有密切关系，情绪的剧烈变化，脏腑功能紊乱，精气耗散，必定干扰精卵结合，影响受孕。

根据现代心理学和人体生物钟理论，当人体处于良好的精神状态时，精力、体力、智力、性功能都处于高潮，精子和卵子的质量也高，此时受精，易着床受孕，胎儿素质也好，有利于优生。

高龄妊娠危害大

一般来说，女性怀孕最晚不应超过35周岁，否则就属于高龄妊娠。与年轻孕妇相比，高龄孕妇各种疾病的发生率会增加2～10倍，流产或者早产的概率也比较高，并可能生出畸形儿或者患妊娠性糖尿病、高血压等各种疾病。同时，高龄孕妇生的宝宝比年轻孕妇生的宝宝更容易得染色体疾病。据资料显示，35周岁以上的孕妇中大约有15%的人会遭遇流产，对于40周岁的孕妇来说，有25%的流产概率，而45周岁后，流产的危险可高达50%。

如果条件允许的话，最好在年轻健康时分娩，但也不必因为是高龄分娩而寝食不安。只要有计划地妊娠，进行完善的产前管理，产妇和婴儿都可以健康地度过分娩。

受孕应避开人体低潮期

科学研究表明，每个人从出生起一直到生命终止，一直存在着体力、情绪及智力三方面的周期性变化，这种周期性的变化称为人体生理节律。

人体处于生理节律低潮期或低潮期临界日时，身体易疲倦，情绪不稳，做事效率低，注意力难以集中或健忘，判断力下降。身体抵抗力下降时，易被病菌侵扰，感染疾病的概率增大。受孕时，如果夫妻一方处于高潮，另一方处于低潮，易生出健康和智力情况一般的孩子，如果夫妻双方都处于低潮时，易生出体能、智力有问题的孩子。因此，准备怀孕时，夫妻双方最好都避开人体低潮期受孕。

> **孕期专家指导**
>
> 研究发现，对人的生理、心理情绪影响最大的是"人体三节律"，即情绪生物钟、体力生物钟和智力生物钟。3种生物钟密切相关，互相影响。如能在夫妻双方的3条周期线均处于高潮时受孕，容易形成优良的受精卵。

三 疾病与受孕

孕前检查项目

月经异常是妇科常见病，它带给女性的不仅是自身的烦恼和痛苦，还会影响到能否正常受孕。有月经异常病症的女性一定要及时进行检查。

月经异常的症状一般表现为：痛经、经期提前或推后、排卵期出血、月经血量过多或过少等。

适当的痛经是正常生理现象，但是严重的痛经就有可能是子宫内膜异位、子宫肌瘤、盆腔炎、子宫内膜炎等疾病引起的，最好到医院检查一下。

月经周期一般为25~35天，如果超过40天或者不足20天，都属于不正常情况，要警惕是否为子宫病变。月经持续3~6天属于正常，如果超出7天，就要怀疑是否为功能性子宫出血、排卵不正常、子宫收缩不好，或者其他子宫病变。

经血过多或过少同样要引起警惕。经血过多（每隔2小时就必须得换卫生巾）可能是内分泌失调造成的，也可能是子宫肌瘤引起的。经血过少有情绪的影响、营养不良的原因或者口服避孕药导致，也有可能是子宫内膜结核等疾病引发的。

发现月经异常时应及时到医院做科学检查，另外，每年或每隔一年做一次妇科常规检查可以帮助女性及早发现异常情况。目前常见的检查手段有：宫颈涂片检查、宫颈细胞液基薄层检测。

此外，女性还需要做下面这些检查，以确保孕前身体健康。

（1）**白带检查**　白带可以说是女性生殖系统健康与否的预报器，女性朋友千万不可忽略了对白带的自查。孕前白带异常的女性，若不加治疗则怀孕后病情会加重，而且在分娩时很有可能通过产道将病菌感染给胎儿。

到正规医院做妇科常规检查，可以明确知道引起白带异常的原因是什么，并在医生的协助下进行对症治疗。

具体见下表：

症　　状	可能性疾病
大量无色透明黏性白带	慢性宫颈内膜炎、卵巢功能失调、阴道腺病等
白色或灰黄色泡沫状白带	滴虫阴道炎，常伴有外阴瘙痒
凝乳状白带	念珠菌阴道炎，常伴有严重外阴瘙痒或灼痛
灰色鱼腥味白带	细菌性阴道炎
黄色或黄绿色脓状白带	滴虫或淋菌等细菌性阴道炎、宫颈炎，也有可能是宫颈癌或阴道癌
血性白带	宫颈息肉、黏膜膜下肌瘤，宫颈癌、子宫内膜癌
水样白带，通常伴有奇臭	黏膜膜下肌瘤，伴有感染或宫颈、阴道、卵巢癌变

（2）**血常规检查** 在怀孕之前一定要认真地做个血常规检查，它可以显示血液供应是否充足（是否有贫血）、凝血能力如何（血小板数量）等重要信息。

做血常规检查时，还可要求医生顺便给你和你丈夫做个血型鉴定。这样做的目的一是为了明确你的血型，以便在生产过程中发生失血时，省去血型鉴定这一环节，节约宝贵的抢救时间；二是可以确定你们将来的宝宝会不会发生新生儿溶血症。

（3）**口腔检查** 研究发现，女性牙周疾病越重，发生早产儿和新生儿体重低的概率越大。建议女性在怀孕前应进行口腔检查，去除牙菌斑，消除牙龈炎症。将口腔疾病在怀孕之前治愈，不仅能避免孕期不必要的麻烦，而且对胎儿和女性的健康也有好处。

一般来说，全面的口腔检查可以在孕前 6 个月进行。如果在孕期进行口腔检查时，发现有阻生的智齿（没完全萌出的智齿）、残根或残冠，应尽早拔除，以除后患。

（4）**乳房检查** 从宝宝出生到至少 6 个月大时，母乳都是宝宝的最佳营养源，妈妈母乳不足或因乳房疾病而不能为宝宝提供哺乳对母子都不太有利。所以在做怀孕打算的时候，不要忽略了乳房检查。在进行乳房检查时，要警惕两种良性肿块：一个是乳房纤维囊肿，发炎的纤维囊内充满液体，外表光滑，触摸时疼痛，把液体抽出后，炎症就会消退；另一个是乳房纤维瘤，这种肿块韧如橡胶，可在局部麻醉的情况下切除肿块，避免其转为恶性。

(5) **妇科内分泌检查** 妇科内分泌检查主要是检查女性的性激素和对性激素有影响的其他激素（如促黄体生成素等）的含量和水平。妇科内分泌是否正常会直接影响女性能否正常受孕和受精卵是否可在母体内正常发育。

妇科内分泌检查主要包括黄体生成素（LH）、垂体促卵泡激素（FSH）、垂体泌乳素（PRL）、雌二醇（E2）、孕酮（P）、睾丸酮（T）6项指标。

❶黄体生成素（LH）。主要功能是促进排卵，形成黄体分泌激素。LH值低提示促性腺激素功能低下，LH值高则提示卵巢有病变。

❷垂体促卵泡激素（FSH）。主要功能是促进卵泡发育和成熟。FSH值高可能表明卵巢早衰、卵巢不敏感、原发性闭经等，大多会导致不孕。

❸垂体泌乳素（PRL）。主要功能是促进乳腺增生、乳汁生成和排乳。PRL值过高，可能表明脑垂体肿瘤和甲状腺低下。

❹雌二醇（E2）。由卵巢分泌，主要功能是使子宫内膜生长为受精卵，并为精子着床做准备，另外雌二醇和孕激素共同作用，可促进乳腺发育。雌二醇值低提示卵巢功能低下，乳腺发育不良，会影响受孕及之后的哺乳；雌二醇值高则可能表明已怀孕或有卵巢肿瘤。

❺孕酮（P）。由卵巢的黄体分泌，主要功能是促使子宫内膜从增殖期转变为分泌期。P值低多半提示黄体功能不全或排卵功能失调性子宫出血。

❻睾丸酮（T）。不要以为睾丸酮这种雄性激素只存在于男性体内，实际上女性体内也有一定含量，主要作用是引起性欲。T值高，则可能表明有高睾酮血症，可引起女性不育。

(6) **肝功能检查** 肝是人体重要的解毒器官，如果肝功能不正常，对身体的危害很大，尤其是在怀孕这样免疫力降低的特殊时期。另外，若女性携带有肝炎病毒，可能会传染给胎儿，所以孕前做一次肝的全面检查是非常有必要的。

在进行肝功能检查时，除了要做乙肝全套检查外，还应该检查转氨酶、血清总胆汁酸、胆红素等项目以及甲、乙、丙肝病毒抗原抗体。

(7) **肾功能检查** 肾功能检查主要是进行尿常规检查，除此之外，还包括对血清肌酐的检测。肾功能检查的主要项目及其正常与异常情况如下表：

项　目	正常值	异常提示
血清尿素氮	1.8～7.1 毫摩尔/升	急慢性肾功能障碍、内出血、肾上腺皮质功能减退、慢性尿路梗阻等
血清肌酐	女性：44～97 微摩尔/升	高于正常值：肾衰、尿毒症等
血清尿酸	女性：90～360 微摩尔/升	高于正常值：痛风、白血病、肾衰、肝衰、妊娠反应等
尿肌酐	7.04～1.84 毫摩尔/24 小时	高于正常值：饥饿、发热、急慢性消耗等疾病发生后，或剧烈运动后。 低于正常值：肾衰竭、肌肉萎缩、贫血、白血病等
尿蛋白	阴性，小于 150 毫克/24 小时	高于正常值：体位性蛋白尿、运动性蛋白尿、发热、情绪激动、外界冷热气候刺激等
选择性蛋白尿指数（SPI）	SPI＜0.1 选择性好 0.1＜SPI＜0.2 选择性一般 SPI＞0.2 选择性差	选择性差与肾小球疾病有关

(8) **"TORCH"病毒检查** 多年临床资料表明，孕期流产、死胎或胎儿畸形等多与母体感染病毒有关。因此，为安全起见，孕前应做相应的检查。目前需检查的几种病原体是弓形体（T）、风疹病毒（R）、巨细胞病毒（C）、单纯疱疹病毒 H 型（H）以及其他病毒（O），合称为"TORCH"。这些病毒对成年人的影响往往不明显，甚至感染了也不会出现症状，但是对分化、生长中的胎儿却可能会带来巨大的伤害。

孕前做好疫苗接种

每个准备做妈妈的人都希望在孕育宝宝的 10 个月里平平安安，不受疾病的侵扰。虽然加强锻炼、增强机体抵抗力是根本的解决之道，但针对某些传染疾病，最直接、最有效的办法就是注射疫苗。

(1) **风疹疫苗** 风疹病毒可以通过呼吸道传播，如果女性感染上风疹，怀孕后有 25% 的可能性会出现先兆流产、早产、胎死宫内等严重后果。也可能会导致胎儿出生后出现先天性畸形，例如先天性心脏病、先天性耳聋等。因此，最好的预防办法就是在怀孕前注射风疹疫苗。

风疹疫苗至少应在孕前3个月予以注射，因为注射后大约需要3个月的时间，人体内才会产生抗体。疫苗注射有效率在98%左右，可以达到终身免疫。目前，国内使用最多的是风疹、麻疹、腮腺炎三项疫苗，称为麻风腮疫苗，即注射一次疫苗可同时预防这3项疾病。但如果女性对风疹病毒已经具有自然免疫力，则无须接种风疹疫苗。

（2）乙肝疫苗　我国是乙型肝炎的高发地区，被乙肝病毒感染的人群高达10%左右。母婴垂直传播是乙型肝炎的重要传播途径之一。如果传染给孩子，他们中的85%~90%会发展成慢性乙肝病毒携带者，其中25%在成年后会转化成肝硬化或肝癌，因此应及早预防。

乙肝疫苗应按照0、1、6的程序注射。即从第一针算起，在此后1个月时注射第二针，6个月时注射第三针。加上注射后产生抗体需要的时间，至少应该在孕前9个月进行注射，免疫率可达95%以上，免疫有效期在7年以上。如果有必要，可在注射疫苗后五六年时加强注射一次。一般注射3针需要4支疫苗，高危人群（身边有乙肝患者）可加大注射量，一般需要6支疫苗。

这两项疫苗在注射之前都应该进行检查，确保被注射人没有感染风疹和乙肝病毒。

糖尿病对怀孕的影响

患糖尿病的女性只要能够在怀孕那一段时间里保持血糖基本正常，那么完全可以怀孕，并且最终获得一个健康的宝宝。但是，在准备怀孕之前，必须做好计划，建立有益健康的习惯，并且要控制好血糖。

（1）需要了解的问题　患糖尿病的女性想怀孕时应了解以下几个问题。

❶女性糖尿病患者患不孕症的比例约为2%，流产率可达15%~30%。

❷糖尿病妊娠高血压综合征的发生率达13%~30%，有糖尿病血管病变时则高达68%。

❸糖尿病女性羊水过多的发生率为非糖尿病女性的20~30倍，而羊水骤增可致孕妈妈心肺功能不全。

❹剖宫产的概率显著增加。

❺产后出血的发生率也较非糖尿病的女性高一些。

❻糖尿病女性较非糖尿病女性更易继发感染,而且产后感染通常比较严重。

❼糖尿病女性容易生产巨大儿,巨大儿会使分娩受阻、胎儿缺氧。

❽围产儿死亡率为5%~20%,多发生在怀孕36~38周。

❾糖尿病女性的胎儿及新生儿畸形率为非糖尿病女性的4~10倍。

(2) 血糖需控制 在打算怀孕之前应安排好孕前检查,并需要了解对胎儿的危险性以及如何在怀孕之前和怀孕期间控制好血糖的有关知识和方法。医生可能要采血样,测试患者的糖基化血红蛋白水平,从而得知这段时间的血糖控制情况。

贫血对怀孕的影响

贫血患者怀孕后容易并发妊娠期高血压疾病,严重贫血者可能导致心力衰竭,危及女性的生命,而且还有可能因为子宫缺氧、缺血导致胎儿生长受限、早产、死胎和低体重儿出生等情况。

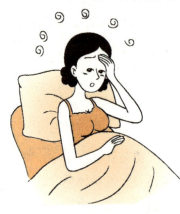

如果女性平时经常有头晕甚至会晕倒的情况,或者脸色、嘴唇苍白,这就表明可能存在贫血症,应及时就诊。一旦证实为贫血,一定要查明原因,按病因进行治疗,尽量在贫血纠正后再怀孕。

女性最常见的是缺铁性贫血,这与女性周期性失血(月经)有很大关系,月经经期较长或经量较多的女性易发生贫血。

另外,有挑食、偏食等不良饮食习惯的女性,由于无法从食物中获得足够的铁,也会导致体内铁储存不足并出现贫血。

预防或纠正缺铁性贫血并不十分困难,通过补充铁剂或均衡饮食,症状很快就会得到改善。含铁丰富的食物中,容易被人体吸收的是动物内脏、动物血、红色瘦肉里的铁,而植物性食物里的铁是我们人体难以吸收的,比如菠菜,其中的铁质虽然丰富,但却很难被吸收,而且菠菜里的草酸还会阻碍人体从其他途径摄取铁。

因此,补铁还须选择正确的食物。

宫颈糜烂对怀孕的影响

一般来说，育龄女性得了宫颈糜烂后，宫颈分泌物会比以前明显增多，并且呈现黏稠状态。由于含有大量白细胞，当精子通过子宫颈时，炎症环境会降低精子的活力。同时，黏稠的分泌物会使精子难以通过。另外，炎症细胞还会吞噬大量的精子，剩下的部分精子会被细菌及其毒素破坏。如果还有大肠杆菌感染，还会使精子产生较强的凝集作用，从而使精子丧失活力。以上各种对精子的毒害作用均会使精子能量消耗过多，寿命变短，这样既对精子的活动度产生一定影响，同时又妨碍精子进入宫腔，最终降低精子和卵子结合的机会。因此，总体而言，宫颈糜烂女性的生育能力普遍低于正常人群。但是发生宫颈糜烂后一定会导致不孕吗？答案当然是否定的。实际上，是否会导致不孕和患者的具体情况有关。

但是宫颈糜烂如果得不到积极治疗，以后引发恶性肿瘤的机会随之增高。所以医生建议，广大女性如果发现有宫颈糜烂，一定要采取积极的治疗措施。重度的宫颈糜烂一般都伴有宫内感染，在这种情况下怀孕有可能对孩子有影响，最好还是进行系统的根治后再怀孕。

患高血压的女性可选择性怀孕

平时血压如在17.3/12千帕（130/90毫米汞柱）或以上的女性被认定为患有高血压病。这就需要去医院检查血压高的原因，若排除由于肾脏病或内分泌病所引起的高血压后，只要是确定没有明显血管病变的及处在高血压病早期的女性，一般都可以怀孕。

但高血压患者在妊娠后很容易患妊娠高血压综合征。患此病会加重血管痉挛，影响子宫血流量，使得胎盘由于缺血而功能减退，导致胎儿宫内缺氧、发育停滞，而且易产低体重儿，严重时胎儿可能会死亡。另外，由于胎盘坏死出血，可发生胎盘早期剥离，严重威胁母子生命。

患高血压病的女性妊娠后，在妊娠中期约有1/3的人血压可降为正常，但即使这样，也不能放松警惕。要注意休息，避免精神过度紧张；要摄取高蛋白、低盐食物；应及早进行产前检查，根据病情适当增加检查次数；及时服降压药和利尿药，使血压维持在正常水平。只有这样才能降低妊娠高血压综合征的发生率，或使发病推迟到妊娠 35 周以后，以减轻对胎儿的影响。通过采取以上措施才能使母子平安。

有哮喘的女性应选择性怀孕

患哮喘的女性哮喘发作时，因呼吸困难会出现一系列缺氧症状，引起对胎儿的供氧不足，给胎儿生长发育造成障碍，不宜怀孕。尤其是长期患哮喘的女性，心肺功能会受到严重损害，不能承受妊娠负担，更不适宜怀孕。

心肺功能正常，却患有哮喘的女性，一般情况下可允许怀孕和分娩，对胎儿也没有多大影响。只是在分娩时要采用适当的手术和助产方法，缩短产程，减轻产妇的负担，以保证安全分娩。

有过肝炎病史者宜选择性怀孕

科学地讲，只要是已经康复的肝炎病患者，不管曾经患的是甲肝还是乙肝，都可以怀孕，新生儿也不会有被传染肝炎的可能。但是，如果肝炎未愈，则不宜怀孕。

甲肝（急性肝炎）患者最好不要怀孕，会传染给下一代。乙肝患者，如果 HbsAg（乙肝病毒表面抗原）呈阳性的女性怀孕，传染给下一代的概率也较大，新生儿约半数 HbsAg 可能也为阳性；如果患过乙肝，但 HbsAg 已经是阴性的，下一代被传染的概率就小。

一般来说，应等乙肝病情得到较好控制或上述指标转阴后才可开始妊娠。

患心脏病女性慎重怀孕

准备怀孕时，女性最好去医院检查是否患有心脏病，如有，则应慎重做出选择。因为女性在妊娠期间的血容量比妊娠前增加 40%～50%，在妊娠 32～34 周时达最高峰。每分钟心搏量比未孕时增加 20%～30%，在妊娠 22～28 周达高峰。

在妊娠期间，随着子宫增大、膈肌升高、心脏移位，机械性地增加了心脏负担；分娩时由于子宫收缩、产妇屏气用力、腹压加大及产后子宫迅速收缩，大量血液进入血液循环，均会增加心脏负担。这些情况对健康孕妇来说不成问题，但对患有心脏病的孕产妇则不然，严重时可导致孕产妇死亡。

但也并非凡患有心脏病的女性都不能怀孕，这要看所患心脏病的性质、心脏被损害的程度、心功能状况及能否进行心脏手术纠正等，具体情况由医生综合考虑后决定。

一般来说，患轻度心脏瓣膜疾病和先天性心脏病的女性如能胜任一般体力劳动，或活动后稍有心悸气短和疲劳感的，可以妊娠和分娩，但可能会出现一些问题。这类患者必须选择有心脏病专科的医院，在心脏科与产科医生的共同努力下来处理整个妊娠与分娩过程。

如果患者稍事活动就感到心悸气短，夜间不能平卧，口唇颜色发绀，呼吸困难，咯血或痰中带血丝，肝脏肿大和下肢水肿，则千万不可冒着生命危险而怀孕。另外，有病毒性心肌炎的女性，应在病愈后怀孕。

患癌症的女性不宜受孕

研究发现，在胚胎发育过程中，母体的癌细胞能通过胎盘传入胎体，使胎儿也患癌症。妊娠早期和中期，若通过胎盘的母体癌细胞数量较大，受感染的胎体不久就会患癌症。

此外，女性怀孕后若进食一些变质食物，或者进食了含过量添加剂或受污染的食物，也可能使胎儿患癌症，因为上述物质均为致癌物质。

因此，癌症患者不宜妊娠，已妊娠者应中止妊娠。无癌症孕妇在妊娠早期和中期注意不要吃致癌物质，以防胎儿患上癌症。

肿瘤患者不宜怀孕

良性肿瘤如果不是生长在生殖系统，一般不影响妊娠。但如果生长在生殖系统，最好不要怀孕。妇科生殖系统的良性肿瘤，一般以卵巢肿瘤（卵巢囊肿、卵巢畸胎瘤等）和子宫肌瘤为多见。

卵巢位于子宫体旁，随着妊娠时子宫的增大，卵巢肿瘤也随之从盆腔上升到腹腔，由于活动空间扩大，此时如果孕妇突然发生体位变化，易发生肿瘤扭转，即发生急腹症。当肿瘤较大时，易发生流产和早产，临产时还会影响正常分娩。

子宫肌瘤由于与胎儿共同处于子宫体内，所以对胎儿的影响较大。子宫肌瘤体积较大的时候，可以使子宫腔变形，加之宫腔内压力增加，容易引起流产。子宫肌瘤的存在会造成子宫肌收缩无力，从而出现临产时子宫收缩无力的现象，并引起大量出血。子宫肌瘤合并妊娠，会使发生早产、死胎、异常胎位、难产和新生儿死亡的概率增加。如果想怀孕就必须治愈疾病后再怀孕。

患 肺结核的女性不宜怀孕

肺结核病是结核杆菌引起的一种传染病，患者往往有持续的低热、疲劳、咳嗽、咳痰甚至咯血等慢性消耗性症状。

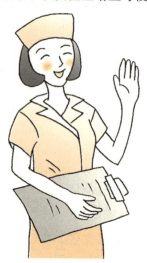

若处在肺结核开放期，随着咳嗽、打喷嚏等途径，很容易将疾病传染给他人。如在这个时候怀孕，会使身体许多器官的负担加重，同时早期妊娠反应也会影响病人的营养供应，而且随着腹内胎儿的生长，所需营养增加，会使孕妇变得更加虚弱，抵抗力下降，病情加重。

另外，治疗结核病的药物，如链霉素、异烟肼、利福平等都对胎儿有一定的影响，可导致胎儿先天性耳聋或畸形，甚至死胎。

因此，处于开放期的结核病人不应怀孕，必须治愈肺结核病后，待调理好身体再怀孕。

而过去曾患过结核病现已痊愈的女性，妊娠后一定要有足够的营养、充足的睡眠、有规律的生活及安静的环境，定期到产科及内科就诊，在医生的监护及治疗下平安度过孕产期。

患 肾炎的女性不宜怀孕

（1）慢性肾炎伴有血压增高的女性不宜怀孕。怀孕后约有75%的患者会并发妊娠高血压综合征，而且早产及死胎发生率极高。

（2）患慢性肾炎的女性，如果肾功能未恢复正常，尿蛋白量增多，达"＋＋"或"＋＋＋"，血中尿素氮或肌酐升高，要预防发生肾功能衰竭。这样的患者，不宜怀孕。如果是早期妊娠，应进行人工流产。

（3）患慢性肾炎的女性，如果肾功能已基本正常，尿蛋白少量（微量或"＋"），且有一段时间的稳定期，可以怀孕。但应注意休息，增加营养，多吃含有蛋白质的食物，补充足量维生素，饮食不宜过咸。注意避免各种感染，定期检查肾功能。

（4）如果已经确认是慢性肾炎，一次妊娠后最好做绝育手术。即使第一胎不幸夭折，也不要冒险再次怀孕。临床已经证明，每怀孕一次，都会使肾炎病情加重，影响患者的身体健康。

患甲亢的女性不宜怀孕

甲状腺功能亢进是一种基础代谢紊乱造成的疾病，患者会出现心慌、心跳过速、气短、多汗、怕热、食欲亢进、神经过敏等症状。

患甲亢的女性常常有月经异常和无排卵现象，因此不易怀孕。但不是所有患甲亢的女性都不能怀孕。一旦甲亢患者妊娠，很容易发生流产、死胎、早产现象，并且这些现象的发生概率明显高于正常女性。此外，妊娠会加重甲亢患者的生理负担，使其甲亢症状加重，恶化病情。

如果孕妇在妊娠期间必须服用抗甲状腺药物，这样会抑制胎儿的甲状腺功能，从而造成胎儿先天性甲状腺功能低下症（甲低），导致出生后有呆小症。如果妊娠中采用了放射性碘来治疗甲亢，则胎儿会因为放射线接触过多而造成严重后果，应终止妊娠。

甲亢患者怀孕是危险的，对母婴均不利。从优生角度考虑，患甲亢时最好不要怀孕，待甲亢治愈才可怀孕。

患附件炎的女性不宜怀孕

附件炎是卵巢炎和输卵管炎的合称。卵巢炎一般继发于输卵管炎，二者常常并存，是最常见的妇科疾病，致病因素多为细菌。输卵管被细菌侵入后，可由于炎症而引起输卵管上皮纤毛蠕动减慢，进而影响卵子向子宫方向的运行，或引起输卵管伞端及黏膜发生粘连，从而造成输卵管腔闭塞。

这种病变常常是双侧性的，容易导致有些女性不孕，但并非每一个患者都不能怀孕，如果患病后及时去医院就诊，可使病情得到平稳控制，也可能会避免输卵管发生粘连。即使已经发生了输卵管完全阻塞不通的情况，也可以通过宫腔镜、输卵管镜进行多次疏通直至完全通畅。所以说，患附件炎的女性经过治疗完全可以怀孕。

患 尖锐湿疣的女性不宜怀孕

尖锐湿疣是由人类乳头瘤病毒（HPV）感染引起的，多发于女性的大小阴唇、肛周、会阴部，严重时可波及阴道、宫颈、尿道等处。因其传染途径主要是性接触，故属性传播疾病。

尖锐湿疣在妊娠时会因性激素刺激而迅速增大，并可经阴道上行感染子宫。如孕妇在阴道内或阴道口发生尖锐湿疣，分娩时新生儿会被感染，出生后不久就可能发生喉乳头瘤。为避免感染新生儿，患严重的外阴或阴道尖锐湿疣的女性，宜先行治疗。治疗时，小疣可做冷冻治疗，大疣可用电刀切除。

综上所述，患有尖锐湿疣的女性，应待病愈后再怀孕。

患 盆腔炎的女性不宜怀孕

女性盆腔内子宫、输卵管及卵巢或其周围的组织，包括盆腔内腹膜，任何一处发生炎症时，均可称为盆腔炎。炎症可局限于一个部位，也可几个部位同时发炎。临床上，狭义的盆腔炎指的是输卵管炎。

盆腔炎可由外生殖器的炎症向上蔓延而来，也可由邻近器官的炎症或身体其他部位的感染传播引起。病菌常在月经、流产、分娩的过程中，或通过生殖道各种手术的创面进入盆腔而引起炎症。盆腔炎分为急性和慢性两种，前者起病急，一般有明显的发病原因，若治疗及时、彻底、有效，则常可治愈。当急性炎症未能彻底治疗时会转变成慢性的，但更多的是由于起病缓慢，病情较轻未引起注意，故而治疗不及时而转变成慢性的，这类盆腔炎常常造成女性不孕。不管是急性还是慢性盆腔炎，只要治疗及时、彻底是完全可以怀孕的，不过患病期间不宜怀孕。

第二章　待孕倒计时60天
——做好充分准备

进入倒计时60天，关注和调理夫妻双方的身体应该成为共识。为了培育出更加健康、聪明的宝宝，需要格外注意一些生活细节，补充一些必要的营养素，均衡搭配各种食物，制定合理的健身计划，为怀孕奠定良好的身体基础。同时，夫妻双方应该进行一次孕前身体检查，以便有针对性地采取措施。

一、孕前生活细节

做好孕前的生理准备

生理准备主要包括生理机能的调适、身体素质的调养、饮食的调理、性生活和性器官的卫生保健，也可以说是身体的全面调适，以更好的生理机能接受怀孕，有利于母体健康和胎儿发育。

（1）**生理机能的调适**　夫妻双方都要时刻注意卫生，采取必要的保健措施，使身体保持最佳健康状态。准备怀孕前，男女双方都要进行身体检查，发现有关疾病和不够理想的生理机能问题，就要进行治疗、调养和机能锻炼，要保证精液正常和卵子成熟的质量以及生殖器官的健康。

（2）**身体素质的调养**　在准备怀孕前，夫妻双方都要注意锻炼身体，使身体健康，精力充沛；再加上协调的性生活和健康化的节律，使精子和卵子保持最佳性状，这对新生命形成过程中获得优良的遗传基因有利。

（3）**饮食调理**　在准备怀孕前，夫妻双方都要注意饮食的搭配，多吃一些营养丰富而全面的食品，特别是男性要吃些有利于精子健康的食品，女性要吃些有利于补血的食品，以利于怀孕。男女均要忌烟酒。

做好孕前营养储备计划

一般情况下，人体在营养供应充足的时候，通常会把剩余的营养储存在体内，以备不时之需。对于准备怀孕的女性而言，这种储存的营养有更重要的意义，因为在孕初期如果发生任何干扰饮食的情况，胎儿就可以因此暂时满足身体发育的需要，而不至于损及母体或胎儿。医学已经证实，怀孕前营养失调，有可能影响胎儿的发育。

人类从食物中获得能量，大多数食品都由五种基本营养素组合而成：蛋白质、糖类、脂肪、维生素、矿物质。孕期比一般人需要摄取更多的营养，除了满足胎儿成长所需之外，更是为胎儿维持一个理想的生长环境，及配合母体准备哺乳的生理变化所需。虽然怀孕期间须摄取均衡营养，但每个阶段胎儿的器官系统有不同的变化，缺乏该时期所需营养素，可能对胎儿发育造成不良影响。

怀孕期间要注意均衡饮食，特别应注意除能量以外的营养素的摄取充足，因为它们对母亲的健康及宝宝的身体智力发育至关重要。这些营养素包括钙质、叶酸、铁质、维生素 B_{12}、锌质、亚麻酸和亚油酸（必需脂肪酸）。

(1) **叶酸**　叶酸是维生素B族中的一种，是人体细胞制造过程中不可缺少的营养素，对于孕期营养和健康极为重要，尤其在孕早期。因为叶酸会影响胎儿脑部和脊髓的发育，摄取不足将会导致胎儿神经管畸形（如脊柱裂）。在孕早期，摄取足够的叶酸能有效降低神经管畸形的发生。

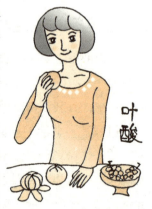

叶酸还是红细胞形成所必需的物质。怀孕期间身体对叶酸的需要量也因红细胞的迅速增殖而大量增加。叶酸缺乏将导致贫血，增加了流产机会，宝宝还可能会发生营养不良。

深绿色蔬菜、豆类、新鲜水果、添加叶酸的牛奶、添加叶酸的谷物，都是叶酸的极好来源。但是叶酸在烹调时易被破坏，建议尝试吃生的或稍加烹煮的蔬菜。

(2) **铁质**　铁质对于孕期母亲红细胞的生成，胎儿的成长及新生婴儿的红细胞生成特别重要。孕期所需的铁质是平时的2倍，孕期缺铁将导致贫血。

吃红色肉类（如猪、牛、羊肉）是获得铁质的最好方法。绿色蔬菜、豆类、添加铁质的牛奶和谷物也能提供铁质。建议多吃富含维生素C的蔬菜和水果，以帮助铁质的吸收。同时避免餐前和餐后1小时喝茶，因为茶会妨碍铁质的吸收。

(3) 锌和维生素 B_{12} 锌元素对于确保胎儿以及宝宝出生后的正常发育非常重要，锌元素的摄取量低可能会影响宝宝的出生体重。

维生素 B_{12} 在孕期细胞的形成中扮演极重要的角色，每日饮食一般可提供足够量的维生素 B_{12}，而一旦含量不够将会影响胎儿神经系统的发育。

肉类、蛋、牛奶和乳酪，是锌质和维生素 B_{12} 的良好来源。如果习惯于素食，孕妇配方奶粉也能使自己在孕期获得足够的锌质和维生素 B_{12}。

(4) 必需脂肪酸 必需脂肪酸（如亚油酸、亚麻酸）是不能在人身体中合成的，必需从食物中摄取。它们在孕期非常重要，能够帮助宝宝的脑部、眼睛和神经细胞发育。

植物油类，如菜籽油、棉籽油、大豆油、玉米油、葵花籽油和红花油、果仁，以及一些强化食物都是必需脂肪酸的良好来源。

> **孕期专家指导**
>
> 脂肪在人体内贮存时间能达20~40天，维生素A能贮存90~365天，维生素C能贮存60~120天，铁能贮存125天，碘能贮存1000天，钙能贮存2500天。

(5) 钙质 钙质非常重要，能帮助准妈妈和宝宝建造强壮的牙齿和骨骼。为了确保获得足够的钙质，孕期摄入的钙应当比平时多50%，特别是在怀孕的早、中期，如果没有摄入足够的钙质，准妈妈的身体会从"储藏库"（如骨骼）中获取钙质，这会导致母体的骨量减少，增加日后患骨质疏松的概率。

怀孕期间缺乏钙质，会导致肌肉痉挛，如腿抽筋等不适症。此外，摄取足够的钙质能预防孕期高血压的发生。奶和奶制品是食物中钙的最好来源，不仅含量丰富，而且吸收率高；蔬菜、豆类、油料种子、虾皮、海带和发菜含钙也很丰富。

孕前饮食要讲究卫生

食物从其原料生产、加工、包装、运输、储存、销售直至食用前的整个过程中，都可能不同程度地受到农药、金属、霉菌毒素以及放射性元素等有害物的污染，所以为了避免这些有害物质对人体造成危害，对孕育造成伤害，在生活中应充分重视饮食卫生，防止食物污染，如尽量选用新鲜天然食品，避免食用加工食品。蔬菜、水果等食物，一定要充分地清洗干净，必要时去皮后再食用。总之，饮食卫生注意事项有很多，一定要认真对待。

下面是一些基本的食品卫生常识：

（1）处理食物的前后都要洗手，特别是生肉和禽类。

（2）生肉要和别的食物分开放置，避免污染。

（3）切生肉要用单独的切菜板和菜刀，使用后要用热水清洗。

（4）水果在食用前要仔细清洗，现在多数的水果都用杀虫剂和环氧乙烷处理过，这些物质容易导致流产。

（5）蔬菜的清洗要彻底，胡萝卜要去皮，保证除去泥沙。拿过水果和蔬菜后要洗手。

（6）在微波炉中对冷冻食物解冻要注意，应多翻几次以便彻底解冻。

（7）当用微波炉重新加热烹饪好的食物时，要确认热熟、热透。

准爸爸备孕饮食指导

现代社会，当高科技正在为人类社会创造前所未有的财富时，也给自然环境带来了污染与破坏，尤其是对食物链的破坏直接损害人体健康，其中最可怕的是对人类生育能力的影响。如果准备要宝宝，准爸爸在饮食上要多留心，避免有害物质对自己身体的伤害，从而保护精子健康强盛的生命力。

除了要戒烟戒酒以外，准爸爸还要注意以下几点：

（1）很多人把韭菜当作壮阳食品，其实韭菜的农药含量特别高，很难去除，常吃韭菜对男性生育能力危害较大，准爸爸应尽量不吃。

（2）现在长得又肥又大的茄子大多是用催生激素催化而成，对精子的生长有害，最好不要多吃。

（3）虽然水果皮有丰富的营养，但果皮的农药含量也很高，所以一定要削皮吃。

（4）带皮的蔬菜吃之前也要去皮，然后洗干净，再下锅。可是很多年轻人图省事，认为经过加热后就没有问题，实际上并非如此，不论怎么烧，毒仍在菜里。

（5）一般的蔬菜要先洗干净，再放入清水中浸泡一段时间，然后再下锅。

（6）若是要生吃蔬菜，除洗泡外，吃之前还要用开水烫一下，这样做可能破坏了一些维生素，但农药的成分少了，对人体健康更安全。

（7）虽然饮绿茶有益人体健康，但近年来，茶叶中农药含量严重超标，所以准爸爸不宜过多饮茶。

（8）有些年轻人喜欢喝咖啡，但咖啡中的咖啡因对男性生育能力有一定影响，如果咖啡饮用过多，对男性生育能力危害更大，所以要少喝。

（9）用泡沫塑料饭盒盛的热饭热菜可产生有毒物质二噁英，对人体危害特别大，对男性生育能力会产生直接影响。因此不要用泡沫塑料饭盒来盛饭菜。

> **孕期专家指导**
>
> 不同身体状况和素质的夫妇，应当根据自己的实际情况，有的放矢地准备与补充所需要的蛋白质、脂肪、糖类、维生素与矿物质，为生育健康、聪明的宝宝打下物质基础。

（10）为了方便，年轻人喜欢用微波炉来加热饭菜，用微波炉专用的聚乙烯饭盒盛饭菜，饭盒中的化学物质会在加热的过程中被释放出来，进入饭菜中，使食用者受其毒害。有人用瓷器加热饭菜，其实瓷器含铅量很高，对人体更加有害。所以，最好不要用微波炉加热饭菜。

（11）冰箱里的熟食易被细菌污染，吃之前一定要再加热一次。冰箱里的制冷剂对人体也有危害，所以不要将食物长时期储存在冰箱里。

（12）如今的肉类和鱼类都受到不同程度的污染，所以不要单吃某一类食品，更不要偏食，尽量吃天然绿色食品，均衡营养。

准妈妈备孕饮食指导

如果你有了怀孕的计划，那么怀孕前就要开始有意识地加强营养，养成良好的饮食习惯，为受孕提供良好的营养基础。

（1）**通过合理饮食实现标准体重** 准备怀孕的妇女首先要实现标准体重。标准体重的计算方法是用身高（以厘米为单位）减110，所得差即为标准体重（以千克为单位）。如果你的体重超常，如偏瘦或偏胖，都会使怀孕的机会大大降低。所以，体重超常的妇女需要在孕前开始有计划地通过合理饮食和进行适量的体育锻炼来达到或接近标准体重。

(2) **保证热能的充足供给** 最好在每天供给正常成人需要的 2200 千卡（1 千卡 = 4.184 千焦）的基础上，再加上 400 千卡，以供给性生活的消耗，同时为受孕积蓄一部分能量，这样才能使精强卵壮，为受孕和优生创造必要条件。

(3) **多吃含优质蛋白质的食物** 如豆类、蛋类、瘦肉以及鱼等。每天保证摄取足够的优质蛋白质，以保证受精卵的正常发育。

(4) **保证脂肪的供给** 脂肪是机体热能的主要来源，其所含的必需脂肪酸是构成机体细胞组织不可缺少的物质，增加优质脂肪的摄入对怀孕有益。

(5) **充足的矿物质和微量元素** 如钙、铁、锌、铜等，是构成骨骼、制造血液、提高智力的重要营养物质，可以维持体内代谢的平衡。

(6) **保证供给适量的维生素** 能够有助于精子、卵子及受精卵的发育与成长，但是过量的维生素，如脂溶性维生素也会对身体有害，因此建议多从食物中摄取，多吃新鲜的瓜果和蔬菜，慎重补充维生素制剂。

(7) **补充叶酸** 为避免无脑儿、脊柱裂等神经管畸形的发生，应从孕前 3 个月到孕后 3 个月在医生指导下服用叶酸。

准父母补充叶酸的重要性

叶酸是 DNA 合成的载体。在胚胎发育的过程中，叶酸不足会影响 DNA 的合成，从而影响胎儿组织和器官的发育，导致很多先天畸形情况的发生。因此，对于计划怀孕的女性来说，叶酸的补充很重要。

叶酸是人体细胞生长和分裂所必需的物质之一，主要参与核酸合成和促进氨基酸合成蛋白质，还参与血红蛋白及肾上腺素、胆碱、肌酸等重要化合物的合成，而且人体自身不能产生叶酸。

叶酸是一种 B 族维生素，在食物中含量丰富，主要存在于豆类、菠菜、油菜、西红柿、胡萝卜及梨、菠萝、柑橘、核桃与蛋、鱼等食物中，现已有人工合成的叶酸制剂。

(1) **准妈妈要补充叶酸** 孕妇体内的叶酸水平明显低于非怀孕女性，原因是多方面的。一般是膳食中叶酸含量偏低，或是烹调方法不当，或吸收不良，致使摄入量不足；胎儿在母体内不断生长发育，母体叶酸通过胎盘转运给胎儿，也使孕妇的叶酸需要量增加；还有在怀孕后，由于母体肾功能改变，使叶酸排出量增加，这些都会造成叶酸的缺乏。如果在怀孕前体内叶酸的水平比较差，特别是长期服用避孕药、抗惊厥药时，可干扰叶酸的代谢，使叶酸水平更低。

医学研究表明，孕期开始后的3~6周，正是胚胎中枢神经生长发育的关键时期，也最易受到致畸因素的影响。为防患于未然，计划怀孕的女性，在孕前3个月起，应每日服用0.4毫克叶酸，直至孕后3个月。但孕妇补充叶酸也不是多多益善，长期过量服用，会干扰孕妇的锌代谢，锌元素的不足同样会影响胎儿发育。

(2) **准爸爸也需要补充叶酸**　专家通常建议怀孕女性在饮食中补充叶酸，其实对于准备做父亲的男性来说，叶酸同样具有重要意义。研究显示，男性体内叶酸水平过低，会导致精液浓度降低，精子活力减弱。此外，叶酸在人体内能与其他物质合成叶酸盐，如果男性体内缺乏叶酸盐，还会加大婴儿出现染色体缺陷的概率，使婴儿长大后患癌症的危险性增加。因此，当男性精子浓度低时要考虑补充叶酸含量高的食物。所以，有关专家建议，对于想做父母的夫妇来说，不仅女性需要补充叶酸，男性也需要补充。

远离这些有损身体的食物

要想生一个健康、聪明的宝宝，从现在起，要注意管好你的嘴巴了。

(1) **尽量选用新鲜天然食品**　避免食用含食品添加剂、色素、防腐剂的食品。水果等要洗净后再食用，以避免农药残留。

(2) **避免吃含咖啡因的食品**　准备怀孕的女性不要过多饮用咖啡、茶以及其他含咖啡因的饮料和食品。某些国外专家研究后认为，咖啡因作为一种能够影响女性生理变化的物质，可以在一定程度上改变女性体内雌、孕激素的比例，从而间接抑制受精卵在子宫内的着床和发育。

(3) **避免吃腌渍食品**　这类食品虽然别有风味，但内含亚硝酸盐等，对身体健康很不利。

(4) **慎服中药**　中药是复方药物，对于生殖细胞的影响不容易被察觉，而许多人始终认为中药性温，补身无害，甚至随便去药房抓药服用，岂不知这种做法非常危险。

制定合理的健身计划

夫妻双方在计划怀孕前的一段时间内，若能进行适宜而有规律的体育锻炼与运动，不仅可以促进女性体内激素的合理调配，确保受孕时女性体内激素的平衡与受精卵顺利着床，避免怀孕早期发生流产，而且可以促进孕妇体内胎儿的发育和提高日后宝宝身体的灵活度，更可以减轻孕妇分娩时的难度和痛苦。

为自己安排一个科学的健身计划，是进行运动的前提，健身计划应包括以下几项内容：

(1) **什么时间开始运动** 在确定好受孕的月份后，提前半年，你就可以为自己和爱人量身定制一套好的健身计划，并开始实施。

(2) **运动量的安排** 你要自己每天中速步行30分钟，当然也要建议爱人每天也有同样的运动量，如果条件许可，可以夫妻俩一起步行。如果你们的条件允许，夫妻二人也可以坚持每天进行健美活动，但同样需要把握运动量，每周运动3次，每次最多不超过30分钟。

(3) **可以选择哪些运动项目** 孕前健身的项目不能太激烈，可选择以慢跑、散步、健美操、瑜伽等舒缓的有氧运动为主。

科学合理的运动可以为准妈妈一路保驾护航，而体育锻炼本身对胎儿又是一种很好的健康教育。但是，一定要按照运动的标准去做。

准爸爸健身需补糖类和水

男性通过运动健身，可以强健体魄。大多数的男性健身运动以消耗型为主，身体对营养物质的需求也很讲究。

首先，男性健身前要补充充足的糖类，为运动储存所需的能源，维持血糖水平。其中富含糖类的食物有谷类、蔬菜、水果等。健身前要注意，为了避免影响消化，至少在运动前1小时完成用餐，不论是早餐、午餐还是晚餐。进食的基本原则是补充低脂、易消化的食物，作为运动时的能量来源。最好别空腹健身，那样运动容易让您出现头晕目眩的状况。

其次，男性在健身后需要及时补充水分和矿物质，还需补充易消化的蛋白质食物。比如牛奶、鸡蛋等，而不宜摄入鸡肉、牛肉等不太容易消化的食物。许多人在体育锻炼后常有肌肉发胀、关节酸痛、精神疲乏的感觉。为了尽快解除疲劳，他们就会买些鸡、鱼、牛肉等，以为这样可补充营养，满足身体需要。其实，此时食用这些食品不但不利于解除疲劳，反而对身体有不良影响。

另外，食用动物脏器制作的菜肴可起到生精的作用，这是因为动物脏器中含有较多的胆固醇类物质，其中肾上腺皮层激素和性激素占1/10左右。

准爸爸要保护好自己的"种子"

健康宝宝是由健康的精子和卵子相结合的，所以准爸爸的精子健康至关重要。

精子是雄性生殖细胞发育的终端产物，它不能够自行修复原发性遗传物质的损伤。另外，精子对有毒物质十分敏感。男性从胚胎中后期一直到老年，会连续不断地生成精子。在快速的生精过程中，各种有害因素产生的危害作用在蓄积和累加之后明显增大，所以丈夫要重视自身状况。

(1) **保持适当的运动** 运动不仅可以保持健康的体力，还是有效的减压方式。要注意的是，运动应以不引起疲劳为准，应穿宽松的衣服，有利于散热。

(2) **定期体检接种疫苗** 男性的免疫能力其实并不如女性可靠。定期体检可以预防很多疾病，接种疫苗则可以预防一些传染病，特别是可能影响生殖健康的传染病。

(3) **学会清洁自己** 男性应该养成好的卫生生活习惯，因为隐私部位有时更容易藏污纳垢。应每天对包皮、阴囊进行清洗，要避免持续2小时以上的体育活动，如泡热水澡、洗桑拿、骑自行车、驾车、坐沙发等，另外也不宜穿紧身而透气性差的裤子。

(4) **保证营养** 男性通常存在营养过剩的问题，丈夫应着重多摄入蔬菜、水果和海产品，并定期摄取动物肝脏。

用快乐迎接宝宝的到来

未来宝宝的健康与妈妈孕前和孕后精神健康有着密不可分的微妙关系。妈妈乐观的心态、健康的心理对未来宝宝的成长大有益处。所以夫妻双方在决定要孩子之后，要努力调整自己的情绪，以一种极积乐观的心态面对生活。在打算怀孕的日子里，夫妻双方都要放松身心，多做一些有趣且有益的活动，尽量减轻各种心理压力，让彼此都宽心、开心、顺心、安心。要相信如果你们整日开心、快乐，就会孕育一个同样开心、快乐的宝宝；相反，如果你们整日愁眉苦脸，就可能会孕育一个同样愁眉苦脸的宝宝。

宝宝是夫妻爱情的结晶，是夫妻生命的延续。为了夫妻间诚挚的爱，为了人类的不断繁衍，妻子应当有信心去承担孕育、生育的重担。夫妻有了强烈的责任感和坚定的信念后，就一定能克服所遇到的一切困难，迎接小宝宝的诞生，从而使宝宝体验到人类最美好的情感——母爱与父爱。

做好充足的经济准备

世界上无论做什么事情，都应该有所准备，而且准备得越充分，事情做得越好。孕育一个新生命，可谓人世间最为重要的事情，当然更需要做好准备。科学研究和调查结果一致表明，经过充分准备的受孕与随机受孕相比，不仅有利于孕妇本人的健康，而且也有益于优生。

孕期专家指导

孕育和抚养一个新生命会给小家庭带来许多额外的开支，孕前应该好好算一笔经济账，做好家庭的财务预算。生儿育女离不开物质准备，十月怀胎也使准妈妈的生理、心理发生了一系列的变化。为了保证宝宝能够健康地成长，应该做好必要的经济准备。

(1) 孕期的生活费用 怀孕期间花费最大的是生活费用。从怀孕开始，就要调剂饮食，以满足孕妇身体对营养物质的需求。这就要求在计划怀孕时将这部分开支考虑在内。

怀孕使女性的身体外形发生改变，过去的衣服已经不能穿了，这就需要购置孕妇装、保护孕妇和胎儿的腹带，等等。还要购买孕妇专用的化妆品，在计划孕期费用时，应适当考虑这些方面的开支。

(2) 怀孕后的医疗、生产费用 在孕产期，为保证胎儿和孕妇的安全，同时为生产做必要的准备，例行产前检查是不能免的。怀孕期间，有可能会出现许多意想不到的事情，如前置胎盘、早产，等等。在做费用计划时，应将这些可能出现的意外考虑在内。

为了保证母婴安全，孕妇应在医院分娩，但应考虑到分娩时所需要的手术费用、住院费用以及新生儿出生后的费用。

在计算孕期和准备生产费用时，应预算宽绰一些，以备临时之需。

(3) **音乐唱片和磁带** 怀孕前还应准备一些胎教音乐唱片、磁带等。音乐能够陶冶性情、加强修养、增进健康和激发想象力，因此，胎教音乐对于促进孕妇和胎儿的身心健康具有不可低估的作用。

(4) **相关书籍** 准备一些指导孕产期保健的书籍，以帮助孕妇科学正确地认识生命诞生的过程，实现优生优育。

提前制订妊娠计划

为了做到优生优育，年轻夫妻应该制订一个妊娠计划，并提前半年学习必要的孕前知识和开始一些准备工作。这对于生养一个健康可爱的小宝宝是非常重要的。

(1) **准备"怀孕日记"** 妊娠日记是指孕妇把自己在妊娠期间发生的与妊娠期保健有关的重要事情记录下来。其主要内容有：末次月经的日期；妊娠反应的开始日期，反应程度，何时消失，是否进行过治疗；第一次胎动日期及胎动的次数；孕妇患病情况；孕期用药情况；产前检查情况；是否接触过X线和其他放射性物质；孕期并发症；阴道流血、流水；性生活；还必须把孕妇的体重、工作情况、出外旅行、外伤、精神刺激等情况详细记录下来，并要尽可能详细、完整，最好由孕妇本人记录，这样可确保详细、准确。

(2) **加强劳动保护** 停止有害身体的工作。应暂时停止有强烈噪音、污染或有害放射线源的工作。

(3) **停止繁重劳累的劳动** 除适度的公务、劳务之外，应暂时停止繁重的工作劳动。尤其是从事个体劳动的人，更要注意掌握好适宜的劳动时间和劳动强度。

(4) **避开影响精子的不利因素** 男性应暂时避开可能影响精子正常生成的不利因素，例如长时间低温水下作业就有可能导致睾丸常温失调，以致影响或降低精子生成的机能。

二、孕前饮食营养

孕前优生饮食细节

优生学研究表明，孩子出生后的体质和智力的好与坏，很大程度上取决于胎宝宝时期所得到的营养是否充足、均衡。因此，孕期营养极为重要，但要保证孕期营养，还须从准备怀孕的3个月前就应开始积极储备。

（1）要保证产生优良的精子和卵子，饮食上注意多吃瘦肉、蛋类、鱼虾、动物肝脏、豆类及豆制品、海产品、新鲜蔬菜和时令水果等。

（2）注意主副食搭配合理，并要多样化。饮食上不偏食、不素食、不依赖滋补品进补。少吃加工的食物，多吃五谷杂粮，越新鲜、越原汁原味的食物，人体吸收得营养越多。

（3）丈夫注意多吃花生、芝麻、鳝鱼、泥鳅、鸽子、牡蛎、韭菜等食物，其中富含促进生育的锌元素，并多吃猪肝、瘦肉等富含氨基酸的食物。这些食物可补精壮阳，有助于形成优良精子。

（4）为减少早孕反应对身体摄取营养造成的损失，孕前注意摄取在身体储存量较低的一些营养素，如富含叶酸、锌、铁、钙的食物，为早期胚胎正常发育打下充足的物质基础。

（5）为避免怀孕后容易发生便秘、胀气甚至痔疮，孕前可多吃一些富含纤维素食物，如全麦面包、糙米、果仁、韭菜、芹菜、无花果等。

（6）为防止妊娠纹出现，可从孕前3个月开始，在腹部涂抹高质量的维生素E，并在整个围产期使用，这样做对预防妊娠纹有明显的效果。

（7）为了补充孕期饮食中营养缺乏，可在孕前3个月开始服用营养素胶囊，这对提供优良卵子、预防胎宝宝畸形及防止早产有一定作用。

提前储备营养素

许多营养素不是现吃就能现用的，往往是在食用一段时间后，体内才能具有足够的储备量，以应对怀孕早期的特殊营养需要。譬如，脂肪储备需要20～40天的时间，对于原来偏瘦的女性来说，最好在准备怀孕前2个月就增加脂肪摄入量。又如，铁需要120天左右的储备时间，故最好在准备怀孕前4个月就开始治疗缺铁性贫血。

助你好"孕"的食物

(1) **鸡蛋** 鸡蛋是人类最好的营养来源之一，它可以为备孕妈妈提供最佳的蛋白质、氨基酸、微量元素及维生素等。

(2) **全麦食物** 全麦食物含有丰富的碳水化合物、B族维生素、铁、锌等，比精米、精面含有更多的膳食纤维，能够为备孕女性补充每日所需的多种营养物质。

(3) **豆类** 豆类中的蛋白质含量高、质量好，其营养价值接近于动物性蛋白质，是最好的植物蛋白。黑豆和黄豆等还可以提供备孕妈妈所需要的膳食纤维、铁、钙、锌等微量元素。

(4) **西蓝花** 西蓝花不但营养价值高，而且全面，且蛋白质、碳水化合物、维生素C、膳食纤维、胡萝卜素及钙、钾等多种矿物质的含量也十分丰富。

(5) **西红柿** 西红柿中维生素和矿物质的含量丰富，生吃鲜西红柿可以补充维生素C，熟吃西红柿可以补充抗氧化剂。

(6) **奶酪** 奶酪是含钙最多的奶制品，还富含磷、镁、维生素B_{12}等，这些营养素可以提高骨密度，预防孕期可能出现的骨质疏松，还可以增加牙齿表层的含钙量，预防龋齿。

孕前3个月补充维生素

维生素是人体必需的营养素，它维护着身体的健康，维持着生命的延续，如果缺乏维生素会影响受孕和宝宝健康。所以计划受孕的夫妻必须在孕前3个月即开始补充维生素。

维生素的补充要多元化，并要合理，因为不同的维生素对人体起着不同的作用。比如，维生素A可维持正常视力和皮肤健康，增强对细菌的抵抗力，当女性缺乏维生素A时，就难以受孕，即使怀孕也容易流产；维生素D可促进钙的吸收；维生素E在孕早期有保胎、防止流产的作用，缺少维生素E会出现不孕症；维生素C可保护细胞组织免受氧化损伤，增强免疫力，防止维生素C缺乏症（坏血症）和牙龈出血；维生素B_1、维生素B_2参与能量代谢；其他B族维生素在孕期还有减轻胃部不适、促进食欲、减少妊娠反应的作用。

孕前除了女性要高度重视补充维生素，男性也要注意这方面的补充。据研究发现，维生素C能降低精子受损的危险，提高精子的运动性；维生素D能提高男性的生育能力；维生素A能使精子的活动能力增强；B族维生素与男性睾丸的健康有着直接而密切的关系；维生素E有调节性腺和延长精子寿命的作用，而且还能改善血液循环，提高毛细血管尤其是生殖器部位的毛细血管的运动性，可提高性欲、增强精子的生成。

一般来说，我们都是通过均衡的饮食来满足维生素的补充的，可从下面的食物中获得我们所需的维生素。

(1) **维生素C** 新鲜蔬菜和水果，如所有绿叶蔬菜、西红柿、卷心菜、菜花、猕猴桃、鲜枣、草莓、橘子等。

(2) **维生素A** 动物的肝、蛋黄、奶油、胡萝卜、绿叶蔬菜等。

(3) **维生素B_1** 谷类、豆类、坚果类、瘦猪肉及动物内脏。

(4) **维生素B_2** 动物内脏以及蛋、奶等。

(5) **维生素B_6** 动物类食物，如内脏；全谷物食物，如燕麦、小麦麸等；豆类，如豌豆、大豆等；坚果类，如花生、核桃等。

(6) **维生素E** 麦胚油、玉米油、花生油、香油、豆类、粗粮、坚果、芝麻等。

当正常饮食无法满足体内所需的营养时，补充复合维生素也是一种有效的途径。不过，为了避免过量服用某些维生素危害胎儿的发育，最好先咨询医生，选择适合的维生素，以保证夫妻孕前摄入适量的维生素，健康受孕。

孕前摄入优质蛋白质

蛋白质是人类生命活动的物质基础，我们的神经、肌肉、内脏、血液，甚至头皮、指甲都含有蛋白质。这些组织每天都在更新，因此我们必须每天摄入一定量的蛋白质以供身体需要。孕初期是胎儿内脏生成和分化的时期，也是脑开始发育的时候，如果女性在孕前摄取蛋白质不足，怀孕后胚胎就会发育迟缓，对胎儿的内脏和大脑极为不利，而且容易造成流产或发育不良。

男性孕前也要补充足够的蛋白质，以提高精子的数量和质量。男性孕前每天应从饮食中摄取优质蛋白质，以保证精子的质量。

人体自身不能合成蛋白质，必须通过均衡的饮食来摄取蛋白质。蛋白质分动物蛋白质和植物蛋白质两种，动物蛋白质在各种必需氨基酸组成的比例上接近人体蛋白质，被称为优质蛋白质，如奶类、蛋类、肉类、鱼类等，其营养价值高，易被人体吸收。其实，除摄取充足的蛋白质以外，还要讲究摄入蛋白质的多样性，所以不能忽视植物蛋白质的摄取，如豆制品，其蛋白质的含量不低于各种肉类，并且还含有人体必需又不能通过自身合成的8种氨基酸。

育龄青年每千克体重每天应摄取蛋白质1～1.5克，准备生孩子的青年女性应为1.5～2克，这样才能为怀孕做准备。相当于每天荤菜中有1个鸡蛋，100克鱼肉，50克畜禽肉，再加1杯牛奶，才可以满足身体对蛋白质的需求。

合理摄入人体所需的矿物质

孕前饮食中还需要有足够的矿物质和微量元素，其中最重要的是钙、铁和锌。这些物质在维护人体功能方面起着重要作用，它们也像维生素一样不能在体内合成，必须靠食物供应。从怀孕前就保持高水平的钙、铁和锌含量尤其重要，因为钙、铁和锌有助于胎儿的生长。

(1) **钙——生命元素** 钙的补充对骨骼和牙齿很重要，女性在怀孕前就要真正做到高钙摄入，直至怀孕结束。所有的奶制品都是好的钙源，坚果和叶类蔬菜，特别是菜花也含有丰富的钙。现在，日益增多的加钙谷物和果汁也是备孕期良好的钙源。

(2) **铁——造血元素** 铁是携氧血红蛋白的基本构成物质，并能帮助人体维护肌肉的健康。铁在人体内的消耗很快，因此最好每天都摄入富含铁的食物。富含铁的水果和蔬菜，如龙眼、枣和木耳、海带，还含有丰富的食物纤维，也有助于防止便秘，但动物食品中的铁比水果和蔬菜中的铁更容易被人体吸收。当然，动物食品也要分别对待，猪肝虽然含铁丰富，但还含有大量的维生素A，而过量的维生素A会导致胎儿产生缺陷，因此要避免过量食用内脏做的食品，如用肝做的香肠等。另外，铁在和含有维生素C的酸性饮料，如橘汁一起食用时，吸收更好。然而，牛奶和抗酸剂一起服用会降低铁的吸收。因此，如果必须服用抗酸剂的话，请在两餐之间饮用牛奶，并在膳食中增加含铁食物。

(3) **锌——免疫元素** 锌是一种矿物质，对免疫系统、创伤愈合和消化都有一定作用。但是铁，特别是铁的补充制剂会妨碍锌的吸收，因此补锌的同时不能食用含铁丰富的食物和补充制剂等。

下表是关于以上三种矿物质的食物来源及其功能。

矿物质	来 源	功 能
铁	瘦肉；蛋类；杏干、葡萄干和李子干；罐装沙丁鱼、蟹和金枪鱼；强化谷物；动物内脏（如肝、肾含铁丰富，但应避免大量食用）	生成女性的红细胞中携带氧的血红蛋白所必需的物质，建造和维持肌肉
钙	奶制品；蛋类；小骨鱼，如：沙丁鱼；豆制品；多数坚果；强化谷类；绿色蔬菜（特别是菜花）	保障女性骨骼、牙齿和肌肉健康的必需品，也能帮助传导神经冲动
锌	牛肉；海产品；坚果；甜玉米；香蕉；全谷类食品	生长所必需的物质，支持免疫系统

补充糖类

糖类有两类，即单糖和多糖。总的来说，单糖广泛存在于蛋糕、巧克力、饼干和碳酸饮料中。单糖含糖（蔗糖）量高，但几乎没有营养价值。单糖能很快被吸收，快速提供能量，因而只有短暂的益处。但水果中的果糖例外，因为水果是维生素、矿物质和纤维素的良好来源，怀孕前，女性每天一般需要吃两种以上的水果。

多糖类存在于淀粉食物中，如面条、全麦面包、紫米、土豆和豆类中，它们是健康饮食的主流，可以长时间维持少量而稳定的能量供应，因为淀粉必须分解成单糖糖类才能被吸收。非精炼的全麦面粉、大米和面是好的糖类来源，它们含有维生素和矿物质，还含有很多防止便秘的纤维素。因此，专家建议，女性怀孕前每天至少要食用以下这些食物：1片全麦面包，60~125克全麦面条、紫米或土豆，60克谷物。

补充适量的脂肪

身体外在的生命活动需要体力，其内部的消化、新陈代谢也都要有能量的支持才能完成，这个能量的供应者就是脂肪。非但如此，脂肪还是构建细胞的重要成员。孕前及时补充一些必需的脂肪酸，对于以后胎儿脑和神经系统等组织的形成与再生来说必不可少。

但是脂肪也有优质脂肪与劣质脂肪之分。多不饱和脂肪是必需脂肪，是有益健康的优质脂肪。它的不饱和程度相当高，略微的加工都容易被破坏，所以一般不存在于方便食品中。反式脂肪是被破坏的多不饱和脂肪，是劣质脂肪，一般多为经过加工的人工脂肪，比如人造黄油。虽然人造黄油仍然被叫做多不饱和脂肪，但是我们的身体已经不能利用它了。此外，油炸食品也应尽量少吃。

有助于排泄的膳食纤维

并非所有糖类都可以被消化、转化为葡萄糖，而这种不能被消化的糖类被称作纤维。纤维并不是食物的"粗渣"，它可以吸收水分，增加排泄物体积，减少干硬状况，从而利于食物快速通过消化道。纤维还可以减少食物残渣在我们体内的停留，可避免因它们长时间停留而在体内腐烂。

纤维也有很多不同的种类，它们在我们体内执行不同的功能。有的可以和糖分子结合以减缓糖类的吸收速度，有的吸收能力更为卓越，所以最好是多种食物混合摄取。燕麦、小扁豆、菜豆、种子、水果以及轻微加工的蔬菜都含有纤维。

特别要留意的是，精制的食物以及肉类、蛋类、鱼类、乳制品是缺乏膳食纤维的。

孕前饮食禁忌

(1) 忌常吃高糖食物　常吃高糖食物，会使人体吸收糖分过量，这样可刺激人体内胰岛素水平升高，使体内的热能、蛋白质、脂肪、糖类代谢出现紊乱，引起糖耐量降低，血糖升高，甚至成为潜在的糖尿病患者。孕前夫妻双方尤其是妻子，经常食用高糖食物常常可引起糖代谢紊乱，如果孕前体内血糖含量较高，在孕期极易出现妊娠期糖尿病，不仅会危害母体的健康，还会影响胎儿的健康发育和成长。另外，常食高糖食物还容易引起体重增加，同时容易引起蛀牙，对怀孕不利。

(2) 忌过食辛辣食物　过食辛辣食物可以导致正常人的消耗功能紊乱，出现胃部不适、消化不良、便秘等症状甚至发生痔疮。尤其是想怀孕的夫妻，孕前吃辛辣的食物，会出现消化不良的现象，必定影响营养素的吸收，一旦出现便秘、痔疮，身体不适，精神不悦，对受孕非常不利，所以在孕前3个月要忌过食辛辣食物。

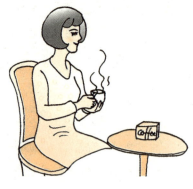

(3) 忌饮咖啡　研究表明，咖啡对受孕有直接影响，每天喝1杯以上咖啡的育龄女性怀孕的可能性是不喝咖啡者的一半。准备怀孕的女性最好不要过多摄入咖啡。一些国外专家研究后认为，咖啡因作为一种能够影响女性生理变化的物质，可以在一定程度上改变女性体内雌、孕激素的比例，从而间接抑制受精卵在子宫内的着床和发育，体内大量沉积的咖啡因还会降低精子和卵子的质量，减少受孕的成功率。另外，喝咖啡过多，还会降低机体对铁质的吸收，而备孕期间需要大量的铁营养素。

(4) 忌饮可乐饮料　在对市场上出售的三种不同配方的可口可乐饮料进行了杀伤精子的实验后，得出的结论是：育龄男子饮用可乐饮料，会直接伤害精子，影响生育能力。若受损伤的精子与卵子结合，就可能导致胎儿畸形或先天不足。医学家们将成活的精子加入一定量的可乐饮料中，过1分钟后测定精子的成活率，结果表明，新型配方的可乐饮料能杀死58%的精子，而早期配方的可乐饮料可杀死全部精子。专家们对育龄女性饮用可乐饮料也提出了忠告，奉劝她们少饮或不饮为佳。因为多数可乐饮料都含有咖啡因，很容易通过胎盘的吸收进入胎儿体内，危及胎儿的大脑、心脏等重要器官，会使胎儿畸形或患先天性痴呆。另外，可可、茶叶、巧克力等食品中，均含有咖啡因，对孕育非常不利，因此，最好不食用。

(5) 忌吃腌制食品　在腌制鱼、肉、菜等食物时，容易产生亚硝酸盐，它在体内酶的催化作用下，易与体内的各种物质作用生成亚硝酸胺类的致癌物质。

（6）**忌生吃水产品** 如果想怀孕就一定要避免各种各样的感染，其中最容易忽视也最不容易做到的是注意调整一些饮食习惯，比如吃生鱼片、生蚝等。因为这些生的水产品中的细菌和有害微生物能导致流产或死胎。

（7）**忌快餐** 快餐的营养成分有欠均衡。快餐中含有太多的饱和脂肪酸，容易导致胆固醇过高，危害心脑血管健康，这样就增加了受孕的不利因素。而且，多数快餐的调味料中都有大量盐分，对肾脏没有益处，而肾健康才有助受孕。

（8）**忌食罐头食品** 很多人都喜欢食用罐头食品，虽然罐头食品口味多、味道好，但在制作过程中会加入一定量的添加剂，如人工合成色素、香精、防腐剂等。尽管这些添加剂对成人影响不大，但对备孕的女性来说，食入过多则对健康不利，易导致畸胎和流产。另外，罐头食品经高温处理后，食物中的维生素和其他营养成分都已受到一定程度的破坏，营养价值不高，因此，计划怀孕的女性应尽量避免食用此类食品。

（9）**不要常吃微波炉加热的食品** 微波炉加热油脂类食品时，首先破坏的是亚麻酸和亚油酸，而这两样都是人体必需而又最缺乏的优质脂肪酸。这对孕前脂肪的摄入会有影响，不利于孕育健康宝宝。

（10）**不能常吃方便面** 方便面是方便食品，为了利于保存，会含有一定的化学物质，对备孕不利，且营养不全面。作为临时充饥的食品尚可，但不可作为主食长期食用，以免造成营养缺乏，影响健康受孕的成功概率。

（11）**不要常吃豆腐** 常吃豆腐不利于人类生育。科学家在大豆中发现的一种植物化学物质可能对精子有害，会影响男性的生育能力。

孕前不宜食用棉籽油

棉籽油是一种粗制棉油，含有大量棉酚，是国家规定允许含量的 10～90 倍。如果女性孕前长期食用棉籽油，其子宫内膜及内膜腺体就会逐渐萎缩，子宫变小，子宫内膜血液循环量逐年下降，不利于孕卵着床，从而造成不孕。即使孕卵已经着床，也会因营养物质缺乏，使得已植入子宫内膜的胚胎或胎儿不能继续生长发育而死亡，出现死胎现象。因此，育龄女性孕前不宜食用棉籽油。

孕前夫妻双方要禁酒

酒精可导致内分泌紊乱，夫妻双方或一方经常饮酒、酗酒，将影响精子或卵子的发育，造成精子或卵子的畸形，受孕时形成异常受精卵，影响受精卵顺利着床和胚胎发育，甚至导致流产。如果男性长期或大量饮酒，可造成机体慢性或急性酒精中毒，使精子数量减少、活力降低，畸形精子、死精子的比例升高，从而影响受孕和胚胎发育。此外，受酒精损害的生殖细胞所形成的胎儿往往发育不正常，如肢体短小、体重轻、面貌丑、发育差、反应迟钝、智力低下。因此，准备怀孕的夫妻双方，在计划怀孕前的3个月甚至6个月应开始禁酒。

孕前夫妻双方应戒烟

《中国居民膳食指南》（2007）中强调，夫妻双方要在孕前3~6个月戒烟。如果怀孕前夫妻双方或一方经常吸烟，烟草中的有害成分通过血液循环进入生殖系统，直接或间接地会发生毒性作用。丈夫吸烟，不仅影响自身健康，还严重影响精子的活力，致畸形精子增多。研究表明，男性每天吸烟30支以上者，畸形精子的比例超过20%，且吸烟时间越长，畸形精子越多。停止吸烟半年后，精子方可恢复正常。女性吸烟会干扰和破坏正常的卵巢功能，引起月经失调，而卵巢早衰影响卵子质量，导致不孕。即使怀孕了，也因为卵子质量不高，易出现流产、早产和死胎。每日吸烟10支以上者，其子女先天性畸形率增加2.1%。所以准备怀孕的夫妻双方，在计划怀孕前的3个月甚至6个月应戒烟。此外，计划怀孕的女性要远离吸烟的环境，减少被动吸烟的伤害。

> **孕期专家指导**
>
> 如果夫妻双方准备怀孕，至少要戒烟3个月以上，才能确保体内残存的有害物质排出体外。需要准妈妈注意的是，尽量避免吸入烟气，远离吸烟场合，提醒家人避免在准妈妈经常出入的地方吸烟。

孕前注意烹调的方法

在进行烹调时，生、熟食要分开切、储藏、盛装；家庭应尽量使用铁锅或不锈钢炊具，避免使用铝制品及彩色搪瓷制品，以防止铝元素、铅元素等对人体细胞造成伤害。

肥胖女性的孕前营养

（1）**合理安排饮食** 在膳食营养平衡的基础上减少每日摄入的总热量，原则是低能量、低脂肪，适宜补充优质蛋白（如鱼、鸡蛋、豆制品、鸡肉、牛奶等）和复杂糖类，以减少脂肪（如肥肉、内脏、蛋黄、坚果、植物油等）为主。

（2）**运动和锻炼** 运动和锻炼以中等或低强度运动为宜。因为运动时机体耗氧增加，运动结束后数小时耗氧量仍比安静时大，而且，中等或低强度运动比剧烈运动容易坚持，如快步走、慢跑、打羽毛球、打乒乓球、跳舞、游泳等。但是，运动要量力而行，心血管病、高血压病患者要注意安全，一般应从小运动量开始，每日30分钟，适应后再增加到30～60分钟。

（3）**健康饮食** 每餐不过饱，七八分饱即可；不暴饮暴食；要细嚼慢咽，延长进食时间；特别要注意挑选低脂食品，用小餐具进食，增加满足感；按进食计划把每餐计划好，少量多餐完成日计划，可减少饥饿感；妊娠后不主张减肥。

偏瘦女性的孕前饮食

纠正厌食、挑食、偏食习惯，少吃零食；停止药物减肥；检查潜在疾病造成的营养不良，如血液病、心血管病、肾脏病、糖尿病、结核等；检查有无营养不良性疾病，如贫血、缺钙、缺碘、维生素缺乏等，如有则须治疗，即便无明显缺乏，孕前3个月也应补充多种维生素、矿物质；增加糖类、优质蛋白的摄入量；脂肪按需要量摄入，不宜过多；禁烟酒；最好在体重达到理想标准后再怀孕。

此类女性孕前饮食可参考下列标准：每日谷类500～600克，蔬菜类400～500克，水果类100～200克，鱼虾类50克，蛋类25～50克，畜、禽肉类50～100克，豆类及豆制品50克，奶油及奶制品100克，油脂类25克。

素食型女性的孕前饮食

如果准备怀孕的女性是一个素食主义者，甚至不喝或不吃任何奶类制品，那么日常饮食必须确保能吸收均衡而充足的营养素，以供将来母体及胎儿发育所需。

总体来说，要从植物性食品中获得足够的蛋白质、维生素及矿物质，只要将各类植物性食品搭配着吃，力求均衡，便是一种可行的饮食方式。以下饮食建议对素食者孕前、孕中都极有帮助。

素菜中有互补的植物蛋白质，只要菜式相互搭配，也可以得到全部所需的氨基酸。譬如在吃米面食品时（如米、麦、玉米），应兼吃脱水豆类、豆角或一些坚果；煮食新鲜蔬菜时，也可加入少许芝麻、果仁或蘑菇以弥补欠缺的氨基酸。

素食女性在补充钙质、铁质、维生素 D 及维生素 B_2 方面尤需注意，由于不能吃牛奶及鸡蛋，更要多吃海藻类食物、花生、核桃及各类新鲜蔬果，以补充钙及各种维生素。维生素 D 尚可从晒太阳中大量获得，但维生素 B_{12} 的吸收却难以解决，因为它只存在于动物性食品中，虽然人体对其需要量极小，但缺乏的话容易导致贫血。补铁更是关键，因为植物性食物中的铁质相当少，即使绿叶蔬菜及豆类也是如此，而且其中还含有妨碍胎儿吸收铁质的物质，如果吃得太少，则作用不大，所以必须大量进食海藻、麦片、菠菜、芹菜等食物。

三、孕前健康检查

给身体做个健康评估

怀孕时，如果准爸爸准妈妈有某些疾病，如肺结核、病毒性肝炎、淋病、尖锐湿疣、糖尿病、高血压、贫血等，则可能给孕育带来不利的影响，会给准妈妈和宝宝带来危险。所以，在怀孕前，准妈妈一定要和准爸爸去医院做健康检查，并要在疾病治愈或得到控制后，遵医嘱再怀孕，以免将来追悔莫及！

在你跟爱人去医院前，一定要回想一下：

(1) 自己和爱人是否患过或正在患什么样的疾病？
(2) 现在的身体状况如何？
(3) 有什么身体状况正困扰着你们？

好好地想想，大致了解自身的孕育条件，做到心中有数，以便为医院的正式检查提供参考。

如果准妈妈在做孕前检查时查出有疾病，也不要沮丧，及时求助于医生，积极进行治疗。

准妈妈还要注意，要关注自己的流产史，要爱护自己的身体。准爸爸也应该注意这一点，不要让妻子做无谓的流产，无论是人工流产还是自然流产，对女性身心的伤害都是很大的。如果准妈妈打算孕育的时间是流产后不足1年的时间里，建议你先不要怀孕，因为这对你的健康及孕育均不利，所以应谨慎。如果你有习惯性的自然流产，那么则要小心了，及时到医院去进行生殖健康的全面检查，找到原因，积极治疗，这对优生优育、保证女性的健康有益。

孕前为什么要进行检查

如果怀孕后才发现自己感染了某些疾病，那么你很可能会面临一些痛苦的选择：是终止妊娠，还是冒险继续怀孕？这会给原本欢乐的家庭增添忧愁和烦恼，影响身心健康。因此，孕前双方进行健康检查是保证优生后代的必要条件之一。

> **孕期专家指导**
>
> 最好安排在怀孕之前3~6个月进行孕前检查，以便在发现异常或不适合怀孕的问题时能够及时进行治疗。

很多人都有这样的想法：自己在单位每年都进行体检，身体很正常，还用得着再重复地做孕前检查吗？

专家认为，一般的体检并不能代替孕前检查。体检主要包括肝功能、肾功能、血常规、尿常规、心电图等，以最基本的身体检查为主，但孕前检查主要检测对象是生殖器官以及与之相关的免疫系统、遗传病史等。

特别是在取消婚检的今天，孕前检查能帮助你孕育一个健康的宝宝。必做检查对于每个准妈妈来说，是一个都不能少的。虽然只是简单的常规检查，但对于家庭的幸福和你未来宝宝的健康的影响可能超出你的想象。

一定要进行免疫计划

孕前打防疫针是为了保证胎儿正常发育，减少病残儿的出生。例如先天性心脏病，这是一种严重的先天畸形，给胎儿的发育带来极大的危害，也会给家庭带来沉重的精神压力和经济负担。有什么办法可以预防呢？答案是接种风疹疫苗。怀孕是个特殊的阶段，对于正在发育的胎儿来说，任何不良影响都可能对他造成伤害，包括在孕前或者孕期注射某些疫苗，也可能会引起胎儿的畸形。因此，准妈妈在接受预防接种时都须慎重进行。

目前，我国还没有专为准备怀孕阶段的女性设计的免疫计划。但是专家建议有两种疫苗最好能够安排在孕前进行注射，即风疹疫苗和乙肝疫苗。要知道，准妈妈一旦感染上这两种疾病，会殃及宝宝，所以，应该提前注射这两种疫苗。

此外，还有几种疫苗打算怀孕的夫妻可根据自己的需求，向医生咨询，有选择地进行注射，包括以下几种：

（1）**水痘疫苗** 早孕期感染水痘可导致胎儿先天性水痘或新生儿水痘，如果怀孕后期感染水痘可能导致孕妇患严重肺炎甚至致命。女性朋友如果有接种疫苗的需求，应该向医生说明自己怀孕的情况，以及既往、目前的健康状况和过敏史等，让专科医生决定究竟该不该注射，这才是最安全可靠的方法。女性朋友至少应在受孕前3个月注射水痘疫苗。

（2）**甲肝疫苗** 甲肝病毒可以通过水源、饮食传播。而妊娠期因为内分泌的改变和营养需求量的增加，肝脏负担加重。抵抗病毒的能力减弱，极易感染。因此专家建议高危人群（经常出差或经常在外面吃饭）应该在孕前注射疫苗防病、抗病。注射时间应在至少孕前3个月注射。免疫时效可达20～30年。

（3）**流感疫苗** 流感疫苗属于短效疫苗，抗病时间只能维持1年左右，且只能预防几种流感病毒，适于儿童、老人或抵抗力相对较弱的人群。对于孕期的防病、抗病意义不大。因此专家建议可根据自己的身体状况自行选择。注射时间为：北方地区每年的10月底或11月初，南方地区每年11月底或12月初。在注射流感疫苗3个月以后再怀孕。免疫时效为1年左右。

(4) 狂犬疫苗 狂犬疫苗属于事后注射疫苗，也就是在被动物咬后再注射。在孕早期尽量避免注射狂犬疫苗。只有在被动物咬伤极为严重的情况下，征求妇产科医生的意见后，才能考虑注射，一般医生会建议选择进口的狂犬疫苗。孕前应避免与动物接触，一旦被动物咬伤后立即注射第一针，而后第3天、第7天、第14天、第30天各注射一针。

准妈妈超重风险大

准妈妈体重过重会增加许多危险的并发症，对母婴的健康威胁极大，比如严重的妊娠高血压综合征可能会导致妊娠终止，使准妈妈发生流产、难产和死胎的可能性大大增加，体重过重还可能使准妈妈发生妊娠期糖尿病和孕育巨大胎宝宝的可能性增加，有些罹患妊娠期糖尿病的准妈妈产后可能转变成终生性糖尿病患者。而且，体重过重还容易引起准妈妈宫缩无力、分娩困难，准妈妈常常需要施行剖宫产，增加了准妈妈承担手术意外、麻醉意外所带来的风险。

所以，想当妈妈的女性应注意合理饮食、膳食均衡多样，但也不可过量，那种怀孕后猛吃"好东西"的做法不可取。但也切勿节食，否则会影响胎宝宝的生长发育。

不要忽视亚健康

亚健康是指介于健康与疾病之间的一种不健康症候反应，可以称之为疾病的早期反应。

据世界卫生组织调查，全球约有35%的人处于亚健康状态，而在这个亚健康人群中，中年男性所占比例高达75%。中年男性因为压力过大而处于亚健康水平，平均外貌年龄比实际年龄老5岁。

亚健康的症状各不相同，有的人思虑重重，伤及心脾，出现记忆力减退、健忘难眠、食欲不振、突然发胖或变瘦；有的因脏腑功能虚弱失调所致，温热内蕴、寒湿困滞、心肾不交，出现时热时冷、抵抗力减弱、免疫力低下的症状。

要 重视妇科疾病

妇科病是发生于女性生殖系统（包括外阴、阴道、子宫、输卵管、卵巢及乳房）的功能性或器质性疾病，尤其是非妊娠状态下发生的疾病。例如阴道出血、白带异常、月经失调、下腹痛、子宫增大、病毒性感染等。

在这个时刻，你可不能把过去的妇科疾病抛在脑后。以前曾经怀孕、流产、堕胎、手术或感染等情形，未必会对这一次的怀孕造成冲击，但是，过去只要有一类这种情形或任何妇产科方面的病史，务必要向医生透露才是。医生对你的状况了解得越透彻，你就能够获得越妥善的照顾。

当然，对于你的种种病史，都会被视为机密处理。另外，不用担心医生会做何感想。毕竟，医生或其他助产人员的职责是在协助治疗，而不是判断是非。

高 危妊娠请慎重

凡对母亲或胎儿有较高危险的妊娠，称为高危妊娠。它直接危害母亲及胎儿的健康和生命。

高危妊娠的情况主要有以下几种：孕妇年龄大于35岁或小于18岁；孕妇有习惯性流产、早产、死胎、死产与胎儿畸形等异常生育史；孕期有前置胎盘、胎盘早剥、羊水过多或过少、胎位不正、过期妊娠、胎儿发育异常、妊娠高血压综合征、骨盆狭小或畸形等异常情况；孕妇合并心脏病、慢性肾炎、糖尿病、急性传染性肝炎、肺结核、重度贫血等妊娠并发症；孕期曾服用对胎儿有影响的药物、接触过有害物质，有病毒感染等。

由于高危妊娠提高了围产期母婴死亡率，因此应予高度重视。医院一般均设立了专科门诊，由有经验的医生应用高危监测手段，如胎儿生长指标、胎心监测、B超、胎盘功能测定及必要的妇科、内科各项检查，对孕妇及胎儿进行定期监测，并及时予以治疗，以纠正高危状态。对胎儿已近成熟或高危状态无法纠正的孕妇，应在适当时候终止妊娠。

属于高危妊娠的孕妇不要过于紧张，应与医生密切配合。通过严密观察及适当处理，绝大部分孕妇会安全度过妊娠及分娩期。

关于多胎妊娠你了解多少

一次妊娠有两个或两个以上的胎宝宝称为多胎妊娠，其中双胞胎较为常见，其发生率为1.5%。多胎妊娠，不但准妈妈发病率增加，胎宝宝死亡率及新生宝宝发病率也较高。由于子宫过度膨大，多胎妊娠容易发生胎膜早破和早产。临产后容易发生子宫收缩乏力，导致产程延长、脐带脱垂、胎盘早剥，产后出血机会也比单胎多。偶然两个胎头发生交锁，可造成难产。

随着胎数的增加，围产儿病死率及发病率也明显增加，即使多个早产儿存活，其体格与智能素质也可能下降。一般胎次愈多，年龄愈大，发生多胎妊娠的机会可能增多，准妈妈家族中有多胎史者，多胎的发生率亦增加。多胎妊娠为高危妊娠，因此，应倍加重视孕期和分娩期的保健。

和准爸爸一起进行孕前检查

做好孕前检查工作，对于计划怀孕的夫妇来说非常重要。

（1）**女方注意事项**

❶体检。首先要保证在最近的一段时间内身体状况良好，特别是近3个月没有得过任何疾病，比如感冒、发热以及一些感染性疾病。女性应该到妇科医生那里检查一下，如果确认没有明显的症状和疾病，才可以放心地怀孕。

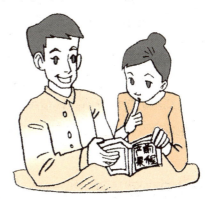

❷避孕。如果在怀孕前采用的是避孕套避孕，当想怀孕时就可以直接怀孕了；如果使用的是药物避孕，当决定要孩子时，首先应该停用避孕药物半年左右再怀孕；如果原来使用的是长效避孕药，应该先用短效避孕药物过渡一下再停用，并且要等半年以后再怀孕。

❸膳食。怀孕前没有必要过分地补充营养，不挑食和保持正常的饮食就可以了。

❹药物。在怀孕前的 3 个月内，在医生的指导下口服一些小剂量的叶酸，对预防宝宝发生神经管畸形有重要的作用。

（2）男方注意事项

❶体检。男性在妻子怀孕前也要保证有一个良好的身体状况，至少 3 个月内没有生病，另外要戒烟酒至少 3 个月以上。

❷避孕。想要宝宝时，不要频繁地进行性生活，应该在妻子月经周期的中期左右行房，这时最容易怀上宝宝。

❸膳食。正常的膳食就可以，记住戒烟酒是必要的事情，这对保证精子的质量十分重要。

孕前血型检查必不可少

在准备怀孕进行孕前检查时，医生会要求进行血型检查。对于 ABO 血型为 O 型或 Rh 血型为阴性者，还要查其丈夫的血型。如果血型不合会有引起宝宝或新生儿溶血的可能。

一旦发生此种免疫性溶血，对准妈妈影响不大，但对胎宝宝或新生儿危害极大，孕期可导致流产、早产、宝宝宫内发育迟缓、死胎、死产等。

此外，新生儿还可因严重贫血、心力衰竭而死亡，也可因大量胆红素侵入脑细胞引起核黄疸。核黄疸病死亡率高，即使幸存，也会影响病儿的神经细胞发育及运动能力。所以，及早预防是非常重要的。

孕前必须治疗的疾病

顺利度过妊娠期，生育一个聪明、健康的孩子，保证母子平安，是每对已婚夫妇最大的心愿。为此，每对已婚夫妇在决定生育前都应一起去接受健康检查，确认健康状态，积极治愈不宜妊娠的疾病是十分必要的。下面，我们向您介绍一些妊娠前必须治愈的疾病，希望能对您有所帮助。

（1）贫血　如果贫血程度严重，不仅给孕妇自身带来痛苦和烦恼，而且会造成胎儿发育迟缓，母体产后恢复欠佳。因此，妊娠之前应对贫血给予足够重视。若平时有头晕或站起时眩晕、头痛、呼吸困难等症状，应怀疑有贫血倾向，在妊娠前应接受贫血检查及治疗。

(2) **结核** 随着抗结核药物和手术疗法的广泛使用，多数结核病都可以治愈，然而对于孕妇来说，结核病仍是必须注意的疾病。如果有新鲜病灶、活动性结核、反复吐血或排菌的情况，则应避免怀孕。即使怀孕，也应进行人工流产。如有持续低热、咳嗽等症状时，应接受内科医生的诊察。

除未治愈的空洞型肺结核外，其他情况的肺结核只要不是活动期，可以在医生指导下怀孕。

可以怀孕的肺结核患者在怀孕期间，应定期到结核病专科医院进行检查，进行一些必要的医疗监护，采取一些必要的医疗保护措施，以保证母体的安全和胎儿的顺利分娩。

(3) **肾病** 患肾病的人如果妊娠，从妊娠初期就开始出现症状，在妊娠后期演变成重症。而肾病又对胎儿发育不利，一般不宜妊娠。如果妊娠，应取得医生许可，并要注意预防妊娠中毒症。

(4) **高血压** 在没有妊娠时通过体检发现高血压的人，应注意起居饮食，尽量在妊娠前使血压恢复正常。如果不清楚自己血压的高低，但有严重的头痛、颈项不适、失眠、眩晕、水肿等症状的人，应在妊娠前认真检查自己的血压情况。

(5) **心脏病** 妊娠时因子宫增大，压迫心脏而增加心脏的负担。患心脏病的人，在妊娠时会进一步加重心脏的负担，随着妊娠的进展可能引起心力衰竭。如果心脏病患者症状不重，日常生活没有妨碍，是可以妊娠分娩的，但其妊娠危险性高于普通健康人，应选择有心脏病专科的医院进行产前检查及分娩，平时应接受医生的生活指导。

(6) **糖尿病** 具有糖尿病遗传因素的人在遇到各种各样诱因时可能引起发病，诱因之一就是妊娠。在妊娠期发生糖尿病，随着妊娠次数的增加，糖尿病日趋严重，并影响胎儿发育。因此，凡近亲中有糖尿病患者或尿糖阳性者，要主动接受医师的检查，确诊是否患了糖尿病。如患有糖尿病应积极治疗，待病情稳定后，在医生指导下再怀孕。

(7) **肝病** 妊娠会增加肝脏的负担，有肝功能障碍的患者，肝脏负担进一步加重会造成病情恶化，引起严重妊娠呕吐，甚至发生妊娠中毒症而最终不得不进行人工流产。如果病情不太严重，只要严格按照医生的指示采用适当的治疗后是可以妊娠、分娩的。患过肝病的人在妊娠前或妊娠后要向医生说明，接受血液及尿液化验检查。

(8) **阴道炎** 阴道炎大多由念珠菌感染而引起，如果不加治疗就进行分娩，在产道中会造成婴儿感染，使婴儿患鹅口疮，在口腔黏膜及舌下生白膜。念珠菌感染时，阴道分泌白色豆腐渣样的白带，外阴奇痒，阴道口周围有红色湿疹，如出现这些症状，就应接受医生检查，在妊娠前彻底治愈。

(9) **急性传染病** 一方患有传染性疾病如流感、风疹、病毒性脑炎、传染性肝炎等，都易造成胎儿畸形，也可使病情加重，必须治愈后再怀孕。

(10) **痔疮** 女性由于妊娠，机体分泌的激素易使血管壁的平滑肌松弛，增大的子宫压迫腹腔的血管，这样会使怀孕的妇女原有的痔疮严重或出现新的痔疮。因此原来有痔疮的女性，在怀孕前应积极治疗痔疮。

流产后怎样才能健康怀孕

女性流产后，体力需要恢复，子宫和卵巢需要"休整"，大多数流产往往还要刮宫或清宫，以清除子宫腔内的残留组织，这就会使子宫内膜受到损伤，要恢复正常就得有一段时间的休养。

因此，一般来说，人工流产后最好要等1年后再怀孕为最好，如有特殊情况，至少也要等待满了半年以后再怀孕。因为各种人工流产术都要进行吸宫或刮宫，以便将宫腔内胚胎组织清除干净。在手术过程中，子宫内膜会受到不同程度的损伤，术后需要有一段时间的恢复，如果在短期再次怀孕，子宫内膜尚未彻底恢复，难以维持受精卵着床和发育，从而容易引起流产。

> **孕期专家指导**
> 为了给下一次妊娠提供良好的身体条件，专家认为，早产及流产的妇女至少要过半年，最好是1年以后再怀孕比较合适。

此外，人工流产后的女性，身体比较虚弱，需要一段时间才能恢复正常，如果过早再孕，往往会因体力不足、营养欠佳而使胎儿发育不良，或造成流产。

剖宫产后多久怀孕好

原则上讲，女性第一胎进行了剖宫产，不要急于再怀第二胎。

剖宫产分为子宫体和子宫下段剖宫产两种。无论哪种剖宫产再孕时都易发生破裂，不宜急于怀孕。这是因为，子宫体部剖宫产由于肌肉较厚，缝合时不易对合，产后子宫复旧时子宫体部肌肉收缩明显，故切口愈合较差，再次妊娠分娩时，体部瘢痕位于主动收缩部分，故容易发生破裂。

相比之下，子宫下段剖宫产则由于肌肉较薄，缝合时对位好，产后子宫复旧时无明显收缩，故愈合较好，再次妊娠子宫破裂的可能性也小。尽管如此，也不宜短时间内怀孕。

接受剖宫产手术的女性，如打算再生第二胎，最好过2年之后再怀孕，尽管如此，在分娩时也会有子宫破裂现象。所以，剖宫产的女性不要急于怀第二胎。

女性不孕的体检项目与治疗

不孕症妇女体检包括一般检查和妇科检查两部分内容。

（1）**体格检查** 注意全身发育、营养状况，第二性征发育包括乳房发育、脂肪分布、毛发生长、阴毛分布、有无男性化迹象、挤压乳腺有无溢乳、甲状腺有无肿大等。注意因脑垂体、肾、甲状腺等器官内分泌失调所引起的体态变异或皮肤色素异常等。

（2）**妇科检查** 包括外生殖器发育情况，有无畸形及炎症；处女膜厚薄、处女膜及阴道口是否存在狭小或特异敏感情况等；阴道深度及松紧，有无阴道闭锁，黏膜色泽是否正常，还要测定阴道分泌物pH值；有无子宫颈狭小、炎症、糜烂，必要时做涂片检查有关病菌，或做淋菌、支原体、衣原体培养；检查子宫体发育情况，看有无畸形，子宫位置是否正常，是否存在可疑肌瘤；附件有无增大变硬、压痛；直肠子宫陷凹及宫骶韧带处有无触及结节或瘢痕性增厚，子宫颈向前提托有无疼痛；探测子宫腔深度、弯曲方向，子宫壁是否光滑，子宫颈与子宫体比例，是否存在纵隔或单角子宫等畸形。

可以采取以下几种方法治疗不孕症。

（1）**人工月经周期治疗** 在月经的第 5 天以后，每日服用乙烯雌酚 0.5 毫克，连用 20 天后，加用肌注黄体酮，每日 20 毫克（或口服安宫黄体酮 4 毫克，每日 3 次），一般停药后 5 天左右即可有月经。

这种方法一般以连用 3 个周期为原则，疗程结束后进行卵巢功能测定，根据情况再决定下一步治疗方案。

（2）**诱导排卵** 如用绒毛膜促性腺激素诱导排卵、促黄体生成素释放激素诱发排卵等方法。

（3）**输卵管再通** 首先查明引起阻塞的原因，针对病因进行治疗；其次可采用输卵管通液术、开腹输卵管松解造口手术、宫腔镜再通术、X 线下介入扩通术等手术来解决。

男性不育的体检项目与治疗

男性不育的检查主要包括以下几项：

（1）**精液分析** 这是不育症的必查项目，检查内容包括色、量、液化时间、酸碱度、精子计数、活动力、存活率及形态等。

（2）**体外异种受精试验** 常规精液分析完全正常，有时也不能完全代表精子的受精能力，体外异种受精试验可弥补其不足，对判定男子生育力很有价值，常用的是人精子穿透仓鼠卵子的异种受精试验。国外报道有生育力男子的精子受精率在 14%～100%，低于 10% 可视为无生育力。

（3）**精子穿透试验** 包括性交后试验、精子毛细血管穿透试验、精子宫颈黏液玻片穿透法试验。

（4）**前列腺液检查** 通常是用按摩法采集前列腺液。正常为乳白色，偏碱性，高倍镜下可见满视野卵磷脂颗粒，少许上皮细胞，淀粉样体及精子，白细胞数<10。有炎症时白细胞数目增加，甚或见到成堆脓细胞，卵磷脂颗粒显著减少。

（5）**内分泌检查** 主要测血浆睾酮水平、人体绒毛膜促性腺激素刺激试验、促性腺激素释放激素刺激试验、克罗米芬枸橼酸刺激试验等，了解下丘脑—垂体—睾丸轴的功能。如有需要，可测定肾上腺皮层激素、甲状腺激素或泌乳素等。

（6）**免疫学检查** 通过精子凝集试验或制动试验检测血清或精浆中的精子凝集抗体或制动抗体。

针对不同的男性不育病症，可采用以下治疗方法。

（1）**内分泌治疗** 应用长效庚酸睾酮治疗促性腺激素低下的性腺功能低下症，应用溴隐亭治疗高泌乳素血症等。

（2）**生殖道炎症的治疗** 一般联合应用抗生素与抗炎类药物，治疗的效果较好。

（3）**免疫治疗** 应用外科手术切除生殖管道局部的损伤，减少抗精子抗体的产生，同时使用免疫制剂。

（4）**外科治疗** 运用输精管的显微外科吻合术、附睾管与输精管的显微外科吻合术等。

（5）**人工授精** 应用各种物理和生物化学技术处理精液，提高精子受孕能力，进行人工授精。

（6）**原因不明的不育症的治疗** 此种情况的治疗方法繁多，但疗效均不肯定，主要采用激素、抗生素、维生素、微量元素、氨基酸等药物以及中草药治疗，同时劝告患者避免烟酒，防止精神紧张、过度疲劳以及保持正常营养和规律的生活习惯等。

准妈妈要谨慎、安全地用药

（1）**孕妇服药的宜忌** 孕前因病或其他原因服药时，也要特别注意。因为一些药在体内停留和发生作用的时间比较长，有时会对胎儿产生影响。还有一些妇女怀孕之后身体没有明显变化，也不出现妊娠反应，自认为没有怀孕，于是完全不考虑所服的药品是否会对胎儿产生什么影响，结果无意之中伤害了非常脆弱的胎儿，留下了终身遗憾。为了防止上述情况的出现，在计划怀孕前3个月就应当慎重地服药。

药物是治疗疾病的一种重要措施，如果使用不当，可造成不良反应，甚至致畸。

(2) 可能致畸的时间 妊娠早期是胚胎组织器官分化、形成、发育的重要时期，主要是塑造成形，而妊娠中后期主要是形体的发育长大。成形有误，则造成畸形。

从外表到内脏，从头颅到四肢，都在12周以内形成，故药物对胎儿致畸在妊娠前3个月内影响最大。由此可以进一步推论，如果胚胎在12周以内受到损害，容易发生中枢神经系统缺陷（如大脑发育不全、脊椎裂、小脑畸形、脑水肿）、内脏畸形、肢体畸形、并指（趾）、多指（趾）、兔唇、眼异常等。

(3) 孕期用药要合理 为减少和避免药物致畸的危害，需要医生和孕妇密切合作，合理用药。

❶用药原则。妊娠头3个月，最好不用药，或尽量少用药。凡属可用可不用的药物，尽量不用，必须用药时遵医嘱。

❷比较安全的药物。不要因噎废食，得了病什么药也不敢用。当孕妇需要使用抗感染的药时，一般用青霉素和红霉素较安全。感冒时，用感冒冲剂、银翘解毒丸、桑菊感冒片等是安全的。

❸不要滥服的补药。例如鱼肝油（维生素A、维生素D）的摄入量过多，可造成胎儿腭裂、脑畸形、智力发育迟缓等。故孕妇服用鱼肝油剂量宜小，而且不能长期服用。

(4) 服中药打胎问题 避孕失败后要处理。打胎中药多为活血化淤药，打胎失败后，不能继续妊娠，要及时引产。

❶加强避孕指导。使用避孕药的妇女想解除避孕，最好停药半年后再怀孕。在服避孕药期间一旦怀孕，应做人工流产，以免造成不良后果。

❷坚持写妊娠日记。为了加强围产期保护，要求孕妇将历次门诊产前检查的结果、服药名称、时间及剂量加以记载，作为孕期监护的参考。

❸看病提供妊娠报告。孕妇在看病时，应主动将自己的妊娠情况或闭经情况向医生说明，以便提醒医生开处方时注意。

❹误服药物的补救。在妊娠早期误服药，又想继续妊娠，则要向优生咨

询门诊请求指导。必要时，取绒毛检查，以协助诊断，如胎儿有缺陷，应予以人工流产。如胎儿正常，则予以保留。

准爸爸的用药须知

怀孕不单单是妻子一个人的事，准爸爸的育前准备也是非常重要的。尤其在用药这方面，更需要谨慎对待。因为很多药物会对男性的精子质量产生不良影响，如抗组胺药、抗癌药、咖啡因、吗啡、类固醇、利尿药等。这些药物不仅会导致新生儿缺陷，还可导致婴儿发育迟缓、行为异常等。所以准备要做爸爸的男性，一定要在医生指导下服药。如果准爸爸有长期用药史，一定要等病愈或停药半年以上再让妻子受孕。另外，对下列药物也要慎重服用。

(1) **慎服中药**　中药是复方药物，对生殖细胞的影响不容易被察觉，而许多人始终认为中药没有什么不良反应，可作为补品来服用，甚至随便去中药房抓药使用。其实，事实并不是这样的，有一些草药、中成药也不能随便服用。比如石竹科、满天星、肥皂荚、象耳草等，它们中的皂苷成分有杀精作用；朱槿花、吊灯花等植物成分对睾丸、附睾、精囊等有较强的抑制作用，且可阻碍生精过程。由此可见，中药不是万能的，也不是最安全的，所以打算让准妈妈孕育的男性朋友们，也希望你们注意这个问题，不要乱服中药、中成药等。

(2) **慎服保健品**　一些所谓的保健品，在孕前也不要乱服，即使有必要服用，也要在医生的指导下服用。否则，会出现意想不到的后果，追悔莫及！

所以，有怀孕计划的夫妻，在计划受孕前3个月就应当咨询医生，按医嘱慎重服药，避免留下终身遗憾。有了明确的怀孕计划后，就应停止使用某些药物，以免残留的化学药物危害精子的健康，对胎儿产生不良影响。

第三章　待孕倒计时 30 天

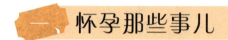

进入倒计时 30 天，夫妻双方应该了解怀孕那些事儿。注重环境、精神的调节，选择最佳的受孕时机，可大大提高怀孕概率。有些父母格外关心生男生女的问题，而一些必要的生殖技巧也可以适当关注一些哟。

一、怀孕那些事儿

精子是如何产生的

男性的精子是在睾丸的几百万条曲细精管内产生的。曲细精管的精原细胞经过多次分裂，最后形成精子。男性青春期发育以后，睾丸便拥有持续不断的生精能力。成年人睾丸重 10～20 克，而平均每克睾丸组织每天可产生约 1000 万个精子。一般到 40 岁后，生精能力逐渐减弱，但 60～70 岁甚至个别 90 岁的老人还具有生精能力。因此，男性的生育年龄明显长于女性。

卵子是如何产生的

女性的卵子是由卵巢的原始卵母细胞发育而成。在女性的胎儿时期，卵巢内原始卵泡就已形成，数目多达 200 万个，出生后大部分退化，到青春期剩下约 3 万个或更少一些。女性青春期发育以后，正常情况下，每一个规则的月经周期排出 1 个成熟卵子，有时为 2 个，直到绝经期。一个妇女一生约排出 400 个卵子，最多不超过 500 个。卵子的发育起源于胎儿时期，形成于青春期，发育在育龄期，历时几十年。因此说，高龄孕妇的卵子历经数十年，可能出现畸形的概率就比较高。在55岁左右，女性就进入绝经期，卵巢失去排卵的功能，从此失去生育功能。

影响精子质量与数量的因素

影响精子质量和数量的因素有很多，主要包括以下几个方面：

（1）**年龄** 老年男性精子的"游动能力"与年轻男性相比显然不足。精子游动每过1年都会减弱约0.7%，男性22岁时，精子游动出现异常的比例仅为25%左右，而60岁时这一比例已上升到约85%。

（2）**射精的频度** 禁欲时间太长，精子质量也会跟着下降。

（3）**烟和酒** 香烟中的尼古丁能杀伤精子，而酗酒则可能导致男性生殖腺功能降低，使精子中染色体异常，从而导致胎儿畸形或发育不良。

（4）**饮食** 缺锌会使男性性欲及性功能减退，多吃芹菜会减少精子数量，大豆中的某些成分也能造成精子数量下降。缺铁会使精子进入卵子的能力下降。

（5）**温度** 精子成长的过程需要低温，不然就会夭亡。当局部环境温度比体温低1~1.5℃时，睾丸才能顺利产生精子。

影响卵子质量的因素

（1）**人工流产** 人工流产后，妊娠突然中断，体内激素水平骤然下降，从而影响卵子的生存内环境，影响卵子的质量和活力。

（2）**吸烟** 香烟的毒性可以直接作用于卵子，使您提早进入绝经期，长期吸烟更会伤害身体的整个激素系统，影响卵巢的功能。

（3）**失眠、饮食** 失眠、饮食无规律会给女性生殖健康带来严重的负面影响，导致卵子质量下降。

（4）**经常熬夜** 经常性地熬夜，不仅降低体内免疫机能，还会影响体内激素的分泌和卵子的质量。

（5）**年龄超过35岁** 对于男性来说，精子每30天就会更新一次，而对于女人来说，从一出生开始，卵子就与女人随身相伴，生活方式、环境、年龄都会影响卵子的质量。从女人的生理规律来说，生育能力最强在25岁，30岁后缓慢下降，35岁以后迅速下降。

（6）**经期性生活**　经期性生活可刺激机体产生抗精子抗体，引发盆腔感染、子宫内膜异位等，降低卵子活力。

（7）**性传播疾病**　性传播疾病患者大多有盆腔炎，破坏女性输卵管功能，使卵子活力大为降低。

（8）**环境污染**　有害的生活和工作环境，对卵子质量有一定影响。现代人如果在生活和工作中频繁接触化学物品、铅、麻醉剂或X线等化学污染、物理辐射以及饮食污染，人的卵子质量都会受到一定的伤害。因此要远离有害的环境。

关于精卵的受精过程

新的生命产生于精子和卵子的相会，精子与卵细胞在输卵管的壶腹部相遇成为受精卵以后，来到子宫内膜着床，再生长发育成胎儿。那么，它们是如何奇妙地相会的呢？

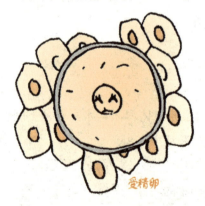
受精卵

这个过程是这样的：射精后，精子进入阴道，精液迅速变成胶冻状，保护精子暂时免受酸性阴道液的杀伤。不过，大部分精子还是死在阴道内或被白细胞吞噬。仅仅只有一小部分的精子，依靠尾巴的摆动，在90～180秒之内进入子宫颈口。此时，若恰逢排卵期，子宫颈黏液呈碱性，变得稀薄、量多、弹性大，有利于精子活动和顺利通过。尽管如此，仍有一部分精子被阻挡在子宫颈管的皱壁内，凭着自身能力，精子一般只能到达子宫颈管，剩下的一段路，就要靠其他力量的推动了。

由于精液内有前列腺素，刺激子宫发生阵缩，收缩过后的松弛状态使子宫腔产生负压，将精子吸入子宫腔。进入子宫腔的精子，有部分留在子宫内膜腺体周围或被白细胞吞噬。在雌激素占优势的情况下，输卵管内膜分泌液增多，而且管壁不断蠕动，推动精子与输卵管液一步步从子宫角部向输卵管壶腹部移动。

最后能到达输卵管壶腹部的精子只有十几个。这些精子经过"千山万水"的长途跋涉后，外膜逐渐活化并发生形态变化而获得受精能力，最后只有1个精子有幸与卵细胞结合成为受精卵。这个过程是多么奇妙！一个新生命的诞生是多么不容易！

受精卵的着床

当精子与卵子结合形成受精卵时，生命的旅程开始了。在以后的几天里，受精卵沿着输卵管向子宫移动，同时迅速进行细胞分裂。受精后4～5天就到达子宫腔。受精卵到达子宫腔后，能分泌一种分解蛋白质的酶，侵蚀子宫内膜并埋在功能层中，子宫内膜缺口迅速被修复，这个过程称为受精卵的植入或着床。

受精卵埋在子宫内膜里，得到子宫的滋养，就好像种子种在肥沃、潮湿、疏松的土壤里，得到它生长发育所需要的营养，孕卵不断地生长、发育，成为胎儿。

掌握排卵日有助于好孕

精子在女性体内存活的时间最长是3天，而卵子只能在排卵24小时之内受精，如果要怀孕，最好是在排卵前3天或排卵后4天同房，这时的受孕机会较大。那么，到底哪天是排卵日呢？有没有什么方法可以准确地判断出排卵日呢？答案是肯定的，以下的方法都可以帮助计算出排卵期：

（1）**推算出排卵日**　月经周期的前半期是卵泡期，后半期是黄体期，它们以排卵为界限。正常生育年龄的女性，每月排1次卵，通常只有1个。月经周期的黄体期相对稳定，通常是2周（14天）。因此，对于月经周期规律的女性，在下次月经前14天左右就是自己的排卵日，那时同房最容易受孕。

（2）**根据白带来判断排卵日**　在月经周期的前半期，白带量由少渐渐增加，当卵泡成熟、卵子即将排出时，白带越来越稀薄、透亮。在排卵期，白带量最多，常常有细带状的白带流出，有时可拉长达十几厘米（即拉丝度）。排卵期时白带大量分泌可持续约2~3天。

（3）测定基础体温来掌握排卵期 基础体温测定是指经过6~8小时睡眠后，醒来未进行任何活动时所测得的体温。按日期将所测得的体温记录相连成曲线，称为基础体温曲线。排卵前体温低，排卵后体温高，两者的转折点就是排卵日，排卵前后基础体温相差0.5℃左右。

最佳妊娠时机的选择

处于生育年龄的男女，只要生殖系统发育正常，有正常的性生活，任何时候都可能妊娠。但越来越多的医学证据表明，很多因素能影响妊娠质量，妊娠时机的选择就是其中一个重要因素。那么，什么时候妊娠才能提高妊娠质量呢？这就是妊娠时机问题。

妊娠时机就是通过掌握自身身体的节律，选择最佳时机进行房事，使新鲜的卵子和充满活力的精子相结合而妊娠。一般而言，对于女性来讲，平均每月排卵1次，在排卵前2~3天及排卵后1~2天性生活，才有可能受孕，其他时间性生活因无卵子是不可能怀孕的。对于男性而言，一般健康精子能保持48小时的受精能力，而卵子在排卵24小时后开始老化，因此最好能在排卵后2~3小时受精——这就是最佳妊娠时机。准备做父母的朋友们一定要好好把握。

受孕应避开的几个黑色时机

"黑色"受孕时间，指的是精子和卵子在人体不良的生理状态下或不良的自然环境下结合为受精卵。这样的受精卵容易受到各种干扰，质量受到影响。

优生学家认为，夫妻在受孕前和受孕时的心理与生理必须处于健康状态，有一个适宜的环境和良好的条件，否则可能就会影响将来宝宝的健康，甚至造成悲剧。因此，准备受孕的夫妇应该避开以下6个黑色时机：

（1）不要在情绪不佳时受孕 情绪与健康息息相关，并且还可影响精子质量。不良的情绪刺激可影响母体激素分泌，使胎儿不安、躁动而影响生长发育，或者造成流产。因此，精神不愉快时不要怀孕。

（2）**不要在蜜月时受孕** 不要在新婚时马上受孕。在蜜月里，身体一般处于过度疲劳状态，加之新婚夫妇性生活频繁，会大大影响精子与卵子的质量和状态，故应该在婚后过一段时间再受孕。

（3）**不要在不良的环境下受孕** 人体也是一个充满电磁场的导体，自然环境的变化也会影响这个导体的运转，如太阳磁爆、雷电交加、山崩地震、日食月食等，都会影响人体的生殖细胞，甚至引起畸变，所以在这些时间都不宜受孕。否则，容易生育出不健康或者畸形的孩子。

（4）**停用避孕药后不要立即受孕** 长期口服避孕药的女性，由于药物对生殖细胞的影响，易于排出不良卵子，所以至少要等停药后2个月，一般主张半年后再要孩子。放置避孕环的女性在取环后，也应该等2～3次正常月经后再受孕。

（5）**不要在患病期间受孕** 疾病会影响体质、受精卵的质量、宫内着床环境。患病期间服用的药物也可能对精子和卵子产生不利影响。因此，夫妇双方若有人患急性病，最好等体质康复停药并征得医生同意后再考虑受孕。

（6）**不要在炎热和严寒季节受孕** 酷暑高温，准妈妈妊娠反应重，食欲不佳，蛋白质及各种营养摄入量减少，机体消耗量大，会影响胎儿大脑的发育。另外，严寒季节准妈妈接触呼吸道病毒的机会增多，容易感冒而损害胎儿的健康。

测 基础体温的方法和注意事项

基础体温，是指经过6～8小时的睡眠后，体温尚未受到运动、饮食或情绪变化影响时所测出的体温。正常情况下，生育年龄女性每月排卵后体温会升高0.5℃。基础体温法就是每天测定清晨醒后的体温，根据其变化确定排卵日，并用以避孕或受孕的方法。

（1）**基础体温中的秘密** 从这次月经到下次月经之间，每天早晨测量基础体温，可形成一种前半段时间体温较低、后半段时间体温较高的曲线。体温之所以变高，是因为排卵结束后卵巢中生成的黄体分泌黄体素所致。确切地说，月经结束后到下次排卵日开始的这段时间体温降低，排卵后到下次月经来临的这段时间体温升高。因此，在两次月经之间分为低温期和高温期两个时期，而且低温期的最后一天即为排卵日。

（2）如何测定基础体温　每天在睡觉前将体温计甩到35℃以下，并放在床头安全的地方，第二天一醒来不要做任何运动，立即测量体温，因为任何动作都可能使体温升高而产生误差，所以必须在不运动的情况下完成测量。至少需要连续测量和记录3个月，画出曲线图，以便掌握体温上升、下降的规律，来确定自己的排卵日。如果持续2周以上较高的基础体温，就有可能是怀孕了。

建议使用专门的基础体温计，基础体温计与一般体温计不同，它的刻度较密，一般以36.7℃为高低温的分界。

测定基础体温还有几点注意事项：

❶量体温的时间必须是在每天早晨刚睡醒还没有起床活动之前。

❷使用口腔体温表置于舌下5分钟，记录数字。

❸必须每日清晨不间断地测量，并排除感冒、值夜班或其他会使体温上升的因素。

❹一般有排卵的体温，排卵后会较排卵前平均高出0.5℃，排卵前称为低温期，排卵后称为高温期。

❺如某天体温超过低温平均线0.5℃以上，且持续3天以上，就表示有温度上的高温期出现。

❻排卵一般发生在体温持续上升前的低温那天，但是有24~48小时的误差。

❼配合B超诊断能更明确排卵日期。

如何进行宫颈黏液观察

宫颈黏液法适用于月经正常的女性避孕，也适用于月经不正常的女性、更年期女性和哺乳期女性避孕。如果放节育环的女性结合宫颈黏液法避孕，可以减少带环和脱环怀孕，起到双保险的作用。

女性宫颈黏液的分泌会随着雌激素的变化而改变。女性在排卵之前，雌激素会使子宫颈黏液分泌增加，浓度降低，呈透明状，有利于精子存活和运动。因此，这段时间为易受孕期。而排卵的当天，黏液量最多，像水样清澈而扩散，阴道和外阴部呈现潮湿黏润。排卵期以后，雌激素水平降低，宫颈黏液又逐渐减少，黏稠度增加，阴道则恢复相对干燥的状态。

宫颈黏液由子宫颈管里的特殊细胞所产生，随着排卵和月经周期的变化，其分泌量和性质也跟着发生变化。在1个月经周期中，先后出现不易受孕型、易受孕型和极易受孕型3种宫颈黏液。

（1）**不易受孕型宫颈黏液** 为月经周期中的早期黏液，在月经干净后出现，持续3天左右。这时的宫颈黏液少而且黏稠，外阴部呈干燥状而无湿润感，内裤上不会沾到黏液。

（2）**易受孕型宫颈黏液** 这种黏液出现在月经周期中的第9～10天以后，随着卵巢中卵泡发育，雌激素水平升高，宫颈黏液逐渐增多、稀薄，呈乳白色。这时外阴部有湿润感。

（3）**极易受孕型宫颈黏液** 排卵前几天，雌激素进一步增加，宫颈黏液含水量多且更加清亮，如蛋清状，黏稠度最小，用拇指和食指可把黏液拉成很长的丝状（可达10厘米以上）。这时外阴部感觉有明显的湿润感和富有弹性。一般认为分泌物拉丝度最长的一天很可能是排卵日，在这一天前后各3天为排卵期。

二、生男生女的选择

决定胎儿性别的秘密是什么

人类的生殖细胞中，有23对46条染色体，其中1对为性染色体，其余22对为常染色体。性染色体是决定胚胎性别的。女性的性染色体为XX，男性的性染色体为XY。女性只能产生一种具有性染色体X的卵子；男性却能产生两种精子，一种是具有性染色体X的精子，另一种是具有性染色体Y的精子。

当卵子和精子结合以后，如果卵子和含有性染色体 X 的精子结合，受精卵就是 XX 型，发育成女胎；如果卵子和含有性染色体 Y 的精子结合，受精卵就是 XY 型，发育成男胎。

精子（X）+ 卵子（X）= 女孩（XX）

精子（Y）+ 卵子（X）= 男孩（XY）

根据上面所分析的理由，证明生男生女是与性染色体有关的，如果含有性染色体 Y 的精子不参加受孕，就生不出男孩来。所以不生男孩，既不要责怪女方，也不必责怪男方。

想要男孩的方法

同房的时间——禁欲（约 5 天的时间）到排卵日前才能行房，之前仍可以有正常的性生活，因为排卵时期子宫呈碱性，有利于 Y 精子生存。

阴道酸碱度调节——同房时尽量接近排卵期，因为这段时间女性的分泌物呈碱性，可以帮助 Y 精子活动；或者排卵日前 3 天开始用苏打水冲洗阴道，增强阴道的碱性环境。

同房的姿势——据说同房时要使女方达到高潮，较可能生男孩，因为女性高潮时，子宫颈分泌的碱性分泌物较多，适合 Y 精子活动，所以事前男方应多爱抚女方。此外，应采用插入较深的结合姿势，因为 Y 精子在阴道内侧较不活泼，若让 Y 精子较接近子宫颈处射精，则能减少精子突破重围的路程；插入较深，女性较易出现性高潮。可尝试的姿势：正常体位、弯曲体位、后背体位、前坐体位。

想要女孩的方法

（1）**性交日期** 专家建议，要想生女孩，应该安排在排卵日的前 2 天或后 2 天性交。夫妻事先要订好计划，确定排卵日，并在排卵日的前 2 天或后 2 天进行有怀孕目的的性交。在此之前，从月经后到排卵日的前 2 天这段时间，每隔 3~4 天性交 1 次，并且要进行避孕。这样做是为了让精子数目随着多次性交而减少，将来进行有怀孕目的的性交时进入子宫的 Y 精子数也会减少。X

精子寿命有 2 天，而 Y 精子的寿命只有 1 天，卵子可以存活 1 天，选择好受孕的性交日期，就是利用这个特性来达到生女孩的目的。

(2) **性交体位** 性交的体位可采用结合较浅的姿势，妻子仰卧位，即两腿并拢，伸直，丈夫在上，身体的重量不要压在妻子身上插入就不会过深；或者采取侧卧位，即夫妻双方对面侧躺结合的体位，插入也不会过深。

性交要迅速结束，尽可能在浅插入时射精。性交时要避免妻子太兴奋，要避免性前戏，丈夫插入生殖器后要尽快射精，这样射出的精子要到达子宫口的距离就较远，同时，阴道内的酸性环境不利于 Y 精子的活动，所以，耐酸的 X 精子到达输卵管与卵子结合的机会就加大了。

(3) **醋酸冲洗法** 用醋酸冲洗法控制生女孩，即用水稀释食醋冲洗阴道的方法，这是一个古老的方法，也广为流传。在一杯水中放一小勺食醋，再用来冲洗阴道，15 分钟后进行性交。这个方法的缺点是不能准确控制阴道的酸度。

怀孕后能转胎吗

有些农村妇女，受封建思想影响，一心想生个男孩能传宗接代，而一些江湖游医抓住这部分人的心理，干出一些骗钱害人的勾当。

即服用了他们所谓的"秘方"后，女胎可转为男孩，男胎更强壮。不少妇女服用后，确实生下了"男孩"，医学检查证实这是一个女性假两性畸形（即看起来是男孩，实际上是女孩）。

江湖游医所谓的"秘方"，无非是一些人工合成孕激素及雄激素，这都是孕妇禁服的药物。如果长期大量服用这些药物，女孩可出现男性化畸形，表现为阴蒂肥大似阴茎，大阴唇与阴蒂处联合形成阴囊，阴道与尿道同出一口；而男孩则可出现性早熟、骨骺过早融合、发育停止等。因此，绝不可听信这些骗术。

控制生男生女的方法

出于医学上的需要，可采取如下方法控制生男生女。

(1) 掌握排卵期　在接近女方排卵时同房，易生男孩，过了排卵期后同房易生女孩，这是利用Y精子好动、寿命短和X精子动作慢但寿命长的特点，人为地制造促使精子和卵子成功结合的环境。

(2) 改变阴道的酸碱度　采用配制2%或2.5%的苏打水冲洗阴道后同房，可以增加男孩的出生率。用30%或50%的食醋或1%的乳酸钠冲洗阴道后同房，可以增加女孩的出生率。

(3) 性高潮控制法　男方在女方性欲高潮时射精，易得男孩；男方射精后女方才达到性高潮，或无明显性快感，易得女孩。

(4) 把握同房次数　短期内性交频繁，每次射精时的精子量少，生女孩的可能性大，反之则生男孩的可能性大。

(5) 掌握射精深浅　想要生女孩在阴道浅处射精，反之则在临近子宫口的地方射精。

由于施行以上各种方法的目的均是为了防止伴性遗传病的发生，因此，最好是在医生诊断男女方为遗传病基因携带者后，供人工选择胎儿性别时试用。

从现在开始,孕妈妈将会进入"十月怀胎"持久战了!从得知怀孕的欣喜与期待,到孕中期的快乐与痛苦交织,再到孕晚期的望眼欲穿,孕妈妈的心理和生理上面临着巨大的考验。自我心理调节,摆脱孕期的烦恼与困惑,成为了孕妈妈面对的一大难题。因此,从第 1 个月开始,直到第 10 个月,为孕妈妈提供详尽的孕期指导,为孕育出健康宝宝保驾护航。

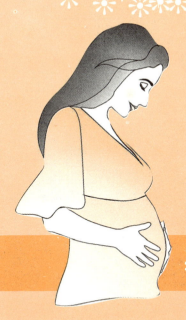

第二篇

孕育新生活,如愿收获新生命

第一章 怀孕第1个月

——充满期待，孕育生命的开始

当精王子与卵公主结合的刹那，一个新生命就此展开了成长的旅程。那一刻，一种母性的光辉散发出迷人的魅力。摸着还没有长大的肚子，好像宝宝马上就要出来似的。宝宝带给我们的快乐，是最真实、最美丽的快乐。可面对腹中正在慢慢成长的小生命时，你是否感到茫然无助，怎样才能为宝宝提供一个更好的成长环境？孕1月准父母又该做些什么？本讲将为你揭开谜底。

一、宝宝与妈妈的第1个月

胎儿的发育状态

受精后7~10日，受精卵便在子宫内膜着床，并从母体中吸收养分，开始发育。在前8周，应该称其为胚胎，还不能称为胎儿。

怀孕第3周后，胚胎的大小会长0.5~1.0厘米，体重不及1克，但肉眼能看出其外形。外表上，胚胎尚无法明显区分出头部和身体，并且长有鳃弓和尾巴，与其他动物的胚胎发育并无两样。

原始的胎盘开始成形，胎膜也于此时形成。

准妈妈的身体变化

实际上，受精卵形成的1周内在临床上仍不能诊断为怀孕，孕妇开始出现怀孕迹象，常在受精卵形成2周以后，在此期间并无任何症状。

不过，有的人身体会有发热、发寒、慵懒、困倦以及难以成眠的症状。

因为一时还没有察觉是怀孕，很多人会误以为是感冒了呢。

此时，子宫的大小与怀孕前相同，还没有出现增大的迹象。

初次怀孕注意事项

初次怀孕的女性，在身体和心理上，都会发生一系列的变化。因为是第一次，孕妇往往还浑然不知，而且若是原本没有生育的计划，或者根本不了解身体的反应，以至于误食药物或疏忽了生活上的细节，都有可能对胎儿和母体产生不良的影响。

就身体反应而言，怀孕初期会有类似于感冒的症状，若胡乱买药吃，不仅不能达到治疗的效果，甚至有可能生出畸形儿！因此，在任何情况下都不要随意服用药物，安全的办法是找医生，查出病因。如果感觉身体不适，不要勉强做剧烈的运动，也不要远游，避免造成意外流产。

这些生活上的细节，如果在身体健康、正常工作的情况下，偶尔疏忽可能无关紧要，但要是孕妇的话，则可能是一大致命伤害，不能马虎，一定要谨慎从事。

二、准妈咪可能有的感觉

月经未如约而至就是怀孕了吗

对于一个月经规律、身体健康的女性来说，一旦月经超过1周没来，甚至推迟2周还没来，就要注意是否已经怀孕了。

有的女性已经怀孕了，但阴道里还有月经似的血排出，并不能认定自己没有怀孕。其实，受精卵着床的时候，依然会有少量出血。

停经是怀孕最早、也是最重要的症状，但并非是特有的症状。

当然，还得考虑是否受环境变化和精神因素的影响，比如精神受到刺激、生病或是在恶劣的环境下工作等，也可能会导致暂时停经。

什么原因会引起停经

引起停经的原因非常多，而精神因素是最常见的，如突然或长期精神压抑、忧虑、紧张、情绪波动、惧怕怀孕或者急切盼望怀孕、过度劳累、环境改变等引起的神经内分泌障碍导致闭经。垂体、卵巢及子宫本身发生病变也可以引起闭经。所以，出现停经时应及时到医院就诊，早期诊断，早期治疗，避免延误病情。

有恶心、呕吐的现象吗

呕吐是一个怀孕信号，也是一种较为常见的妊娠反应，多发生在怀孕初期。对于绝大部分孕妈妈来说，在孕早期都会经历这种恶心、呕吐的反应，只是程度不同而已。

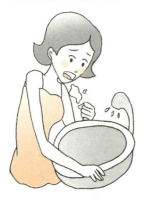

怀孕之所以会产生恶心、呕吐的现象，是因为血液里的激素增加了许多。这种激素被称为"绒毛膜促性腺激素"，分泌在血液里，刺激雌激素和黄体酮继续分泌，使子宫内膜不致剥落，从而可以维持正常怀孕。绒毛膜促性腺激素骤增，会直接刺激胃内壁黏膜，造成恶心、呕吐的现象。

为了减轻恶心、呕吐带来的不适感，孕妈妈可采取少食多餐的饮食策略，同时避免因情绪紧张而加重症状。如果出现妊娠性剧吐，造成脱水，致使体内电解质与酸碱度不平衡的情况，必须要到医院进行相关治疗。

疲倦感增加了吗

怀孕后，孕妈妈体内激素分泌增加，体温会稍有增高，全身新陈代谢也较为旺盛，容易变得昏睡、慵懒。事实上，大部分孕妈妈都有容易困倦的感觉。有的时候，随时都会打瞌睡，起床后几小时便想再睡，一到下午就感到疲倦，要休息一会儿才能继续工作，等支撑到傍晚时，已是相当疲倦了。一般来说，只有极少数的女性会在怀孕后感到精力充沛。

饮食量增加了吗

怀孕期间，孕妈妈的口味不同于平常，偏好刺激性强或者酸辣性食物。与此同时，孕妈妈也比平常嘴馋，饮食量会有所增加，这种现象也是"害喜"的表现之一。

基础体温升高正常吗

怀孕前，未孕妈妈的基础体温在1个月之中会有周期性的变化，呈现出由低到高，再由高到低的变化。如果怀孕的话，基础体温会持续在36.7～37.2℃之间。这种状态会持续到怀孕第13～14周。当测得体温持续升高，又在常见的范围值之间时，千万不要把这种持续低热误认为是感冒而吃药打针。

阴道分泌物增多了吗

是否怀孕，还可从阴道分泌物是否增多来进行判断。怀孕后白带会增多，主要是因为受精卵着床后，子宫的活动频率有所增加，其分泌物也会随之增多。

如果孕妈妈的阴道分泌物比平时增加许多，并伴有外阴瘙痒的症状时，可能是受了感染，应立刻到妇产科进行检查治疗，千万不要擅自冲洗阴道。

三、胎教进行时

胎宝宝在长，孕妈妈在变

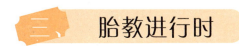

第 1 周

胎宝宝：此时，胎宝宝还没影儿呢，尚以精子和卵子的状态分别存在于爸爸和妈妈的体内。

孕妈妈：其实，第1周的孕妈妈还没有怀孕，此时正是孕妈妈末次月经进行的时候。通常来说，月经后第13～20天是最佳怀孕期。本周正处在月经期的女性，可以根据自己的月经周期推算排卵期，在最佳时间里受孕。

第 2 周

胎宝宝：卵子在输卵管中的寿命为 12~36 个小时，在此期间，有 3~5 亿个精子努力要成为那个唯一的幸运儿。实际上，能够到达输卵管壶腹部的精子只有十几个，而最终只有 1 个精子冲破重重障碍，获得胜利。

孕妈妈：怀孕第 2 周，孕妈妈的月经期已经结束，进入第 2 周后期，根据基础体温会发现已经进入排卵期，现在应该与丈夫共同调理好身体状态，在最佳时间完成你们的使命。

第 3 周

胎宝宝：现在，有一个成功到达输卵管并钻进卵子外膜的精子，形成受精卵，然后受精卵开始迅速分裂。与此同时，受精卵从输卵管里被送进子宫内，并在子宫里继续发育。新的生命马上就要诞生了。

孕妈妈：现在，将会进入排卵期，受孕开始。自身可能还没有什么感觉，但身体里正在进行着一场变革。最主要的是，身体开始分泌出一种黄体激素，能使子宫肌肉变软，并且会给身体和下丘脑发出信号——不需要再次排卵了，同时也阻止了月经的再次来潮。

从现在开始，你的生命中会增加一份责任，"二人世界"即将成为"三人世界"，你的母爱天性将会发挥得淋漓尽致。

第 4 周

胎宝宝：在这个阶段，胎宝宝叫做胚泡，开始植入子宫内膜，这个过程叫做着床。怀孕第 4 周，受精卵不断分裂，一部分形成大脑，其他部分形成神经组织。

孕妈妈：怀孕的第 1 个月，大部分的孕妈妈并没有明显症状，少数人开始出现类似感冒的症状：发热、畏寒、身体疲乏无力等。子宫、乳房大小形态依然看不出有什么变化，子宫约有鸡蛋那么大。

从这周开始，孕妈妈应尽量避免剧烈运动，尤其是习惯性流产的孕妈妈，应在医生指导下卧床静养，采取相应的保胎措施。部分孕妈妈会出现类似于感冒的症状，过几天就会自行消失，切忌盲目用药。

本月成功胎教要点

营养胎教

孕妈妈要注意保持良好的生活方式，作息要规律，调整饮食习惯，保证足够的营养。

运动胎教

不爱运动的孕妈妈，从现在起要做运动了，坚持一些简单的锻炼方法，为宝宝的到来做准备。工作累了，活动活动手腕、脚腕，动动脖子，伸伸腿，这些都是很好的运动。

音乐胎教

轻松的音乐能让孕妈妈身心都放松下来，更容易得到宝宝的青睐。

故事胎教

故事胎教是胎教中一项较为重要的内容。先从简单的故事讲起，循序渐进地找到故事胎教的感觉，一段时间之后，孕妈妈就会很有心得了。

（1）**营养胎教** 为了迎接新生命的到来，孕妈妈可以多吃一些富含叶酸的食物，比如油菜、菠菜等绿色蔬菜。为了提供更加健康的孕育环境，孕妈妈要注意调整自己的饮食习惯，三餐要定时定量，可在上午、下午进行加餐，以保证充足的营养。

早 餐	牛奶1杯，鸡蛋1个，全麦面包3片
加 餐	酸奶1杯，苹果1个
午 餐	米饭1碗，排骨烧油菜、豆腐干炒芹菜各1份，菠菜蛋花汤1碗
加 餐	面包1片，草莓适量
晚 餐	米饭1碗，鲜菇鸡片、海蛎生菜各1份
晚 点	牛奶1杯

（2）**运动胎教：散步** 散步不仅是第1个月的运动方案，也是整个孕期的最佳运动方案。因此，从这个月开始，孕妈妈就要养成散步的好习惯。

值得注意的是,孕妈妈在散步时要避开嘈杂喧闹、空气污浊的地方,比如市集、闹市区、交通干道等。花草茂盛、空气清新的公园是最佳场所,绿树成荫的小区花园,或者放学后的校园也是较为理想的散步场所。

散步的同时,孕妈妈稍微调整自己的步伐,还有减压的效果。首先,以放松短小的步伐向前迈,以自身感觉舒适为度,双臂自然放于身体两侧。散步最好选择在清晨或晚饭后进行。

(3)音乐胎教:《春野》 班得瑞的《春野》专辑是乐团在走访瑞士最美的罗春湖和玫瑰峰山麓时所创作的,采集最纯净的虫鸣鸟语,用音乐为孕妈妈传递了仙境彼端的新鲜绿野。

❶孕妈妈来欣赏。推开清晨的窗户,风钻过白色窗帘撩弄孕妈妈刚刚苏醒的脸,睡眼惺忪时,深吸一口犹带露珠的青草芳香,向新的一天说一声早安。

这首班得瑞的《春野》,曲式轻忽飘渺,乐曲铺陈徐缓,像扑鼻花香迎风而来,让孕妈妈在清晨醒来的时候收获一整天的好心情。

❷胎宝宝来感受。细腻的钢琴,配上优美的横笛,是用来诠释春天最好的组合。胎宝宝的到来,是爸爸妈妈生命中的春天。

胎教谜语猜猜猜

胖娃娃,一身毛,
红尖嘴,歪着笑,
背上浅浅一道沟,
肚里甜甜蜜一包。

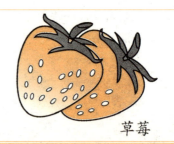
草莓

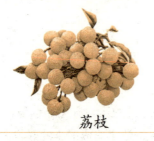
荔枝

脱了红袍子,
是个白胖子,
去了白胖子,
剩下黑圆子。

第二篇
孕育新生活,如愿收获新生命

身穿绿衣裳,
肚里红瓤瓤,
结的黑子子,
消暑甜又凉。

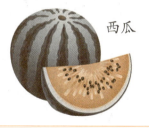
西瓜

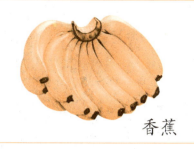
香蕉

兄弟姐妹很要好,
挤在一起真热闹,
个个弯弯像月亮,
都穿一身黄外套。

胎教故事会

小蝌蚪找妈妈

暖 和的春天来了。池塘里的冰融化了。青蛙妈妈睡了一个冬天,也醒来了。她从泥洞里爬出来,扑通一声跳进池塘里,在水草上生下了很多黑黑的、圆圆的卵。

春风轻轻地吹过,太阳光照着。池塘里的水越来越暖和了。青蛙妈妈下的卵慢慢地都活动起来,变成一群大脑袋、长尾巴的蝌蚪,他们在水里游来游去,非常快乐。

有一天,鸭妈妈带着她的孩子到池塘中来游水。小蝌蚪看见小鸭子跟着妈妈在水里划来划去,就想起自己的妈妈来了。小蝌蚪你问我,我问你,可是谁也不知道。

"我们的妈妈在哪里呢?"

他们一起游到鸭妈妈身边,问鸭妈妈:

"鸭妈妈,鸭妈妈,您看见过我们的妈妈吗?请您告诉我们,我们的妈妈是什么样的呀?"

鸭妈妈回答说:"看见过。你们的妈妈头顶上有两只大眼睛,嘴巴又阔又大。你们自己去找吧。"

"谢谢您啦，鸭妈妈！"小蝌蚪高高兴兴地向前游去。

一条大鱼游过来了。小蝌蚪看见她头顶上有两只大眼睛，嘴巴又阔又大，他们想：一定是妈妈来了！就追上去喊："妈妈！妈妈！"

大鱼笑着说："我不是你们的妈妈。我是小鱼的妈妈。你们的妈妈有四条腿，到前面去找吧。"

"谢谢您啦！鱼妈妈！"小蝌蚪再向前游去。

一只大乌龟游过来了。小蝌蚪看见大乌龟有四条腿，心里想：这回真的是妈妈来了！就追上去喊："妈妈！妈妈！"

大乌龟笑着说："我不是你们的妈妈。我是小乌龟的妈妈。你们的妈妈肚皮是白的，到前面去找吧。"

"谢谢您啦！乌龟妈妈！"小蝌蚪再向前游去。

一只大白鹅"吭吭"地叫着，游了过来。小蝌蚪看见大白鹅的白肚皮，高兴地想：这回可真的找到妈妈了！他们追了上去，连声大喊："妈妈！妈妈！"

大白鹅笑着说："小蝌蚪，你们认错了。我不是你们的妈妈，我是小鹅的妈妈。你们的妈妈穿着绿衣服，唱起歌来'咯咯咯'的，你们到前面去找吧。"

"谢谢您啦！鹅妈妈！"小蝌蚪再向前游去。

小蝌蚪游呀、游呀，游到池塘边，看见一只青蛙坐在圆荷叶上"咯咯咯"地唱歌，他们赶快游过去，小声地问："请问您：您看见我们的妈妈了吗？她头顶上有两只大眼睛，嘴巴又阔又大，有四条腿，白白的肚皮，穿着绿衣服，唱起来'咯咯咯'的……"

青蛙听了"咯咯"地笑起来，她说："唉！傻孩子，我就是你们的妈妈呀！"

小蝌蚪听了，一齐摇摇尾巴说："奇怪！奇怪！我们的样子为什么跟您不一样呢？"

青蛙妈妈笑着说："你们还小呢。过几天你们会长出两条后腿来；再过几天，你们又会长出两条前腿来，四条腿长齐了，脱掉了黑衣服，就跟妈妈一样了，就可以跟妈妈跳到岸上去捉虫吃了。"

小蝌蚪听了，高兴得在水里翻起跟头来："啊！我们找到妈妈了！我们找到妈妈了！好妈妈，好妈妈，您快到我们这儿来吧！您快到我们这儿来吧！"

青蛙妈妈扑通一声跳进水里，和她的孩子们一块儿游玩去了。

妈妈的童谣

新年到

新年到,真热闹,
姑娘要花,小子要炮,
老奶奶要块大年糕,
老爷爷要顶新毡帽。

大嫂

懒大嫂,懒大嫂,
刚刚起床又倒下。
听到门外卖糕糖,
披着衣裳往外跑。

小黄狗

小黄狗,汪汪汪,
吓了妹妹一大跳,
妹妹转身回头看,
原来哥哥学狗叫。

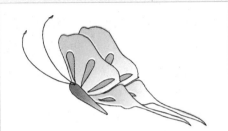
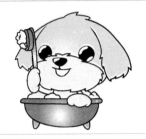

爸爸的唐诗

回乡偶书

贺知章

少小离家老大回,
乡音无改鬓毛衰。
儿童相见不相识,
笑问客从何处来。

咏柳

贺知章

碧玉妆成一树高,
万条垂下绿丝绦。
不知细叶谁裁出,
二月春风似剪刀。

咏鹅

骆宾王

鹅,鹅,鹅,
曲项向天歌。
白毛浮绿水,
红掌拨清波。

四、优质营养配方

孕1月膳食原则

胎宝宝所需的营养是全面的,尽管每一个时期有其特殊的要求。妈妈为了宝宝的需要必须着力于身体全面健康的建设。我们在第一章里已经全面地分析介绍了这一建设所应注意的方方面面,但是依然还是会有很多妈妈因为并不知道宝宝的来临而错过许多,这里我们要说的是现在开始,还尚可以亡羊补牢。

(1) **优质蛋白质的供给要保证** 除母体生理变化所需的蛋白质外,胚胎发育过程中也以一定速度储存蛋白质。例如,妊娠1个月时,蛋白质的储存速度为每天0.6克。由于早期胚胎缺乏合成氨基酸酶类,所需的氨基酸不能自身合成,全部需由母体供给。这时如果蛋氨酸、缬氨酸、异亮氨酸摄入不足,将会引起胎儿生长缓慢,身体过小。因此,妊娠早期在确保蛋白质的摄入量不低于非孕期摄入量的基础上,还可选用容易消化、吸收、利用的优质蛋白质。

准妈妈要摄入充足的优质蛋白质,可多吃鱼类、蛋类、乳类、肉类和豆制品等。

(2) **能量供给要适当** 妊娠早期基础代谢增加不明显,母体体重、乳房和子宫等组织变化不大,胎儿所需的能量主要由胎盘以葡萄糖转运形式提供,而脂肪的氧化和异生功能很差。因此,在妊娠早期,每天必须摄入150克以上的糖类(如面粉、大米、玉米、小米、薯类等),以免因饥饿而使母体血中酮体蓄积,并积聚于羊水中为胎儿所吸收。研究表明,胎儿吸收酮体后将对大脑发育产生不良影响,使胎儿出生至4岁时的智商低于正常儿童。

(3) **维生素和矿物质的供给要充足** 维生素对保证早期胚胎器官的形成发育有重要作用,准妈妈要多摄入叶酸、维生素C、B族维生素等。叶酸普遍存在于有叶蔬菜、柑橘、香蕉、动物肝脏、牛肉中。富含B族维生素的食物有谷类、鱼类、肉类、乳类及坚果等。准妈妈要多吃新鲜水果,多摄入维生素C,以增加身体的免疫力。

各种矿物质对早期胚胎器官的形成发育有重要作用。富含锌、钙、磷、铜的食物有乳类、肉类、蛋类、花生、核桃、海带、木耳、芝麻等。

(4) **合理调整每日的膳食结构** 妊娠早期，每日的膳食组成应为：主食以大米、面粉为宜，每日 200～300 克；杂粮以小米、玉米、豆类等为宜，每日 25～50 克；蛋类（鸡蛋、鸭蛋）50 克；牛乳 220 毫升；动物类食品（畜、禽类肉及其内脏）100～150 克；蔬菜（其中绿叶蔬菜占 2/3）200～400 克；水果 50～100 克；植物油 15～20 克。

此外，孕早期因妊娠反应，应少食多餐，烹调时注意清淡，避免过食油腻和刺激性强的食品。妊娠反应较轻的一般不必治疗，如果影响进食时，可少量服用 B 族维生素。呕吐后即吃一些食物，尽量不要减少食物的摄入量。

本月关键营养

胎儿发育所需的重点营养

胎儿发育关键词	对应孕周	所需的营养	孕妈妈宜吃的食物
受精卵的形成	3 周	叶酸、维生素 D、蛋白质	牛奶、蛋类、鱼类、奶酪、鱼肝油、蔬菜等
受精卵不断移动、分裂，为着床做准备	4 周	叶酸、维生素 D、蛋白质	豆类、全谷类、蛋类、深绿色蔬菜、各种鱼类以及牛、羊肉

孕妈妈所需的重点营养

孕妈妈的情况	所需的营养	食物来源
需要补血	铁	鸭血、紫菜、豆类、豆制品以及鸡蛋黄
易疲劳、免疫力低	维生素 C	鲜枣、橙子、猕猴桃

孕妈妈适当多吃的食物

(1) **继续补充叶酸食物** 在怀孕早期，胚胎的主要器官正在发育，除了维持正常的均衡饮食外，还要注意多补充叶酸。叶酸缺乏的话，容易造成胎儿神经方面的缺陷，可选择面条、面包、面粉和白米等谷类食物，以及菠菜、芦笋、牛肝、苹果、柑橘等。

(2) **多吃补气血的食物** 这个月是以经期开始的，为了补充经期消耗的气血，这一时期建议孕妈妈能多吃些补充气血的食物，如红枣、花生、红糖、阿胶、葡萄、樱桃、红豆等。

(3) **吃鱼好处多** 孕妈妈应该多吃鱼，尤其是深海鱼，能促进胎儿的脑部发育。因此，日常饮食中应该适当增加鱼类食物的摄入。青鱼、沙丁鱼和鲐鱼等海鱼含有大量的微量元素、氨基酸、卵磷脂、不饱和脂肪酸等。

(4) **吃容易消化的食物** 孕早期会出现早孕反应，容易呕吐，此时要适当吃些易消化、吸收的食物，如花卷、面包、面条等。

(5) **可以喝些孕妇奶粉** 要想使孕妈妈保持充足的营养，又能为宝宝健康成长提供必需的营养支持，同时还要避免过量饮食，防止肥胖，喝孕妇奶粉是最好的办法。孕妈妈可以选择品质相对较好的奶粉，如含有孕妇、产妇和胎儿必需的各种营养成分的奶粉。每天喝一点孕妇奶粉，是孕妈妈最佳的营养补充途径，既方便又有效。

> **孕期专家指导**
>
> 有些孕妈妈怀孕后会吃一些平时不吃的东西，甚至会突然酷爱某一种食物。如果孕妈妈喜欢的食物都是健康食物，过一下嘴瘾也未尝不可。但是，如果孕妈妈想吃的是一些快餐、冷饮类的食物，最好还是要控制一下。

(6) **适当吃一些香蕉** 爱犯困是很多孕妈妈会感受到的，想睡就睡无疑是最好的办法。作为职场孕妈妈，吃根香蕉可以提提神。香蕉中含有镁和钾，能缓解疲乏、兴奋心情。

孕期科学吃水果

水果富含多种维生素，准妈妈食用适量的水果，对自己和胎宝宝的健康都有益。但吃水果要控制好量，尤其是高糖水果，如苹果、香蕉等，过量摄入易导致肥胖，严重的还会导致妊娠糖尿病。把水果当饭吃，其实是不科学的。尽管水果营养丰富，但营养并不全面，尤其是蛋白质及脂肪相对较少，而这两种物质也是胎宝宝生长发育所不能缺少的。

建议准妈妈每日食用水果的量应控制在500克以内（分2次吃），并且要丰富多样，不要单吃一种水果。如果患有妊娠期糖代谢异常或是妊娠糖尿病，每日食用水果的量要减半，最好等血糖控制稳定后再恢复正常的水果食用量。

准妈妈多吃鱼，胎宝宝更聪明

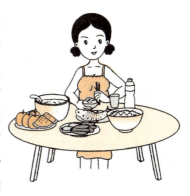

妇女在孕前、孕期每周都吃鱼的话，未来婴儿患上湿疹的概率会下降43%。丹麦研究者最近发现，那些经常吃鱼的孕妇出现早产和生出体重较轻婴儿的可能性要远远低于那些平时不吃鱼或很少吃鱼的孕妇。调查还发现，每周吃1次鱼，就可使从来不吃鱼的孕妇早产的可能性从7.1%降至1.9%。研究人员推断，鱼对孕妇有益，是因为鱼类含有丰富的氨基酸、卵磷脂及钾、钙、锌等微量元素，这些都是胎儿发育尤其是神经系统发育的必要物质。调查研究表明，孕妇多吃鱼有利于胎儿发育，特别是脑部神经系统。并且，鱼中富含ω-3脂肪酸，这种物质有延长怀孕期、防止早产的功效，也能有效增加婴儿出生时的体重。所以说，孕妇吃鱼好处多多。

准妈妈的补钙佳品

怀孕是女性的特殊生理过程。一个微小的受精卵会在280天左右长成一个重3000～3500克的胎儿。在整个孕期，母体需要储存钙50克，其中供给胎儿30克。如果母体钙摄入不足，胎儿会从母体的骨骼中夺取，以满足生长的需要，这就使母体血钙水平降低。

营养专家认为，孕妇补钙最好的方法是每天喝200～400克牛奶，每100克牛奶中含钙约120毫克。牛奶中的钙最容易被孕妇吸收，而且磷、钾、镁等多种矿物质搭配也十分合理。

另外，现在有一些专业营养公司研制出孕妇奶粉，它根据孕妇的生理需求，在奶粉中强化钙质，同时兼顾其他营养，冲调方便，口感好，是补钙不错的选择。

孕1月一周营养菜单

星期	早餐		加餐	午餐		加餐	晚餐
一	煮鸡蛋 南瓜粥 素什锦	三明治 苹果 牛奶	酸奶	米饭 甜椒炒牛肉 糖醋圆白菜	米饭 鲜虾芦笋 板栗炒白菜	苏打饼干	馒头 肉沫豆腐 核桃仁拌香椿苗
二	煎蛋 生菜叶 牛奶 全奶面包	煮鸡蛋 芝麻烧饼 番茄鸡蛋汤	苹果	米饭 蔬菜沙拉 青椒炒肉丝	米饭 排骨汤 香菇西蓝花	瓜子	八宝粥 牛肉饼 蒜蓉娃娃菜
三	包子 豆浆 拍黄瓜	大饼 大米粥 番茄炒蛋	牛奶	小炒鸡块 鸡蛋炒饼 蒜蓉油麦菜	米饭 鲫鱼汤 酸甜藕片	红枣	牛肉面条 丝瓜炒金针菇
四	煮鸡蛋 圣女果 豆沙卷 黑芝麻糊	馄饨 凉拌海带丝	香蕉	米饭 香菇油菜 红烧鱼块	米饭 鲫鱼汤 番茄炒菜花	酸奶	杂粮粥 蒜蓉生菜 羊肉蒸饺
五	杂粮粥 番茄炒蛋 苹果炒鸡柳	煎鸡蛋 素炒菜花 三鲜水饺	苹果	米饭 鱼头豆腐汤 胡萝卜炒肉丝	羊肉水饺 南瓜胡萝卜汤	核桃	清炒油菜 芹菜炒肉丝 番茄鸡蛋面
六	鸡蛋饼 核桃豆浆 凉拌彩椒丝	花卷 煎鸡蛋 鸡肉丸 瘦肉粥	牛奶	米饭 香菇滑鸡片 蒜薹炒香干	米饭 腰果虾仁 芦笋炒鸡柳	草莓	南瓜饼 排骨海带汤 胡萝卜拌黄瓜
日	鸡蛋肉卷 清炒紫甘蓝 紫菜蛋花汤	白菜卷 煮鸡蛋 香菇鸡肉粥	酸奶	馒头 牛奶 山药炒肉片	米饭 松仁玉米 茭白炒肉丝	香蕉	玉米饼 醋熘白菜 鸡蛋小米粥

五、生活细节注意点

调整自己的日常起居

在妊娠早期，准妈妈体内发生激素变化，因此身体状态与平常大不相同。主要表现在：像感冒似的，感到疲劳、嗜睡，即使进行轻微活动，也会感到疲惫不堪。

这时，不能因为身体状态欠佳，便终日躺在床上，或者拖延家务。应该从妊娠早期开始，就保持有规律的生活起居。这不仅有利于健康，而且还可以适度地调整情绪。

妊娠早期，睡眠时间可以比平常延长1~2个小时，早睡早起，或者进行适当的午睡。但午睡时间不宜过长，否则夜间无法入睡，易引起失眠症。午睡时间约1小时为宜。

注意保持室内空气清新

冬季气候寒冷，不少家庭喜欢用厚纸板或橡皮条堵塞门窗的缝隙，使室内外空气完全隔绝开来。其目的是为了保持室内温暖，可以节省取暖费用。

这样一来，会使整个居室内的空气变坏。一个将门窗紧闭，不通风换气的房间，就像一个充满湿气和有害气体的蒸笼。

室内空气污染的程度远远超过室外，尤其是密不通风的房间，氧气不足，在室内待的时间长了，准妈妈会感到全身不适，即会出现头晕、出汗、咽干舌燥、胸闷欲吐等症状，对胎儿的发育产生不良的影响。

注意讲究卫生，预防感染

由于妊娠期间新陈代谢旺盛，导致准妈妈大量出汗，阴道分泌物增多。因此，准妈妈要经常清洁身体，防止细菌感染。

（1）洗澡宜淋浴　准妈妈在妊娠期间最好采用淋浴的方式洗澡，洗完后应穿棉质内裤，这样能有效防止阴道感染，也可以防止腹部受到撞击。

(2) 经常进行外阴局部皮肤清洁 因为准妈妈外阴发生了明显变化，皮肤更加柔弱，皮脂腺和汗腺的分泌较体表其他部位更加旺盛。同时，由于阴道上皮细胞通透性增高，以及子宫颈腺体分泌增加，使白带大大增多。局部清洁时，注意不要用热水烫洗，也不要用碱性肥皂水洗，更不要用高锰酸钾溶液清洗，用清水清洗即可。

(3) 经常清洗内外衣 为保持清洁整齐，更应该经常换洗内外衣，最好每1～2天换洗一次，以免受细菌感染。

准妈妈要远离哪些化妆品

不少年轻准妈妈都喜欢化妆，因为化妆以后，显得更加年轻漂亮、容光焕发。可是，如果你确定怀孕了，就要警惕某些化妆品中包含的有害化学成分。准妈妈不宜使用的化妆品主要有以下7种：

(1) 口红 口红中的油脂会让空气中的一些有害物质容易被吸附在嘴唇上，并随着唾液侵入体内，使腹中的胎宝宝受害。口红还含有铅等对胎宝宝不利的化学物质。

(2) 染发剂 据调查，染发剂不仅会引起皮肤癌，而且还会引起乳腺癌，导致胎宝宝畸形。

(3) 冷烫精 冷烫精会影响体内胎宝宝的正常生长发育，少数准妈妈还会对其产生过敏反应。

(4) 脱毛剂 脱毛剂是化学制品，会影响胎宝宝的健康。

(5) 指甲油 指甲油里含有一种叫"酞酸酯"的物质，这种物质若被人体吸收，不仅对人体健康有害，而且容易引起流产及胎宝宝畸形。

(6) 祛斑霜 很多祛斑霜都含有铅、汞等化合物以及某些激素，长期使用会影响胎宝宝发育，有发生畸胎的可能。

(7) 香薰精油 部分精油对胎宝宝的发育不利，还可能造成流产。要尽量少用香薰美容护肤，孕早期最好不用。在使用精油前，一定要咨询相关的专业人士和自己的妇产科大夫。

虽然有的化妆品对准妈妈的伤害还没有定论，但是为了保险起见，准妈妈最好暂时避免使用。如果我们参加正式场合的活动，不得不化妆，那么就尽量使用天然化妆品，让妆在脸上停留的时间越短越好，回家后赶快卸妆。

准妈妈千万别用电热毯

冬季，不少人睡觉时喜欢用电热毯。但一些专家研究认为，怀孕早期的女性不宜使用电热毯。使用电热毯对于正常人来说危害不大，但对于准妈妈则不然，随着围产医学研究工作的进展，关于电磁场对准妈妈会产生不良影响的探讨越来越引人注目，其中的一个问题就是准妈妈不宜睡电热毯。

准妈妈睡觉时使用电热毯可导致胎儿畸形。这是因为电热毯通电后会产生电磁场，这种电磁场可能影响母体腹中胎儿的细胞分裂，使其细胞分裂发生异常改变。胎儿的骨骼细胞对电磁场最为敏感。现代医学研究证实，胚胎的神经细胞组织在受孕后的15～25天时开始发育，心脏组织于受孕后20～40天开始发育，四肢于受孕后24～26天开始发育。怀孕早期，准妈妈受到过强的电磁辐射，易导致胎儿畸形；在怀孕4～5个月，可能引起胎儿智力损害等。因此，准妈妈如果在这段时间内使用电热毯，最易使胎儿的大脑、神经、骨骼和心脏等重要器官组织受到不良的影响。

准妈妈宜动还是宜静

动与静，是人体生活中的两大常态，对于健康来说，这两种状态如果把握适当，运用适度，对健康是很有积极作用的，这就是人们常说的"动亦健身，静亦养身"的道理。

对于准妈妈来说，静养身、动健身也同样适用。准妈妈在选择运动方式时，关键的是要"适当"。我们可以这样认为：准妈妈保健应当动静相宜。可是现实中有些准妈妈的生活却不是这样。怀孕以后，女性在生理上会发生很大的变化。内脏器官负担加重，活动不便，容易疲劳，出现喜静厌动情况，结果，体质一天天变差。

静自然可以使人少受外界不良因素的刺激和影响，也可以避免一些不慎带来的意外，然而生活中有许多生动有趣的事情，可以让人调节心情，放松情绪，获得轻松和快乐的享受，假如失去了，这对准妈妈来说，是很可惜的。

准妈妈经常让自己过分安静，过分地在单一的环境中生活，心情自然显得沉闷有余，活跃不足，单调之中难免还会出现一些不良情绪，这对准妈妈自身、对胎儿的发育都没有什么好处。

过于静止的生活状态，会使准妈妈摄入的营养物质得不到消耗而过多地积蓄在体内，结果容易造成体重增加，出现肥胖，实际上形成了不利于准妈妈健康的身体负担，有的准妈妈因此而呼吸都感到困难，行动也非常不利索。甚至，孕育中的胎儿也可能因营养过剩而过大，结果为准妈妈分娩增加负担，其实，这样的结果是不好的。

进行适当的体育锻炼，能调节神经系统功能，增强内脏功能，帮助消化，促使血液循环，有利于减轻腰酸腿痛、下肢水肿等压迫性症状。

体育锻炼还能增加腹肌的收缩力量，防止腹壁松弛而引起的胎位不正和难产，从而能缩短产程，减少产后出血。更主要的是，准妈妈体育锻炼有利于增进母子健康和优生。

因此，我们可以这样说，怀孕期间应该科学而又合理地让自己动静相宜，这对准妈妈优生优育都是非常有益的。

孕早期运动策略

在妊娠初期（怀孕1~3个月），准妈妈不仅受到孕吐的困扰，还会有精神不济、嗜睡等不适现象。嗜睡是怀孕初期正常的生理现象。因为这个时候基础新陈代谢增加，身体内分泌系统产生了变化，所以热量消耗快，血糖不足，可能导致嗜睡。

除了保证足够的休息外，一些"慢"运动也是消除孕早期不适的良方。怀孕头3个月里，由于胚胎正处于发育阶段，特别是胎盘和母体子宫壁的连接还不紧密，很可能由于动作的不当使子宫受到震动，导致胎盘脱落而造成流产。所以，应尽量选择慢一些的运动，如散步、打台球、简单的体操等。

孕妇适当地运动可以调节神经系统，增强心肺活力，促进血液循环，有助于消化和睡眠，也有利于胎儿生长发育。但孕妇一定要禁止参加过量的活动和剧烈的运动。

不宜肩挑重担，不要提举重物和长时间蹲着、站着或弯着腰劳动。否则过重的活动会压迫腹部或引起过度劳累，导致胎儿不适，容易造成流产或早产。

准妈妈坚持运动的好处

怀孕期间，准妈妈的身体会发生很多的变化，有规律的运动，不仅能使准妈妈很快适应这些变化，而且可以帮助身体为艰难的分娩过程做好准备。

运动能强健肌肉、增强耐力、增强血液循环，帮助准妈妈应付身体承受的额外负担，使身体逐渐适应妊娠和分娩的需要。

运动不仅锻炼了肌肉、关节和韧带，还可以缓解身体的疲劳和不适，由于准妈妈肌肉和骨盆关节等得到了锻炼，又为日后的自然分娩做好了准备。

适当且合理的运动能促进准妈妈的消化、吸收功能，不仅可以给腹中的宝宝提供充足的营养，而且也为准妈妈补充了体力，以利分娩。

运动可以控制孕期体重，不至于使体重增加过多。孕期保持合适的体重，会使分娩更容易、更轻松，产后也可在短期内恢复正常体形。

孕期的适度运动会消耗母体多余的血糖，降低患糖尿病的危险，而且对宝宝的生长发育有良好的促进作用。

适当运动能减少妊娠水肿和高血压的发生。

> **孕期专家指导**
>
> 准妈妈最好每天都能保持一定的运动量，以增加血液循环，加强心肺功能。如果出现流产先兆，应询问医生后再决定是否继续运动。做操之前应排空大小便。

散步，最适宜的运动

孕期每天散步一次。一边呼吸户外的新鲜空气，一边散步，由此产生的适度疲劳会改善睡眠，通过散步还可以消除准妈妈心烦意乱和闷闷不乐的不良心情。

散步时注意不要走得太急，步子不要迈得太大，要慢慢走，要脚踏实地，平稳步行，不使身体受到震动，特别是在怀孕早期和后期更应当注意。

散步的路线应避开台阶、坡道和拥挤的地方。因为上下台阶和坡道对孕妇不好，有跌倒的危险；人多拥挤易被碰撞，散步途中如果感到不适，应随地休息。

职场准妈妈日常注意事项

(1) 少做家务活 准妈妈不要想把上班的工作和下班后的家务事都干得很好。上班有些累，家务事就尽可能让丈夫担负一些，摆脱一些家务劳动，如可让丈夫做些饭菜，这样准妈妈回来可稍加休息，吃个现成饭。

(2) 保证睡眠 有的准妈妈上班没有午休时间，晚上更要早点睡，保证8小时睡眠时间，双休日要好好睡两个中午觉。千万不要把上班未做完的事又带到家里来做，那样太劳累了。回家后要放松休息。

(3) 重视饮食营养 有工作的准妈妈比家庭准妈妈更要注意营养，不要因工作劳累或时间紧而不注意饮食营养。晚餐一般都能吃好，可是早餐不能对付，午餐不可太简单。

(4) 加强定期保健 有的上班准妈妈只顾工作，不能按时到医院进行产前检查，这对保健不利。每次去医院检查大概需要半天时间，单位是会理解和照顾的。

合理地工作和休息

> **孕期专家指导**
>
> 准妈妈除了要把身体调养好，环境对于准妈妈来说也是很重要的。不良的环境会影响准妈妈的身体，不利于胎宝宝的发育。

在妊娠期，对于准妈妈来说，只要不是从事体力劳动为主的工作（如从事像搬运、建筑等重体力劳动），其工作环境（要避免震动大、接触放射线或有害物质的工作环境）不会给孕育带来危害，准妈妈还是可以坚持工作的，并且这样更益于准妈妈的身心健康。

另外，工作时，准妈妈要根据自己的情况随时调整，注意休息，尤其是当自己感觉到累时，一定要及时休息。在工休期间，可以到室外呼吸一下新鲜空气，或是喝杯水，靠在舒服的椅子上小眯一会儿。尤其是中午吃完饭以后，一定要睡上一会儿。即使没有条件，也要在桌上趴一会儿打个盹。

上下班时，尽量避开上下班高峰期时挤公共汽车，以免人多时撞到腹部。离家较近的准妈妈，尽量步行上班。

六、祛疾检查保健康

全面了解怀孕征兆

在这一月末,准妈妈可能已经怀上宝宝了,或者就在以后1周里有身孕。那么,早孕有哪些身体反应呢?一般而言,在受孕的第1个月,准妈妈身体不会有什么异常情况。但是,接下来就会出现一些重要的征兆,来提醒准爸爸妈妈新生命可能来了!

(1) 月经过期不至　正常健康女性的月经一向是按月来潮,如果过了期还不来,首先应想到有怀孕的可能。一般来说,如果月经过了1个星期,医生大致能查出怀孕征象,如果过了1个月,怀孕就比较容易确定了。也有一部分女性,虽然已经怀孕了,但是在该来月经的时候,仍然有1~2次少量阴道出血,不过,来的血量比平常要少,日期也短些。

一般来说,有正常性生活的女性,在月经周期1周以后仍不来潮,就应去医院检查尿液,确定是否怀孕。

(2) 乳房的变化　在怀孕初期,乳房会增大一些,并且会变得坚实和沉重一些,此外,准妈妈会感觉到乳房会有一种饱满和刺痛的感觉,而奶头周围深黄色的乳晕颜色不断加深,其上面的小颗粒也显得特别突出。

(3) 疲乏嗜睡　在怀孕初期,许多准妈妈会感到浑身疲乏,没有力气,只想睡觉。不过这个时期不会太长,很快就可以过去。

(4) 尿频　在怀孕初期,许多准妈妈有尿频的情形,有的甚至每小时一次,这是一种正常现象。因为膀胱位于子宫前侧,子宫逐渐增大会压迫膀胱,从而容易产生排尿的意识。

(5) 胃口改变　有些女性在月经过期不久的时候(1~2个星期)就开始发生胃口的改变。平常喜欢吃的东西,突然变得不爱吃了;有些人是吃过一次的食品,第二次就不爱吃了;有些人什么都不想吃甚至看到食物都想吐;还有些人很想吃些酸味的东西,等等。一般经过半个月至1个月,这些症状就会自然消失。

怎样在家自己验孕

验孕的方式有很多种，在家验孕较常使用的方法是尿液测试法，又称为验孕纸测试法。验孕纸俗称验孕棒、验孕片或验孕卡等，约在性行为后14天左右，可以自尿液中检验出是否怀孕。

在使用验孕试纸前，务必先仔细阅读包装盒上的所有说明，有些验孕试纸可能会指定必须采当天早上第一次尿液。

验孕方法：首先用干净的杯子搜集尿液，打开市面上购买的验孕剂包，取出试剂水平放置于干燥的地方，以滴管吸取待测试的尿液，滴至测试卡的凹槽中，等候几分钟的时间，待测试卡中的尿液完全被吸收之后，取出测试片，即可知道怀孕与否。等候的时间为4～5分钟，快速又方便，准确率因不同品牌的产品而异，平均准确度为90%。

利用验孕测试剂的方式来验孕，好处是快速又方便，准确度也颇高，且具有私密性。但必须考虑到验孕的时间、尿液的浓度、月经的准确度等因素，因此最好还是去医院检查更准确。

学会推测预产期

从怀孕到分娩需要多久呢？从受精到分娩大约是266天（38周），由于每个准妈妈无法准确地判断出哪一天受孕，为了方便起见，医学上规定从末次月经的第一天开始计算，这样整个妊娠就多了2周，为280天。计算预产期的方法有下列几种：

(1) 公式推算法　预产期月份＝末次月经第一天的月份＋9 或 －3

预产期天数＝末次月经第一天的天数＋7

根据以上公式，计算得出的时间就是预产期。例如，最后一次月经是在2月1日，则月份2＋9＝11月，日期1＋7＝8日，那么，预产期应该是11月8日。如果末次月经是在4月以后，则采取减3的方法计算。如末次月经来潮是4月2日，就是4－3＝次年1月，2＋7＝9日，即次年1月9日为预产期。如果用农历计算，则月份计算相同，只是日期改为加15天；若遇到闰年，其闰月又正在孕期之中，计算时月份减3应改为减4。

(2) **子宫底高度估计法** 如果末次月经记不清时,还可按子宫底的高度估计。

妊娠 3 个月末,子宫底的高度在脐和耻骨之间(耻骨上 10 厘米)。

妊娠 4 个月末,子宫底在脐下 2 横指,即耻骨上 12～17 厘米处。

妊娠 5 个月末,宫底与脐平。

妊娠 6 个月末,宫底在脐上 2 横指处。

妊娠 7 个月末,宫底在剑突与脐之间。

妊娠 8 个月末,宫底下降到剑突下 3～4 横指处。

妊娠 10 个月末,宫底高度与 8 个月妊娠时宫底的高度相同,都在剑突下 3～4 横指处,但腹围比 8 个月时大,胎儿先露的部分已入骨盆。

一定要到医院进行检查

妊娠初期要做妇科检查来确定是否妊娠,因为月经过期不一定是怀孕。

通过妇科检查,医生可以了解怀孕时间与停经时间是否相符合,如子宫小于停经时的子宫,应当考虑到胚胎是否死亡,或者发生了宫外孕等异常情况,以便能做进一步的检查和及时处理。

一般做检查时,医生的手法会尽量减少孕妇的不适感,更不会对胎儿形成威胁。

一般检查的主要项目:

(1) **妇科窥器检查** 了解阴道、宫颈情况,排除孕妇的生殖器官发育异常,为宝宝顺利出生提供通道;观察阴道黏膜是否充血,阴道分泌物的颜色、量是否正常,是否有异味;看看宫颈是否糜烂、有没有宫颈息肉存在;特别是早孕期间出血时,观察出血的原因是否与阴道、宫颈有关,为治疗提供依据。

(2) **检查白带** 了解阴道内是否有滴虫、霉菌存在,必要时还要进行衣原体、支原体、淋球菌检查。若存在以上微生物,则容易引起感染,影响胚胎发育,诱发流产。

(3) **宫颈刮片检查** 由于孕期血容量增加,血供丰富,如果宫颈发生肿瘤,及时治疗可以提高胎儿生存率。所以,这项检查主要是了解宫颈表皮细胞的形态,排除宫颈肿瘤的发生。当然,宫颈刮片检查是比较初级的检查方法，产生疑点后，可以进一步做阴道镜检查或宫颈活检病理切片明确诊断。

(4) **妇科双合诊检查** 了解子宫大小是否与停经月份相符合，胚胎是否正常发育。当出现子宫大小与停经月份不相吻合时，需要B超检查，以排除子宫肌瘤、子宫发育异常和胚胎发育异常等情况。如果存在子宫肌瘤，则需要估计肌瘤的大小、生长部位和是否影响胚胎生长发育而需要及时终止妊娠，并尽可能地估计到肌瘤的性质。同时，医生检查的内容还包括双侧附件是否正常。

> **早期专家指导**
> 如果是异位怀孕，HCG水平可能会很低，因此不能通过验孕棒检测出来。要确认检测结果，一定要到医院做进一步检查。

(5) **超声波检查** 停经后第40天和第60天分别做超声波检查，了解胚囊种植部位和胚芽发育情况。怀孕4个月后产科登记检查，按照产科要求进行产科检查和超声波随访。

(6) **其他检查** 检查心肺、测尿蛋白及尿糖根据自身情况选择。如果患有心、肝、肾、甲状腺等疾病，需要请内科医生会诊，了解继续妊娠是否会增大危险。如果有反复的自然流产，早孕期间夫妇双方的全面检查更是十分必要的。

如果检查结果证明健康，适合继续妊娠，医生会预约好下次检查时间。

一般在早孕确诊未发现异常者，应于妊娠20~36周时每4周检查1次，妊娠36周后每周检查1次。如检查发现异常，应当随时就诊。即于妊娠20、24、28、32、36、37、38、39、40周后再行产前检查9次。

首次产前检查，应当从月经停止及发生早孕反应时开始。在妊娠3个月左右时，还要做一次较全面的检查并详细记录。

孕早期不宜做B超检查

现在随着超声诊断仪器的发展，妇产科超声诊断呈现出多次化的趋势，而且已扩展到对孕卵和胚胎发育期进行监测的范围。

但是超声检查对胚胎并非绝对安全。在胚胎发育的早期，特别是在妊娠31~64天期间，是胚胎3个胚层的分化及形成的时期，是胚胎的高敏阶段。此时，B超检查有可能造成胚胎的发育异常。因为B超所使用的是高频超声波，波长短，能量集中，强度大，振动较剧烈，会引起许多特殊作用，结果可能产生热、光、电、化学以及生物等各种效应。在胚胎发育过程中，可使流产率及畸形率升高。

因此，孕早期时不宜做 B 超。如果有明显不适要用 B 超诊断，也应当坚持少剂量原则，尽可能采用最小的辐射强度和最短的辐射时间。

怎样预防宫外孕

受精卵的正常受精部位是输卵管，通过游走，最后着床在子宫腔内，子宫腔为受精卵的生长发育提供充足的空间和丰富的血供。受精卵因某些原因在子宫腔外"安营扎寨"就叫宫外孕。95%的宫外孕发生在输卵管，也有在卵巢和腹腔的。

宫外孕的主要原因是输卵管狭窄或功能不全，导致受精卵不能进入子宫腔，而在输卵管等部位发育，但这些部位血供差，组织薄，不适于妊娠，容易剥离流产或者破裂出血，严重者还能危及生命。

防治宫外孕的注意事项如下：

（1）停经、阴道流血、腹痛下坠是宫外孕的典型表现。如果下腹痛加剧，伴有恶心、呕吐、头晕、出汗、面色苍白、肛门下坠或者有大便感，说明可能有内出血，是危险之兆，应及时就诊，不能延误治疗。

（2）当妇女下腹痛时，尤其是孕妇出现腹痛时，一定警惕宫外孕。

（3）宫外孕是比流产更严重的疾病，随着胎儿长大，输卵管会破裂而引起大出血。不仅胎儿保不住，更重要的是威胁母亲的生命。

（4）当出现停经、月经明显少于以往月经、阴道不规则出血、腹痛等征象时，就要去看医生，因为宫外孕的症状不很典型，患者要把发病以来的细节仔细向医生讲明，让医生帮助你判断是不是患有宫外孕。

（5）宫外孕也易和其他一些腹痛的毛病相混淆，应注意区分。肠套叠的症状是阵发性的剧烈腹痛，大便带血；阑尾炎产生的疼痛是从上腹部开始，逐渐移至右下腹，可伴有发热；肠扭转的症状是突然出现腹痛、腹胀；胆石症的症状是右上腹痛，有胆结石的历史。而宫外孕产生的疼痛症状是下腹剧痛，可偏于一侧，伴有失血的征象。

（6）应早诊断、早发现、早治疗宫外孕，否则会给孕妇带来生命危险。

怎样防止葡萄胎

当妇女怀孕后，一旦出现以下情况应考虑是否为葡萄胎：

（1）阴道流血 阴道流血是葡萄胎的常见症状，可表现为不规则出血，量时多时少，或少量淋沥不净，有时会反复大量出血并可自然排出水泡状组织。

（2）子宫增大与停经月份不符 约2/3的患者中，子宫大于相应停经月份的正常子宫，比如停经2个月时子宫可如同3个月妊娠大小或甚至更大，有误以为双胎或多胎。约1/3的患者子宫与停经月份相符，少数小于停经月份。

（3）早孕反应重 呕吐发生早，持续时间长且症状重，甚至较早出现全身水肿、高血压、蛋白尿等妊娠高血压综合征现象。当出现上述症状时，应及早就诊，明确诊断。切记不可视为流产或双胎等而盲目保胎。

临床观察表明，葡萄胎是有家族易感性及再发倾向的。有过一次葡萄胎者，再次怀孕后2%~3%的人可重复发生葡萄胎。葡萄胎中恶变率为10%~25%，尤其对女性年龄超过40岁者来说，其恶变率较年轻妇女高4~6倍。

第二章　怀孕第2个月

——出现反应，可喜的妊娠变化

宝宝"落户子宫"已经有1个月的时间了，相信你已经适应了"准妈妈"的身份。尽管这个月准妈妈的体形没有什么大的改变，但那个在子宫内快乐成长的小家伙却发生着日新月异的变化，尽情地吸收着母体供给的营养，迅速地成长着。从本月开始，由于孕期激素的变化，准妈妈的心情会像荡秋千似的忽高忽低，准妈妈切记在本月保持良好的心态，因为你的心情好坏关系着宝宝的发育是否健康。准爸爸也要关心、爱护妻子，因为准爸爸的关爱是准妈妈坚强的后盾。

一、妈妈与宝宝的第2个月

胎儿的发育状态

怀孕满7周的时候，胚胎身长约1.0~1.2厘米，体重约2克。心、肠、胃、肝等内脏及脑部开始分化，手、足、眼、耳等器官已经形成，更加接近于人的形体，但仍然是身小头大。绒毛膜更加发达，胎盘形成，脐带出现，母体与胎儿的联系更加紧密。

准妈妈的身体变化

基础体温呈现高温状态，这种状态会持续到14~19天为止。

身体慵懒发热，下腹部和腰部稍微凸出，乳房发胀，乳头时有阵痛、颜色变暗，排尿次数增加，心情烦躁，感到恶心，并且出现孕吐情形，有些人甚至会出现头晕、鼻出血、心跳加速等症状。这些现象都是妊娠初期所特有的，不必过于担心。

此时，子宫如鹅卵一般，比未怀孕时大一点，但孕妇腹部表面还没有增大的变化。

本月怀孕注意事项

孕期专家指异

平时吃咸的妇女，孕期应注意饮食不宜过咸，每天盐的摄入量在2～5克为宜。平时口味清淡，按平时习惯即可。当出现下肢水肿，甚至出现妊娠高血压时，应当严格控制每日食盐的摄入量。

在此期间，孕妇非常容易流产，必须引起重视，注意避免搬运重物或做激烈运动，家务及外出次数也要尽可能减少。不要过度劳累，多休息，保证足够的睡眠，控制性生活。当感到特别疲劳的时候，不要洗澡，及时卧床休息。妊娠期白带增多，小便后用浸泡了温水或硼酸水的脱脂棉，沿外生殖器由前面往后擦洗，保持清洁，注意保持大便通畅。当出现出血伴下腹胀痛、腰部乏力或酸胀疼痛时，应及时就诊，避免延误治疗。

这段时间是胎儿形成脑及内脏的重要时期，不要接受X线检查，更不要轻易服药，尤其是感冒药。烟和酒会给胎儿带来不良的影响，两者都不宜尝试。如果家中饲养猫、狗、小鸟等宠物，应尽量减少接触，以免感染弓形体。必要的时候，可将这些宠物送给别人，或者暂时寄养在朋友家中。

二、准妈咪可能有的感觉

倦怠感

孕妇在孕期感到疲劳，特别是在孕早期感到疲劳是特别正常的。大多数孕妇对孕早期印象最深的就是：她们总是觉得很疲劳。怀孕使你全身紧张，所以你会感觉特别疲劳。就算你原来是个夜猫子，在这个时候你也可能会发现自己得强打精神才能看完自己最喜欢的八点档连续剧。

造成这种孕期疲劳感的原因可能是激素的改变，特别是孕酮（也叫黄体酮）的急剧增加。而且你现在可能会睡不好觉，尤其是当你感觉不舒服或频繁起夜上厕所的时候，睡眠质量就更会受到影响。

在怀孕第1个月时间歇性出现的疲倦感，到了第2个月就会变成完全的精疲力竭。怀孕所产生的倦怠感与你经历过的其他任何疲倦感不同，你的休息时间必须延长。

早孕反应

妇女在怀孕早期，会出现食欲不振、厌食、轻度恶心、呕吐、头晕、倦怠，甚至低热等早孕反应，这是孕妇特有的正常生理反应。早孕反应一般在妊娠第6周出现，以后逐渐明显，在第9~11周最重，一般在停经12周前自行缓解、消失。大多数孕妇能够耐受，对生活和工作影响不大，无须特殊治疗。

恶心和晨吐常常在第2个月尤为厉害。一般而言，恶心与晨吐最厉害的阶段，多半发生在怀孕第1个月月底至第2个月之间。

口渴

怀孕时的尿频意味着你必须多喝水以防止脱水。口渴是你身体的正常信号，预示着你和你的宝宝需要更多的液体。大量水分的补充也有助于肾脏迅速将母亲体内胎儿所产生的额外代谢废物排出体外。

尿频

尽管在整个怀孕期间不断感到尿频，但在前3个月，子宫扩大高出骨盆的位置之前，尿意增加是最明显的。子宫甚至压迫在空膀胱上也会使你产生尿意。

除了尿频之外，你还会发现每次排尿的时间比平时要长一些。

皮肤干痒

怀孕后期皮肤干痒是很常见的现象，但许多过来人表示，这种现象在怀孕的第 2 个月就有了。有一些人全身都有干痒现象，有些人则是身体特定部位干痒，例如手掌心、脚底板等才有干痒的情况发生。

骨盆疼痛

怀孕的第 2 个月，由于子宫韧带所引起的疼痛，往往较为短暂、轻微，更像是一种不适而不是真正的疼痛。你也会感觉到腰围变粗，这种感觉是正常的。虽然子宫增大的幅度并不明显，但是会因为胀气的肠道，以及体重的略微增加而使腰部发生变化。

胃灼热

几乎有一半的孕妇都会发生胃灼热情况。这是由于在妊娠期间，协助封闭胃上部与食管间通道的肌肉变得松弛，使消化液从胃部流回到食管里，刺激到敏感的黏膜所致。

便秘

大多数妇女在怀孕时容易出现便秘。在怀孕的早期，这是因为激素会抑制肠胃蠕动、减缓食物通过消化道的过程。而食物往返和液体通过消化道的速度越慢，水分就被吸收得越多。肠蠕动减少和粪便共同导致了便秘。

胀气与放屁

导致便秘的肠道变化同样可使你感到胀气。由于怀孕时子宫的增大会压迫到大部分的消化系统，因此消化道内会本能地产生气体与之抗衡。

易怒，对准爸爸发泄不满

随着怀孕的好消息到来，夫妻俩往往都很激动，并且怀着幸福的憧憬。可好景不长，一向活泼开朗的妻子变得郁郁寡欢，愁眉不展，常因小事大动肝火，脾气暴躁。

孕期焦虑是一种心理变化，即将成为母亲的妻子心情都比较复杂。孕妇的身心将经历重大变化，会考虑宝宝是什么样，自己是否会变得很胖，如何扮演母亲角色，住房、婆媳关系、经济压力、工作安排等问题经常会困扰着她们。因此丈夫应该体谅妻子，不要和妻子争执，平时要多和妻子沟通交流，许多问题要谈出来，达成一致意见，乐观地共同面对。情形严重的，可请求心理咨询医生和精神科医生的帮助。

有的孕妇脾气变坏也可能是疾病的原因。轻微的如妊娠反应，60%～80%的孕妇会有不同程度的肠胃不适，有的还会持续整个孕程。

谨防不良情绪导致的流产

人的情绪变化与大脑边缘系统特别是下丘脑有关，情绪变化将会间接影响内分泌的相对稳定状态。愤怒、恐惧、惊慌等过于激动的情绪可引起大脑皮层与中枢调节失调，使机体处于一种应激状态，破坏了原来的稳定状态，使体内神经免疫及内分泌发生紊乱，特别是孕激素的改变使正常妊娠发生改变。

当准妈妈的情绪处于长期紧张状态时，体内孕激素水平降低，导致胎盘发育不良，这都不利于胚胎发育。同时，植物神经系统有促进子宫收缩作用，怀孕时子宫正处于高敏感状态，很轻的刺激就会促使子宫收缩，诱发流产。

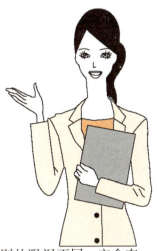

准妈妈应掌握一些情绪调节法，以调整自己的情绪。

（1）**能量排泄法** 对不良情绪所产生的能量可用各种办法加以宣泄：到空旷的地方大喊几声，也可以大哭一场，现代科学证明，大哭可以释放能量，调整机体平衡。研究还发现，情绪性的眼泪和别的眼泪不同，它含有一种有毒的生物化学物质，会引发血压升高，心跳加快和消化不良，通过流泪可以把这些物质排出体外。

（2）**语言暗示法** 用语言来暗示自己："你又易怒了，是快要倒霉了吧。平时这点小事根本不算什么。"这样的言语能有效舒缓你的情绪。愤怒是人所必有的情绪，我们需要随时提醒自己"莫发怒"。林则徐为了方便随时提醒自己不要发怒，在中堂还挂了"制怒"两个大字。

（3）**环境调节法** 大自然的景色，能开阔胸怀，愉悦身心，陶冶情操。到环境优美、空气宜人的花园、郊外，甚至是农村的田园小路上去走一走，舒缓一下心绪，去除烦恼。

（4）**请人疏导法** 把心中的苦恼倾诉出来，求得别人的帮助和指点。有些事情其实并不像你想的那么严重，请旁观者站在另一个角度开导一下，可能就会豁然开朗，茅塞顿开。和丈夫虚心沟通，请他理解你的生理情绪周期，提醒你，开导你，并请求他忍让你，包涵你。

（5）**自我激励法** 在遇到困难、挫折、打击、逆境、不幸而痛苦时，善于用坚定的信念、伟人的言行、生活中的榜样、生活的哲理来安慰自己，使自己产生同痛苦作斗争的勇气和力量。

（6）**创造欢乐法** 想办法让自己高兴起来。笑不仅能去除烦恼，而且可以调解精神，促进身体健康。专家认为笑可以增加肺活量，清洁呼吸道使肌肉放松、驱散愁闷，对人体有十大作用，使人对往日的不幸变得淡漠，而产生对美好未来的向往。

三、胎教进行时

胎宝宝在长，孕妈妈在变

第5周

胎宝宝：现在，胎宝宝还是一个由两层组织构成的胚胎，长度约0.6厘米，如同一个小苹果籽。最初的胎盘细胞着床在子宫内膜上，为胎宝宝的血液输送制造空间。到了本周末，胎盘开始逐步发育，能提供给宝宝成长所必需的营养和氧气了。

孕妈妈：孕5周的时候，大部分孕妈妈还没有怀孕的主观感觉。孕妈妈可能会有轻微的不舒服，出现类似感冒的症状，如发冷或发热、困倦思睡、不易醒、周身乏力,会感到疲劳等。稍安勿躁,你很快就会进入一个多姿多彩的孕期生活了。

第 6 周

胎宝宝:怀孕第 6 周,胎宝宝正在孕妈妈的子宫深处迅速生长,心脏开始划分心室,进行有规律的跳动并开始供血。胚胎的上面和下面开始形成肢体的幼芽,慢慢形成宝宝的手和脚。细胞正在分化,形成宝宝的主要器官,神经管也开始发育。

孕妈妈:妊娠反应开始逐步明显起来,胸部感到胀痛,乳房增大变软、乳晕有小结突出,会时常感到疲劳、犯困而且排尿频发、有恶心的感觉,白天随时都可能呕吐。从现在开始,最好不要外出旅行,过量的运动随时可能引起流产。此时,可以去医院做早孕检查了。

第 7 周

胎宝宝:胎宝宝已经明显具备小人儿的样子,手臂和脚开始长出嫩芽,手指也开始发育。面部器官变得明显,两个黑点是眼睛,鼻孔大开着,小鼻头正在冒出来,耳朵有些凹陷,牙齿和口腔内部结构正在成形。此时的胎宝宝仍有一个小尾巴,开始慢慢形成消化系统、肺和嘴的凹痕。头的比例依然很大。

孕妈妈:到了孕 7 周时,孕妈妈的情绪波动很大,而孕 6~10 周是胚胎腭部发育的关键时期。如果情绪过分不安,会影响胚胎的发育,并导致腭裂或唇裂。因此,孕妈妈注意调节自身情绪,保持愉快的心情。

第 8 周

胎宝宝:至此,胎宝宝有 2 厘米长了,看上去像颗葡萄。胚胎的尾部逐步消失,眼睑几乎能够盖住眼睛。胎宝宝的两个鼻孔已经形成,看上去有个鼻尖;牙和腭开始发育,耳朵也逐步成形,皮肤如同纸一样薄,血管看得很清楚。此时,胎宝宝会做踢腿、伸腿、抬手、移动双臂等小动作了,不过有的孕妈妈还感觉不到。

孕妈妈:子宫的快速成长,会使孕妈妈的腹部感到痉挛,甚至产生瞬间剧痛,可能因为恶心和呕吐而不愿吃东西,小便的次数会大大超过平时。另外,孕妈妈对气味更加敏感,胃也变得敏感,这就是导致晨吐的原因。

本月成功胎教要点

营养胎教

怀孕早期，由于血糖偏低、进食不足产生酮体，孕妈妈易发生食欲不振、轻度恶心和呕吐，可以多吃粗粮等含糖较多的食物，以提高血糖、降低酮体。宜多吃鱼类。因为鱼营养丰富，味道鲜美，易于消化，尤其适合孕早期食用。注意补充蛋白质、铁、钙、铜、维生素C等营养素，以满足胎宝宝大脑的快速发育和骨骼的硬化。

情绪胎教

从孕2月开始，孕妈妈的早孕反应开始变得明显。应对早孕期间的妊娠反应，心理状态是关键。恶心、呕吐是正常的反应，而出现严重妊娠呕吐的孕妈妈，大多是由于精神过于紧张或焦虑，需要孕妈妈自己积极调整情绪。孕妈妈的心理状态对胎宝宝有直接的影响。胎宝宝如同成人一样，不只是需要丰富的营养，还要孕妈妈传递给胎宝宝多姿多彩的精神生活。

语言胎教

这个月，胎宝宝的听觉器官开始逐步发育。给胎宝宝听听音乐，和胎宝宝说说话，可以有效刺激胎宝宝的大脑发育。在怀孕过程中，孕妈妈应该多把温和的爱传递给正在发育中的胎宝宝。

音乐胎教

研究表明，优美的乐性声波能刺激大脑皮层，促使其脑神经元的轴突、树突以及突触发育。因此，孕妈妈可以每周反复给胎宝宝听一首或两首音乐，不要怕宝宝会厌烦，其实宝宝很喜欢这样的重复。

(1) 营养胎教：食谱推荐 鱼肉营养十分丰富，含有大量的矿物质，如铁、钙、锌等，还能提供丰富的维生素，对人体十分有益。研究发现，经常吃鱼的孕妈妈出现早产和低体重婴儿的概率要远低于平时不吃鱼或很少吃鱼的孕妈妈。所以，孕妈妈不妨多吃一些鱼。

早餐	馒头或豆包1个，煮鸡蛋1个，燕麦南瓜粥1个，蔬菜适量
加餐	苹果1个，牛奶1杯
午餐	米饭1碗，拍黄瓜、青椒炒瘦肉丝各1份，棒骨海带汤1碗
加餐	橘子1个，烤馒头片1片
晚餐	面条1碗，红烧黄鱼、西红柿炒鸡蛋各1份，胡萝卜肉丝汤1碗

(2) 情绪胎教：绣十字绣 在怀孕期间，孕妈妈做手工可以培养胎宝宝的耐心和专注力，也可以帮助孕妈妈放松心情。有空的时候，孕妈妈不妨多绣绣十字绣。十字绣简单易学，即使之前毫无经验，几分钟内也能学会。

随着刺绣过程的深入，孕妈妈会逐步沉浸到刺绣所带来的乐趣中，潜移默化中忘记烦恼。当成功地完成一个作品的时候，看着自己一针一线绣出的杰作，孕妈妈会有很大的成就感。

如果孕妈妈没有耐心去绣一个复杂的刺绣，可以选择图案简单的，这也是一个很不错的胎教方法。值得注意的是，在刺绣过程中要注意休息，做到劳逸结合。

(3) 语言胎教：说些有趣的事 从这个月开始，孕妈妈可以将平时看到的有趣的事情跟胎宝宝说一说。比如："宝贝！你看，操场上有几个小男孩在踢足球，穿蓝衣服的小孩是住在楼下的哥哥，正在和旁边穿红衣服的小男孩抢球……哎呦！他不小心摔倒了！但是他很勇敢，自己爬起来了。"在讲的时候，注意用充满情感的语言去描述，使胎宝宝能感受到你的情绪。勤劳的孕妈妈可以将看到的有趣的事写下来，经常给宝宝讲一讲。

(4) 音乐胎教：《蓝色多瑙河》 几乎所有的孕妈妈都听过这首圆舞曲的名字，但很多孕妈妈并没有机会完整地听一听。《蓝色多瑙河》是奥地利著名作曲家，被誉为"圆舞曲之王"的小约翰·施特劳斯创作的，被称为"奥地利的第二国歌"。孕妈妈可以听一下这首著名的曲子，在欢快的气氛中培养愉快的心情吧！

❶孕妈妈来欣赏。这首乐曲曲名取自诗人卡尔·贝克一首诗中各段最后一行的重复句："你多愁善感，你年轻，美丽，温顺好心肠，犹如矿石中的金子闪闪发光，真情就在那儿苏醒，在多瑙河旁，美丽的蓝色的多瑙

河旁。香甜的鲜花吐芳,抚慰我心中的阴影和创伤,不毛的灌木丛中花儿依然开放,夜莺歌喉啭,在多瑙河旁,美丽的蓝色的多瑙河旁。"孕妈妈一边听着歌,一边读着这首诗,想象着曲子和诗中描绘的场景,将美好的情绪传递到胎宝宝。

❷胎宝宝来感受。这首曲子旋律优美动听,风格华丽、高雅。孕妈妈在感受明快而富于变化的节奏时,将良好的反应传递给胎宝宝,能促进胎宝宝的大脑发育。

胎教故事会

团结就是力量

在一个阳光明媚的夏天,小马、山羊和小狗它们一块儿在广阔的草地上嬉戏玩耍。这时小猴来了,还带着它心爱的足球活蹦乱跳地跑前、跑后教小马、山羊、小狗踢足球。

小猴很耐心,反复做着各种动作,一会儿弯腰,一会儿歪头,一会儿又把球踢得高高的拼命地向前跑。正在它们玩得很高兴很尽兴的时候,忽然看见喜鹊妹妹飞来,站在树枝上哭着说:"朋友们,快去看看兔姐姐,不知怎么的,它突然晕倒了,你们快去看看吧!"说完,喜鹊妹妹就急忙地飞走了。

小马说:"我们不玩了,赶快走吧!"它们几个立即朝小兔家赶去,走过草地,翻过山冈,再走过一片森林,突然被一条湍急的河流挡住了,怎么办呢?已经没有其他路走了,为了抓紧时间,唯一的办法就是架桥。小马、山羊、小狗、小猴它们费了很大的力气,好不容易拔起一棵大树,它们有的拖,有的拉,还有的扛,嘴里不停地喊着:一二、一二。最后,在大家的共同努力下,桥终于被架好了,它们飞快地向小兔家跑去。这时,森林里所有的动物都到齐了。大象医生正精心地为小兔看病,动物们都希望小兔能快点好起来。

终于在大家的期盼中,小兔好了起来,森林里又恢复了往日的热闹景象。

不管发生什么事,只要大家团结、齐心、相互帮助,什么样的困难都能被克服。

第二篇 孕育新生活,如愿收获新生命

妈妈的童谣

龙生龙

龙生龙,凤生凤;
麻雀生儿飞蓬蓬;
老鼠生儿打地洞。

不倒翁

说你呆,你真呆,
胡子一大把,样子像小孩。
说你呆,你不呆,
把你推一推,你就歪一歪,
要你睡下去,你又站起来。

小耗子上谷穗儿

小耗子上谷穗儿,
掉下来,没了气儿,
大耗子哭,二耗子叫。
一对儿蛤蟆来吊孝,
咕儿呱好热闹。

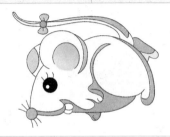
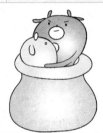

爸爸的唐诗

登幽州台歌

陈子昂
前不见古人,
后不见来者。
念天地之悠悠,
独怆然而涕下。

凉州词

王之涣
黄河远上白云间,
一片孤城万仞山。
羌笛何须怨杨柳,
春风不度玉门关。

登鹳雀楼

贺知章
白日依山尽,
黄河入海流。
欲穷千里目,
更上一层楼。

四、优质营养配方

孕2月膳食原则

妊娠第2个月是胎儿器官形成的关键时期,倘若营养供给不足,孕妇很易发生流产、死胎和胎儿畸形。因此,孕妇应注意摄入含有适量蛋白质、脂肪、钙、铁、锌、磷、维生素和叶酸等的食物,以确保胎儿的正常发育。也应注意动物脂肪不宜摄入过多,以免产生巨大儿,造成分娩困难。

(1) **适当增加一些优质蛋白质**　孕2月,由于腹中胎儿尚小,发育过程中不需要大量营养素,摄入的热量不必增加。只要能正常进食,并适当增加一些优质蛋白质,就可以满足胎儿生长发育的需要了。蛋白质每天的供给量以80克为宜。

(2) **吃点能够减轻呕吐的食物**　如果准妈妈有轻微恶心、呕吐现象,可以吃点能减轻呕吐的食物,如烤面包、饼干、米粥等。干性食品能够减轻准妈妈恶心、呕吐的症状,稀饭能补充因恶心、呕吐失去的水分。为了克服晨吐症状,早晨准妈妈可在床边准备一杯水、一片面包、一小块水果、几粒花生米,少量进食可以帮助抑制恶心。

(3) **不必勉强吃脂肪类食物**　由于早孕反应,准妈妈有可能吃不下脂肪类食物,也不必勉强自己,此时可以动用自身储备的脂肪。豆类、蛋类、乳类食品也可以少量补充脂肪。

(4) **多吃含淀粉丰富的食品**　含淀粉丰富的食品不妨多吃一些,以提供必需的能量。

(5) **多补充维生素**　维生素是胎儿生长发育必需的营养物质,叶酸、B族维生素、维生素C、维生素A都是孕2月必须补充的。准妈妈要多吃新鲜的蔬菜、谷物、水果等。

(6) **多补充水和矿物质**　准妈妈要注意补充水和矿物质,如果早孕反应严重,剧烈呕吐容易引起人体水盐代谢失衡。准妈妈要多吃干果,不仅可补充矿物质,还可补充必需脂肪酸,有利于宝宝大脑的发育。

合理饮食缓解妊娠反应

妊娠早期发生恶心、呕吐、食欲缺乏，当然影响准妈妈的进食和营养素的摄取，严重的会不利于准妈妈的健康和胎儿发育，所以要注意饮食调理。

（1）为了防止呕吐严重时引起脱水，可选食一些含水多的食品，如各种水果、新鲜蔬菜等，这些食品不仅含有大量水分，而且含有丰富的维生素 C 和钙、钾等矿物质。

（2）也可以在烹调食物时使用一些香辛料，如姜、辣椒等，使食物略有刺激性，可增进食欲。

（3）热食气味大，妊娠呕吐者比较敏感，可以适当食用些冷食或将热食晾凉再用。

（4）可多食用些蛋白质、维生素含量高的食物，如乳酪、牛奶、豆浆、藕粉、鸡蛋、水果、蔬菜等。

（5）在膳食和食物烹调中，少吃或少用油腻食物，烹调中可采用植物油少用动物油，以减少油腻。

（6）汤类和油腻食物特别容易引起呕吐，吃饭时不要喝汤、喝饮料。

研究发现，生姜可以帮助缓解孕吐症状。可以自己试试制作姜茶（一定要事先征询医生的意见）：切两片硬币大小的生姜，然后用开水浸泡 5~10 分钟。取出生姜，加入红糖或蜂蜜、柠檬就可以了。

孕期可适当多吃的几种食物

准妈妈妊娠期需要各种营养素，因此多吃些营养丰富的鱼、肉、蛋等，对于准妈妈和胎儿是十分必要的，同时不可忽略那些平时不被人注意而营养价值高，尤其对准妈妈和胎儿有特别益处的食品。这里介绍几种营养丰富的食物供准妈妈参考。

（1）**小米**　中医学认为，小米有滋养肾气、健脾胃、清虚热等作用。小米可用来蒸饭、煎小米饼、做小米面窝窝头、煮小米粥等。小米是适宜孕妇常吃的营养价值较高的食品。

（2）**鹌鹑**　医学界认为，鹌鹑肉适用于营养不良、体虚乏力、贫血头晕者，故也适合孕产妇食用。鹌鹑肉富含的卵磷脂、脑磷脂是高级神经活动不可缺少的营养物质，对胎儿有健脑的功效。

（3）**核桃** 核桃含有丰富的不饱和脂肪酸，丰富的蛋白质，较多的磷、钙和各类维生素，还含有糖类、铁、镁、硒等。中医学认为，核桃有补肾固精、温肺止咳、益气养血、补脑益智、润肠通便、润燥化痰等作用，孕妇常吃核桃可防病健身，有利于胎儿健脑。

（4）**黑木耳** 黑木耳营养丰富，具有滋补益气、养血健胃、止血润燥、清肺强智等功效，是滋补大脑和强身的佳品。黑木耳炖红枣具有止血、养血的功效，是孕产妇的补养品。

（5）**花生** 花生是世界公认的一种植物性高营养食品，被称为"长生果""植物肉""绿色牛乳"。中医学认为，花生具有醒脾开胃、理气补血、润肺利水和健脑抗衰等功效。吃花生不要去掉红色仁皮，红皮是利血物质。

（6）**芝麻** 芝麻含有丰富的钙、磷、铁，同时含有15.7%的优质蛋白和近10种重要的氨基酸，这些氨基酸均为构成脑神经细胞的主要成分。中医学认为，芝麻有填精、益髓、补血、补肝、益肾、润肠、通乳、养发的功能，孕妇适当多吃芝麻对己对胎儿都有益。

孕期准妈妈营养早餐不可少

孕期专家指导

有的准妈妈早晨起床后有恶心的症状，这往往是由于空腹造成的，可以在早晨醒来后先吃一些含蛋白质、糖类的食物，如温牛奶加苏打饼干，再去洗漱，这样症状就会得到缓和。

健康的早餐对于准妈妈来说是必不可少的，而且一定要保质保量。早餐应该吃温、热的食物，以保护胃气。热稀饭、热燕麦片、热奶、热豆花、热面汤等热食，都可以起到温胃、养胃的作用。若是在寒冷的冬季，这点尤为重要。另外，早上爱吃油条的准妈妈一定要改掉这个不好的习惯，炸油条使用的明矾含有铝，铝可通过胎盘侵入胎宝宝大脑，影响胎宝宝的智力发育。

一日早餐推荐：牛奶或豆浆1碗、馒头或面包片2片、鸡蛋1个、少量蔬菜，还可以适当搭配果酱或蜂蜜，做到营养均衡。

孕期晚餐有讲究

有些孕妇白天忙忙碌碌,到了晚上则大吃特吃,这对健康也是不利的。晚饭既是对下午劳动消耗的补充,又是对晚上及夜间休息时热量和营养物质需求的供应,应遵循以下三条原则:

(1) **不宜过迟** 如果晚餐后不久就上床睡觉,不但会加重胃肠道的负担,还会导致难以入睡。

(2) **不宜进食过多** 晚餐暴食,会使胃机械性扩大,导致消化不良及胃疼等现象。

(3) **不宜厚味晚餐** 进食大量蛋、肉、鱼等,在饭后活动量减少及血液循环放慢的情况下,胰岛素能将血脂转化为脂肪,积存在皮下、心膜和血管壁上,会使人逐渐胖起来,容易导致心血管系统疾病。

因此,孕妇不应过晚就餐,晚餐也以清淡、稀软为好。

准妈妈适量吃些酸性食物

准妈妈怀孕后,胎盘会分泌出某些抑制胃酸分泌的物质,使胃酸显著减少,消化酶活性降低,并影响胃肠功能,从而使准妈妈产生食欲下降、恶心欲呕、肢软乏力等症状。由于酸味能刺激胃分泌胃液,有利于食物的消化与吸收,所以多数准妈妈都爱吃酸味食物。

从营养角度来看,一般怀孕2~3个月后,胎宝宝骨骼开始形成。构成骨骼的主要成分是钙,但是要使游离钙形成钙盐在骨骼中沉积下来,必须有酸性物质参加。

此外,准妈妈多吃酸性食物有利于铁的吸收,促进血红蛋白的生成。维生素C也是准妈妈和胎宝宝所必需的营养物质,而富含维生素C的食物大多数呈酸性。因此,准妈妈吃些酸性食物可以为自身和胎宝宝提供较多的维生素C。

如果孕妇确实喜欢食用酸性食品,应该选择营养丰富且无害的天然酸性食物,如西红柿、樱桃、杨梅、石榴、橘子、草莓、酸枣、葡萄等新鲜水果和蔬菜等。这些食品既可改善孕后发生的胃肠道不适症状,又可增进食欲和增加营养,可谓一举多得。

孕期精制米面不宜常食

长期食用精制米面会造成营养成分单调，影响人体营养平衡。研究表明，长期食用精制米面易引起孕妇维生素 C、维生素 B_1 和各种微量元素的缺乏，并由此影响胎儿。此外，还可使孕妇纤维素摄入减少，易引起便秘，而经常性的便秘则会诱发痔疮。由此可见，孕期应注意安排食用一些粗制谷物，以利于营养均衡。

孕期准妈妈不宜全吃素

平时我们提倡多吃素食，但对准妈妈来说如果全吃素食则不利。其中最重要的一点就是会损伤胎儿的视力。

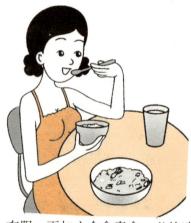

准妈妈光吃素食而不吃荤食，就会造成牛磺酸缺乏。实验证明，牛磺酸有助于视力正常发育，准妈妈如果缺牛磺酸，就会造成胎儿视力不佳，甚至生出失明的新生儿。

荤食大多含有一定的牛磺酸，再加上人体自身亦能合成少量的牛磺酸，因而正常人的饮食不会出现牛磺酸缺乏。

而对准妈妈来说，由于需要牛磺酸的量比平时增大，人体本身合成牛磺酸的能力又有限，再加之全食素食，必然造成牛磺酸缺乏，使胎儿视力受损。

孕期准妈妈吃动物肝脏要适量

动物肝脏营养丰富，适于准妈妈食用。但是在孕早期，准妈妈却不应多吃动物肝脏。

孕早期正是胚胎发育分化时期，最易受营养成分的影响。而动物肝脏，尤其是鸡、牛、猪肝，含维生素 A 丰富。大量的维生素 A 的摄入会引起胚胎发育异常，很可能由于它干扰神经上皮细胞内 DNA 的合成，使细胞分裂周期延长，导致细胞增殖速度减慢，数量减少，从而表现出各种组织生长、分化异常。有人认为，过量的维生素A阻碍了胎儿腭的生长发育，使两侧腭叶未能及时吻合，从而形成腭裂。

总之，在孕早期过量食用动物肝脏不利于胎儿发育，有致畸的可能，应引起准妈妈的重视。

准妈妈切莫食发芽的土豆

婴儿神经管畸形的高发区在北方，而且其发病率秋冬季明显升高。研究表明，这种先天畸形与孕期食用发芽土豆有关。

发芽的土豆中含有毒性糖生物碱——龙葵素，可能导致胎儿神经发育缺陷，孕妇千万不要吃发芽的土豆。

有的孕妇喜欢吃薯片，虽然它们接受过高温处理，龙葵素的含量会相应减少，但却含有较高的油脂和盐分，多吃除了会引起肥胖，还会诱发妊娠高血压综合征，增加妊娠风险，所以也不能贪吃。

五、生活细节注意点

孕早期居家注意事项

（1）**改变吸烟喝酒、喝咖啡饮茶的习惯**　香烟、酒、咖啡、茶等都含有某些对胎儿有害的物质，容易引起流产、早产、死产及先天性畸形。准妈妈一旦怀孕，应立即改变吸烟、喝酒、喝咖啡、饮茶的习惯。

（2）**改变洗热水澡的习惯**　医学界早已证明，准妈妈在怀孕的前3个月泡热水澡，可能造成胎儿无脑或脑神缺陷。所以，建议准妈妈采用其他方法替代泡热水澡，比如冲澡、泡脚等。

（3）**改变长时间上网的习惯**　长时间上网对身体有一定的危害。首先对准妈妈身体健康有直接影响，容易造成疲劳；其次电脑微波对准妈妈身体也有危害，容易引起中枢神经失调，会导致多种病症，少数孕妇还会发生早产或流产，同时还能导致胎儿畸形；再次是增加了准妈妈精神和心理的压力，从而产生睡眠多梦、神经衰弱、机体免疫力下降等现象，甚至还会诱发一些精神方面的疾病。这些，对于孕期的准妈妈来说都是优孕的大敌。

（4）**改变天天化妆的习惯** 各种化妆品如口红、指甲油、染发剂、冷烫剂及各种定型剂等均含有对人体有害的化学物质，准妈妈在孕期使用可能会导致胎儿畸形；而且，准妈妈涂抹口红以后，空气中的一些有害物质就容易被吸附在嘴唇上，并随着唾液侵入体内，可能吸附大肠杆菌进入胎儿体内，使孕妇腹中的胎儿受害。

（5）**改变经常吃盒饭的习惯** 有的准妈妈由于工作繁忙或为了节省时间，常常中午在单位吃盒饭，这是一个很不好的饮食习惯，它极不利于孕早期营养的摄取。大量医学资料证实，若准妈妈在孕期发生营养不良，腹中的胎儿也常常营养不良，可能出现低体重儿、早产，甚至死胎。

克服早孕反应的日常生活指导

怀孕期早孕反应因人而异，但从统计上发现那些心情不开朗、心理负担重、爱生闷气和体质较差的妇女，都表现出较严重的早孕反应。所以，应从以下几个方面多加注意。

（1）**加强身体锻炼** 加强孕前身体素质的锻炼，特别要培养不挑食的习惯。因为体质较差的人，环境稍微一变，就会因为不适应而生病。

（2）**保持心情舒畅** 要明确这些反应不是病，采取无所谓的态度。也可采取转移注意力的办法，如同丈夫一起去看电影、去朋友家做客、逛公园、观花赏景，以减轻早孕反应。同时，坚持进食。牢记，吃饭是为了孩子的健康发育。

（3）**注意饮食搭配** 在饮食上注意搭配，如少吃油腻腥膻的食品，以清淡可口为主，每日少食多餐。

许多初孕者早上刚起床时很容易感觉恶心或想呕吐，这常常是因为空腹的原因。晚上睡觉前可在床头放些爱吃的食物，早上一醒来就放入口中，这样就会使恶心感得到缓解。

有早孕反应时，大多数人爱吃带酸味的食品，可食用一些梅干、橘干等以增进食欲；冷却的食品容易接受，反应也小，可食用一些凉菜，也可将热菜晾一下再吃。要不断变化饭菜的花样，以增进食欲。

要多注意食用含纤维多的食品,以防止便秘,因为出现便秘后会加重早孕反应。不断呕吐会造成体内的水分不足,要注意进行补充水分,可多吃些水果、蔬菜、牛奶、汤类。

(4) 消除心理负担　尽量消除对怀孕的心理负担,如对胎儿性别想得太多,担心怀孕、哺乳会使自己的体形发生变化,对分娩过分害怕等,这些都需要丈夫、亲属、医生给予耐心的解释。特别是丈夫,更应该体贴关心妻子,劝她进食,多陪她出去散散心,对妻子因早孕反应造成的烦恼多采取谅解、忍让的态度,这些都是帮助妻子尽快度过反应期的有效方法。而且从许多人的经验来看,那些坚信自己不会有早孕反应的妇女,往往怀孕期间反应极小或基本没有不适的反应;而那些总担心自己会有多难受的妇女,却常常孕吐严重,反应较厉害。

总之,因为每个人的情况不同,有人有反应,有人无反应,且反应的时间长短不一,但只要在各方面尽可能地消除产生妊娠反应的原因,就一定能顺利地度过反应期。

缓解准妈妈疲劳的方法

怀孕以后,准妈妈的身体变得特别容易疲劳、头晕、乏力,这种疲倦感在孕早期和孕晚期尤其明显。医学专家建议,怀孕期间,准妈妈想睡就睡,不要做太多事,尽可能地多休息。另外,以下这些方法也可以帮助准妈妈减轻疲劳:

(1) 适当运动　如做准妈妈体操,可促进新陈代谢和心肺功能,加快血液循环,有利于保持和恢复较充沛的精力,适当运动还可使大脑运动中枢兴奋,有效地抑制思维中枢,从而减轻大脑的疲劳感。

(2) 按摩　闭目养神片刻,然后用手指尖按摩前额、双侧太阳穴以及后脖颈,每处16拍,不仅有利于缓解疲劳,还可以健脑养颜。

(3) 听音乐　选择一些优美抒情的音乐或胎教磁带来听,可以调节情绪。

(4) 发展兴趣　例如动手制作一些小玩具,或者学习插花艺术,还可以为未来的小宝宝做一些小衣物。

注意呵护孕期乳房

孕期专家指导

怀孕最初3个月，准妈妈乳房开始胀痛，到怀孕28周时乳房开始胀大，有静脉显露，乳头也会增大，颜色变深。这时要穿宽松的内衣，不要紧压乳头。

从孕早期开始，乳腺即开始增大，准妈妈常感觉乳房发胀。同时乳头也逐渐增大，并有勃起现象。这时，要求你要保护好自己的乳房，每天洗澡，即使没有条件天天洗澡，也可以用干净的毛巾，蘸温开水擦洗。科学地选用合适的乳罩，最好选择纯棉和丝织品，并以运动型乳罩为最佳。如果你有乳头内陷的情况，那么，在此期间，你可经常用手向外轻轻牵拉或用吸乳器吸引，使乳头突出，为婴儿吸吮做好准备。若还有其他不好的情况，建议你去咨询你的保健医师，请她帮忙处理。但要注意，不可人为地刺激乳房，尤其在性爱时，以免引起子宫收缩，引发流产等妊娠意外。

孕期洗澡是大事

准妈妈要注意个人卫生，尽量每日都洗澡，洗澡的时候，要注意4大问题：

（1）室温 准妈妈在怀孕早期洗澡时室温不宜过高，以皮肤不感到凉为宜。室温过高可能会因为缺氧导致胎宝宝发育不良。

（2）水温 水温最好温热，一般来说应以37℃为宜。水温过热会使人疲惫，过冷会使子宫收缩。有的准妈妈为了皮肤保健，在淋浴时会冷热水结合，这种方法对准妈妈来说很容易影响子宫和胎宝宝，不宜采取。

（3）时间 孕早期所发生的孕吐反应，通常使准妈妈的身体比较虚弱。如果淋浴时间过长，容易使准妈妈脑部供血不足，出现头昏、乏力、眼花、胸闷等症状。因此，准妈妈洗澡的时间不宜过长，5～10分钟即可。

（4）方式 准妈妈怀孕后内分泌变化比较大，阴道内具有灭菌作用的酸性分泌物减少，体内的自然防御机能降低，此时如果坐浴，水中的细菌、病毒极易进入阴道、子宫，引起阴道炎、输卵管炎或尿路感染等。因此怀孕期间的准妈妈最好不要坐浴，要避免热水浸没腹部，最好采取立位淋浴，如果感到累或不舒服可以稍坐休息一下。另外，坐浴还容易引起窒息，对胎宝宝也不好。

炎炎夏日，准妈妈出汗较多，而且阴道分泌物也会随之增加，因此夏天更应该常用温水擦洗，以保持皮肤清洁，预防痱子等皮肤问题。另外，要勤晾晒衣服被褥，尤其是准妈妈要勤洗、换衣物，保持衣物清洁，避免感染。

孕2月要谨慎护胎

"二月之时，儿精成于胞里，当慎护之，勿惊动也。"意思是说，妊娠2个月时，胎儿的精气在母体的子宫内生成，必须谨慎护理，不要随便惊动他。这时的胚胎不仅形态上已产生了巨变，而且还能够感受到外界的刺激。孕妇切不可因为怀孕不久，胎儿尚未成形而掉以轻心。

妊娠2个月正是胚胎发育最关键的时期，胚胎对致畸因素特别敏感，因此要慎之再慎，绝不可滥用某些化学药品，或接触对胎儿有不良影响的物质。准妈妈要在思想感情上确立母子同安的观念，精心保护胎儿。

准妈妈采取什么坐姿好

当由立位改为坐位时，准妈妈要先用手在大腿或扶手上支撑一下，再慢慢地坐下。如果是坐椅子时，要深深地坐在椅子上，后背笔直地靠在椅背上。可以先慢慢坐在靠边部位，然后再向后移动，直至坐稳为止。但不可以坐在椅子的边上，否则容易滑落，如果是不稳当的椅子还有跌倒的危险。

另外，坐有靠背的椅子时，髋关节和膝关节要呈直角，大腿要与地平线保持平行。当由坐位站起时，要用手先扶在大腿上，再慢慢站起。

有肚子的准妈妈最好不要跷二郎腿坐，更不能让腿屈着压迫你的肚皮。正确的坐姿是要把后背紧靠在椅子背上，并且要经常变换不同的姿势。

准妈妈做家务时的注意事项

(1) **大扫除**　不要登高打扫卫生，也不要在扫除时搬、抬沉重的东西。弯着腰用抹布擦地板或桌椅，也不适合准妈妈做。冬天不要在寒冷的地方打扫卫生，长时间与冷水打交道，身体受凉会导致流产。也不要在院子里蹲下除草，长时间蹲着会使骨盆充血，也容易流产。

(2) **洗衣服** 用洗衣机洗衣服比较安全，不适合人工洗衣服，会压迫腹部。

(3) **做饭** 为避免疲劳，做饭时可坐在椅子上操作，千万不可让锅台压迫肚子。有早孕反应时最好不下厨房，以免烹调气味引起过敏，加重恶心。

(4) **购物** 家庭主妇购物是常事，应在购物人少时去商场和市场，以防受挤。有流行性感冒时，准妈妈不要去购物，以免传染感冒。去商店买东西要注意上下楼梯的安全。购物可一次多购买一些，以减少去商店、市场的次数。

(5) **其他** 熨衣服要在高矮适中的台子上进行，并坐在合适的椅子上，不可站立熨衣服。抱被子、晒被子压迫肚子且走路不便，准妈妈不宜做。

孕早期运动要缓慢

在孕早期，由于胚胎正处于发育阶段，特别是胎盘和母体子宫壁的连接还不紧密，很可能由于动作的不当使子宫受到震动，使胎盘脱落而造成流产。准妈妈要尽量选择慢一些的运动，像跳跃、扭曲或快速旋转这样的运动千万不能做。

此时腹中的宝宝还不是很大，准妈妈运动起来也不会太辛苦。低冲击性的适度运动对准妈妈来说是最合适的，如散步、做孕妇简单体操或打台球等，还可以调节准妈妈的心情。

不宜做运动的准妈妈

(1) 只要存在先兆流产、先兆早产、双胞胎、羊水过多、前置胎盘、阴道流血、腹部韧带松弛等异常情况的准妈妈，都不宜在孕期进行各种运动训练。

(2) 如果准妈妈患有心脏病，或是肾脏泌尿系统的疾病，或是曾经有过流产史或早产史，也不适于做孕期运动。

(3) 患有妊娠高血压病者，由于血压不稳定，也不适合运动。

(4) 怀了双胞胎的准妈妈不宜随意运动。

(5) 如果准妈妈出现前置胎盘，阴道出现了不规则出血、提前出现宫缩等现象，是绝不能运动的，此时此刻必须住院。

六、祛疾检查保健康

中草药对胎儿有没有不良反应

近些年的优生遗传研究证实，部分中草药对孕妇及胎儿有不良影响。红花、蒲黄、麝香、枳实等中草药，具有兴奋子宫的作用，易导致宫内胎儿缺血、缺氧，甚至引起流产、早产。大戟、大黄、芒硝、巴豆、芫花、商陆、甘遂、牵牛子等中草药，能通过刺激肠道，反射性引起子宫强烈收缩，从而导致流产、早产。有些中草药本身就有一定的毒性，如附子、乌头、川椒、斑蝥、蜈蚣、生南星、一枝蒿、朱砂等，所含的各种化学成分及生物碱十分复杂，会直接或间接影响胎儿的生长发育。

在怀孕的最初3个月内，除了慎用西药外，中草药也应慎用，避免造成畸胎。

可能会导致胎儿畸形的药物

在怀孕期间，孕妇要尽量避免吃药，因为药物的毒性和不良反应对胎儿的危害极大。下面一些常见的药物对胎儿就有不良的影响：

(1) **抗生素类药物** 此类药物对胚胎和胎儿的致畸作用，除了表现为胎儿有无结构上的异常外，还包括功能及行为的异常。药物不良影响也包括药物引起早期胚胎死亡、流产、死胎以及出生后的生长发育障碍等。如四环素类药物可致骨骼发育障碍、牙齿变黄、先天性白内障等；链霉素及卡那霉素，可致先天性耳聋，并损害肾脏；红霉素能引起肝损害；磺胺类药物（尤其是长效磺胺）可导致新生儿黄疸。

(2) **抗病毒药物** 常用的抗病毒药物有病毒唑、阿昔洛韦、阿糖腺苷等。抗病毒药物的安全性临床资料不多，加之孕期孕妇感染病毒本身就可能引起胎儿宫内感染，造成流产、畸形、死胎、胎儿宫内发育迟缓等，因此孕期是否应用抗病毒药物治疗值得进一步探讨。

(3) **抗寄生虫病药物** 滴虫性阴道炎更为常见，临床上常用硝基咪唑类、甲硝唑等药物进行治疗，但有实验证明，这类药物具有致畸作用，孕早期不宜使用该类药物，可在孕中、晚期选用。抗疟原虫的奎宁致畸作用较肯定，应禁用，而氯喹的安全性相对较大，必要时其利大于弊。

(4) **抗惊厥药物** 苯妥英钠，为抗癫痫药物，试验对胎儿有致畸作用，如腭裂、鞍鼻及指萎缩，称为先天性苯妥英钠综合征。卡马西平，为抗惊厥药物，药物能大量通过胎盘，胎儿血液浓度为母血的50%～60%，服药后新生儿可发生畸形，所以妊娠期间不要使用该药。巴比妥类，为广泛用于抗惊厥的药物，但药物可引起胎儿维生素K的缺乏，甚至发生新生儿出血。故用药的同时应补充维生素K。

(5) **维生素类药物** 维生素A、B_1、B_2、B_6、B_{12}、C、D、E、K及叶酸在妊娠期内都可服用，但服用维生素A过量会使胎儿骨骼发育异常或者患上先天性白内障，服用维生素D过量会使胎儿或新生儿血钙过高、智力发育障碍，服用维生素K过量可使新生儿发生高胆红素血症。

(6) **抗肿瘤药物** 所有抗肿瘤药物都对胚胎的正常发育有着潜在的不良影响，会使胎儿四肢短缺、外耳缺损、腭裂、脑膜膨出等。

(7) **中药** 麝香、水蛭、商陆、斑蝥、牵牛、三棱、巴豆、莪术等，都可致胎儿畸形、死胎及流产等。

除了上述常用药物可造成胎儿畸形外，还有很多其他药物可造成胎儿畸形，并且妊娠期又是一个疾病多发期，孕妇很容易患病。但无论孕妇患什么病，一定要在医生的指导下用药，保持谨慎的态度，切不可自作主张，擅自用药。

孕妇高热怎么办

胎儿在母体子宫内发育，即使有子宫的保护，也并非是绝对的安全港，仍然会遭到外来因素的侵袭。其中，孕妇因感染而高热，会直接危害到胎儿的正常发育。因此，高热是人类先天性畸形的罪魁祸首。

传统观点认为，流感使先天性畸形发生率升高，是流感病毒和药物使用不当造成的。但是，体内被流感病毒感染而无发热等症状的孕妇生下的婴儿畸形的概率并不高。因此可以断定，畸形儿是由母亲感冒时高热造成的，而且高热在妊娠期间发生越早，对胎儿的危害越大；高热越严重，持续时间越久，重复次数越多，畸形出现率越高。

妊娠早期是神经细胞大量繁殖时期，此时对外界干扰最为敏感，一次高热会使胎儿8%～10%的脑细胞受到损害，损伤后的空间由胶质细胞来充填，而这些细胞并无神经细胞功能，所以会使大脑发育迟缓。同时，高热也会损伤其他器官，形成各种各样的畸形儿。

凡是能引起孕妇体温升高的一切因素，都可能影响腹中胎儿，并可导致畸胎。因此，一旦发现孕妇体温升高，应及时就诊，解除高热，治疗原发病，避免殃及胎儿。最关键的是，平时注意预防一切发热性疾病，确保母胎平安。

准妈妈感冒怎么办

怀孕期间，孕妇抗病能力下降，极易患感冒。孕妇一旦患了感冒，服用药物怕影响胎儿。下面，介绍几种不用吃药打针就能治疗感冒的方法：

（1）感冒初起喉头痒痛时，立即用浓盐水每隔10分钟漱口及咽喉1次，10余次即可见效。

（2）喝鸡汤能减轻感冒时鼻塞、流涕等症状，并对清除呼吸道病毒有较好的效果。经常喝鸡汤能增强人体的自然抗病能力，预防感冒的发生。

（3）将一把金属匙子放在沸水中加温，以不烫伤手为度，放在手掌表面"治感冒穴"上按摩，如果某处感觉异常，则在该处加强按摩。按摩片刻后，再用一把泡在冷水里的匙子刺激该处。轻微的感冒或者咳嗽者，按上述方法刺激5～10次即可。手掌的治感冒穴位于左手掌大拇指和食指之间（近虎口处）以及右手大拇指第二关节以下部分的掌面。

（4）对于咳嗽者，将1枚鸡蛋打匀，加入少量白砂糖及生姜汁，用半杯沸水冲服，2～3次即可止咳。

（5）往保温杯内倒入42℃左右的热水，将口、鼻部置入茶杯口内，不断吸入热蒸汽，每天3次。

哮喘患者孕期注意事项

女性怀孕后，机体发生了很多复杂的变化，但专家认为，绝大多数孕妇的病情与孕前基本相似。轻度或中度哮喘发作对胎儿影响不大，但是发作持续24小时以上或经积极治疗12小时以上仍未得到缓解，则会造成体内严重缺氧，全身功能紊乱，危害母体和胎儿的健康。

在妊娠期间，注意避免哮喘发作，尽可能减少接触引起哮喘发作的因素，消除紧张情绪，积极休息。如果哮喘发作，需要继续使用孕前所用的较为有效的药物，如麻黄碱、氨茶碱、异丙肾上腺素气雾剂、沙丁胺醇气雾剂等。但是，避免使用含有碘剂的药物，可能会造成胎儿甲状腺肿或甲状腺功能减退。对于一般的发作，最开始可用沙丁胺醇气雾剂，这种药对全身的作用较弱，但心功能不全及高血压患者慎用。也可口服麻黄碱或氨茶碱。严重高血压、心律不齐者，应禁用肾上腺素，无论是在妊娠早期及晚期，都会对胎儿产生不利的影响。

应对严重的哮喘发作，能否使用皮质激素呢？国内外专家一致认为，严重哮喘发作或哮喘持续状态对母体及胎儿的危害性要比皮质激素引起的不良反应更为严重，在关键时刻应尽早使用。但是，使用皮质激素会压制孕妇自身的垂体—肾上腺轴，在停药1年后才能恢复。在这段时间，患者对分娩、出血、麻醉以及手术的耐受性较差。

研究表明，适量的丙酸氯松气雾剂对母体和胎儿都很安全，孕前使用此药的话，妊娠期可继续使用，能使母体和胎儿共渡妊娠难关。

哮喘伴有呼吸道感染者，可用红霉素治疗，不宜使用青霉素。

孕妇不宜涂用风油精、清凉油

风油精、清凉油中含有樟脑，而樟脑经皮肤吸收对人体具有一定的危害。倘若孕妇使用樟脑制剂，樟脑会通过胎盘屏障危及胎儿，甚至可能造成胎儿死亡。因此，尤其是在怀孕头3个月内，孕妇不要使用风油精、清凉油，同时要避免接触含樟脑成分的各种制剂。

第三章　怀孕第 3 个月
——呕吐严重，快乐与痛苦交织

时光飞逝，转眼已进入孕 3 月。准妈妈的身心都发生了巨大的变化，在期待新生命的同时，也受到了一些早孕反应的甜蜜"折磨"。而小宝宝现在已初具人形，在妈妈的肚子里快乐地成长着。本讲将详细为你介绍在孕 3 月中，可能遇到的问题及解决方案，为你和宝宝的健康保驾护航。

一、妈妈与宝宝的第 3 个月

胎儿的发育状态

至此，胚胎可以正式称为"胎儿"了。到第 3 个月末，胎儿身长 7.5～9 厘米，体重约为 20 克。

胎儿外观与常人几乎完全一样。尾巴不见了，眼、鼻、耳等器官清晰可见。手、足及指、趾一目了然，指甲、睫毛逐步形成。

内脏器官更加发达，开始发挥其功能。比如，肾脏开始产生尿液并有排泄功能，外生殖器成形。此时，男女性别会迅速发育，可从外观上区分男女。

胎儿周围充满羊水，开始制造胎盘组织。

到了怀孕 10 周左右，多普勒超声波可以清晰地听到胎儿的心跳。

准妈妈的身体变化

这个时期，是早孕反应最为严重的阶段。除了恶心、呕吐外，胃部不适感明显。很多孕妇会出现头痛、倦怠、便秘等，阴道分泌物增加，但无异味。

子宫如拳头般大小，直接压迫膀胱，出现尿频现象；腰部也感到酸痛，脚部容易出现痉挛现象。

乳头比以前增大明显，孕妇自觉胀痛，乳头和乳晕颜色加深、变暗。

这个阶段，虽然腹部隆起不明显，缺乏外在的"孕味"，但是严重的"害喜"症状足以让孕妇"孕感"十足。

本月怀孕注意事项

与怀孕2个月时相同，此时也容易流产，因此需十分小心一些生活细节。

如果有做运动的习惯，仍可持续，掌握轻松且不费力的原则，如舒展筋骨的柔软体操或散步等，不要做剧烈运动，不宜搬重物和长途旅行。至于操持家务等，可以让老公分担，不要勉强，上下楼梯要平稳，随时注意腹部不要受到压迫。

职业女性应该保持愉快的工作情绪，避免因心理负担过重、压力太大而影响胎儿的发育。倘若能取得上司和同事的理解，应该可以继续工作。

在这个阶段，夫妻最好不要行房事，至少也需要节制，注意避免压迫到腹部，时间尽量缩短。

为了预防便秘，最好养成每日定时如厕的习惯，可在清晨起床后饮用凉牛奶或凉开水。注意下腹部不要受寒，不熬夜，保持有规律的生活。分泌物若增加，易滋生病菌，可以每天淋浴，保持身体的清洁。

一旦出现下腹疼痛或者稍许出血时，可能是流产的征兆，应立即到医院求诊。

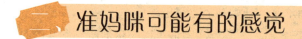

二、准妈咪可能有的感觉

昏晕感

昏晕的发生是因为孕酮扩大血管光滑肌使血液流到腿部。此外，更多的血流到子宫，这会产生低血压，导致昏晕。平躺着或做锻炼促使血液再循环能防止这种症状。

腰酸背痛

发生腰背痛的原因主要是由于不断增大的子宫向前凸出，使身体重心前移，为求身体平衡，只有靠背部后仰才行，背部肌肉长期处于这种不自然的紧张状态，自然会有不舒服和酸痛的感觉。同时，这种姿势使得腰椎向前、胸椎向后，脊柱弯曲度越来越大，即会出现疲劳性腰痛。再加上妊娠期松弛激素分泌增加，致骨盆各个关节松弛，骨盆不稳，出现像鸭子似的蹒跚步履，站立、行走都不能持久。这种现象只有等到分娩后才能逐渐消除。

乳房变得更大了

乳房进一步增大会变得更加笔直，出现胀痛，甚至有时候会出现悸动或刺痛的感觉，这是因为胸部正在发育奶腺。乳晕、乳头会出现色素沉着，乳晕内的汗腺会变得很明显，就像大粒的鸡皮疙瘩并逐渐变黑，也有增加的血液供到你的胸部，静脉将变得更加明显，皮下出现淡蓝色的血管网路且日渐扩大。

不显怀莫担心

在妊娠1～12周，准妈妈体重增加2～3千克。此期间虽然腹部隆起不明显，缺乏外在的"孕味"，但是明显的"害喜"症状足以使准妈妈"孕感"十足了。

衣服的尺码不合身了

一般到了怀孕第3个月，你会发现以前的衣服都不太适合自己穿了。过去买的外套、内衣，可能不是穿起来太紧，就是根本穿不下，而正式的孕妇装穿起来又松松垮垮的。这个时候，建议你可以挑选一些比你原来的尺寸大一号的休闲服饰来搭配，并选用有弹性的腰带，这些会让你穿着舒适又觉得好看。不用担心浪费，这些衣服在你分娩之后还能用上一段时间呢！

孕妇胸闷莫忽视

妊娠期间，由于准妈妈的生理负荷加大，机体代谢产热增多，而且她们的皮下脂肪层比任何时候都要厚，这一切都不利于产热和散热的平衡，易发胸闷、多汗、恶心，重则高热、昏迷、抽搐，不仅严重影响准妈妈的健康，而且对胎儿的危害有时甚至是毁灭性的。

要防止出现胸闷现象，可按下面几点去做：

（1）**注意卫生，经常用温水擦洗** 如用冷水洗浴，皮肤污垢不易消除，且准妈妈受凉容易感冒，如用热水泡浴，高温会伤害胎儿正在发育的中枢神经系统，造成胎儿畸形。

（2）**衣着应凉爽宽大** 准妈妈最好选择真丝或棉织的衣料做贴身的衣裤，衣着宜宽松，胸罩和腰带不宜束缚过紧。

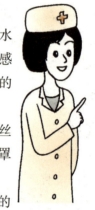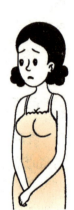

（3）**合理调配饮食** 为了保证母体和胎儿的营养，准妈妈在夏天要保持食欲，多吃新鲜蔬菜，如黄瓜、西红柿、扁豆、冬瓜等；多吃新鲜豆制品，常吃鸡肉丝、猪肉丝、蛋花、紫菜、香菇做成的汤；同时经常变换菜肴花样。另外，要注意少吃油腻的食物。妊娠期下肢若无明显水肿可喝一些含盐的饮料，以补充出汗损失的盐分。

体重增加莫担忧

怀孕前2个月恶心、厌食比较严重的孕妇体重往往不增反减，直到第3个月才开始有所增加，其实，你能够警觉到体重的增加，而开始控制饮食，未尝不是件好事。但是有部分孕妇，对于不再感到恶心了非常高兴，所以很容易接受体重一点点增加的事实。

烦躁心理细心调

不同程度的妊娠反应使准妈妈的情绪恶劣、郁闷、烦心。不良的情绪又反过来加重妈妈的妊娠反应。吃进肚里的东西更加容易引发恶心而呕吐出来。

你可以突然为一点点小事就大发脾气，丈夫每一句言语在你听来都那么不合心意，这使得靠近你的空气就像有炸弹会随时爆炸。过分的依赖在得不到满足时导致情绪烦躁，并进一步加剧了你对别人的依赖，似乎只有依赖别人才能抚平心绪。

快乐是保持健康的灵丹妙药。只要保持平和快乐的心境，就能最大限度地保护胎宝宝，让他健康成长。

孕期出现轻度焦虑心理是正常的，但如果焦虑程度过重就必须警惕了。

所以准妈妈要调整好心态，学习科学的孕产知识，相信医生。正确认识妊娠期的种种不适，积极面对怀孕分娩可能遇到的问题。

> **孕期专家指导**
>
> 准妈妈要正确对待妊娠和分娩，保持心情舒畅、精神愉快，消除不必要的顾虑，不要将生儿育女看成沉重的负担和痛苦。只要有坚定的信心，完全可以顺利度过妊娠和分娩。

其次，要制订一份科学的起居饮食表，保证每天的睡眠以及适当的运动量。

最后，要与家人多沟通，把自己的担忧告诉他们。

同时，家人要多关心准妈妈，尤其是准爸爸要多抽时间来陪伴。

三 胎教进行时

胎宝宝在长，孕妈妈在变

第9周

胎宝宝：从第9周开始，胚胎就可以被称作胎宝宝了。此时，胎宝宝的小尾巴已经消失，所有的器官、肌肉、神经开始工作。小家伙已经长出手臂，手腕变得有些弯曲，两手弯曲并相交。实际上，胎宝宝的手看起来仍像"手浆"，很快就会变成清晰的手指。膝关节和肘关节基本形成，能够弯曲，双脚可以在身体前面碰到一起。随着躯干的逐步伸展，胎宝宝的头部更加直立。

孕妈妈：到了这个阶段，孕妈妈的体重并未显著增加，但胸围和腰围开始增大，需要更换大的胸衣和宽松的衣服。此时，很多孕妈妈会出现晨昏乏力、恶心呕吐、身体不适、尿频等症状。此外，随着荷尔蒙分泌增多，孕妈妈的情绪会变得急躁。

第 10 周

胎宝宝：现在，胎宝宝有4厘米长了，肾、肺、生殖器官和肠胃系统已经形成，只是还没有发育成熟。从比例上看，头部虽然小了一些，但仍然占据整个身体长度的一半左右。伴随着的大脑的发育，前额位于头部的上端，高高地向前凸出。此后，前额会逐渐后缩，让胎宝宝看上去更像一个人。手腕和脚踝发育完成，可以很清晰地看到。手臂变得更长，肘部弯曲程度加深。

孕妈妈：到了第10周，孕妈妈可以稍微松一口气了，因为已经度过了最危险的流产期。肚子会越来越大，身体开始变形，体重大幅增加。

第 11 周

胎宝宝：到了第11周，胎宝宝已经长到4~6厘米，体重约10克，能做吸吮、吞咽和踢腿的动作了。晚些时候，能清晰地看到手指、脚趾和绒毛状的毛发。肾、肠、大脑、肝脏以及呼吸器官等维持生命的器官已经开始正常工作。

孕妈妈：本周，孕妈妈的子宫上升到骨盆以上，可以不用担心流产了。这个阶段，胎宝宝整天忙着在孕妈妈的肚子里边做伸展运动，伸伸胳膊，踢踢腿，孕妈妈的肚子有时会看上去凹凸不平。有的孕妈妈会在腹部发现一条深色的竖线，这就是妊娠纹。

第 12 周

胎宝宝：孕12周的时候，胎宝宝的身长超过6厘米，头部成长速度开始放缓，而身体其他部位的增长速度开始加快。小手指和小脚趾已经完全分开，部分骨骼开始变得坚硬，并出现关节雏形。胎宝宝的身体变得更直了，还可以做出打哈欠的动作。

孕妈妈：到了这周，有的孕妈妈会发现妊娠纹加深了或者刚开始出现，部分孕妈妈的面部还会出现一些黄褐斑，不要过分担心，这些都是怀孕的特征。随着分娩的结束，斑点会逐渐变淡或消失。孕妈妈的乳房会变得更加膨胀，乳头和乳晕的颜色加深，同时阴道有乳白色的分泌物流出。

本月成功胎教要点

美学胎教

自然美感所引发的情感，会提高孕妈妈对生活的兴趣，促进胎宝宝神经系统的发育。孕妈妈可以浇花、听音乐、欣赏画册、阅读或者去郊游，随时随处向胎宝宝传递美的信息。

音乐胎教

早孕的反应是不是搞得你精疲力尽，有点力不从心了？此时，孕妈妈一定要坚持住，让清澈、优美的音乐伴你度过这段难熬的时光吧！虽然胎宝宝还很小，但已经能够感知到孕妈妈的情绪。为了培育更加健康的胎宝宝，孕妈妈争取让自己振作起来。

营养胎教

怀孕3~6个月是脑细胞迅速增殖的第一阶段，被称为"脑迅速增长期"。随着胎宝宝大脑的日渐发育，孕妈妈要及时补充有利于脑部发育的营养，为胎宝宝的脑部发育打下坚实的物质基础。孕妈妈应注意均衡饮食，保证充足的蛋白质、多种维生素、铁、钙等营养素的供给。可以适当喝一些孕妇奶粉，能满足孕妈妈孕期所需的营养成分，还能补充微量元素。选购奶粉时，一定要到正规的商场，选择搭配合理、营养全面的孕妇奶粉，也可以选择强化了某种营养素的孕妇奶粉。

运动胎教

钙离子与骨骼肌肉的兴奋性密切相关，当孕妈妈的血钙低到一定程度时，会引起小腿肌肉痉挛、抽筋，大多发生在夜间。这时，可以做一些腿部运动，放松腿部的肌肉以减轻不适，适当进行室外活动，多接触日光照射。

语言胎教

到了这个月,胎宝宝的听力开始发育,孕妈妈和准爸爸聊天时不要忽略他,多和他打招呼,也可以有目的地选择一些优美的音乐给他听,绘声绘色地讲故事也是很好的。

(1) 美学胎教:齐白石《虾》 孕妈妈本周可能会容易暴躁,做事缺乏耐心。此时,可以看看齐白石著名的画作《虾》,或许可以让你的心情平静下来。

《虾》是齐白石在89岁高龄时创作的。在这个阶段,白石画虾已入佳境,在简括的笔墨中表现了游弋水中的群虾,活泼、机警、灵敏,有生命力。除了表现了水墨、宣纸的独特性能,还将虾的质感表现得淋漓尽致,也是齐白石笔下最写实的对象之一。

其实,齐白石这样的成就并不是一蹴而就的,他从青年时期开始画虾,一直坚持到老年。看到这些的时候,孕妈妈是不是也增加了坚持孕期胎教的信心呢?

(2) 音乐胎教:《春江花月夜》 有的时候,音乐胎教与语言胎教可以同时进行。这次为孕妈妈推荐的是中国十大名曲之一的《春江花月夜》,读一读这首著名的诗歌,让宝宝感受到春天、江水、花朵、夜晚、明月的美吧。

❶孕妈妈来欣赏。《春江花月夜》通过委婉质朴的旋律,流畅多变的节奏,巧妙细腻的配器,形象地描绘了月夜春江的迷人景色。全曲就像一幅清丽淡雅、工笔细致的山水长卷,把春天静谧的夜晚、月亮在东山升起、小舟在江面荡漾、花影在西岸轻轻摇曳的景色展现在孕妈妈眼前。

❷胎宝宝来感受。这首典雅优美的抒情乐曲,概括了所有最美好的事物:春天、江水、花朵、明月、夜晚。孕妈妈也可以轻声地合唱,相信胎宝宝一定会喜欢的。《春江花月夜》原名《夕阳箫鼓》,后来根据唐代诗人张若虚的名诗更名。孕妈妈读一下原诗,在脑海中想象着具体的画面,胎宝宝也能更鲜明地感受到。

(3) 营养胎教:食谱推荐 怀孕3个月了,很多孕妈妈会有一些令人难受的早孕反应,比如胃酸减少,肠胃蠕动缓慢,部分孕妈妈还会受到便秘的困扰。膳食纤维能够刺激消化液分泌,促进肠胃蠕动,缩短食物在消化道通过的时间,水果、蔬菜和粗粮都含有很多膳食纤维,是帮助孕妈妈改善便秘的得力助手。

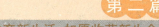

早　餐	鸡蛋1个，花卷1个，杂粮粥1碗，蔬菜适量
加　餐	苹果1个，麦麸饼干2片
午　餐	米饭1碗，大拌菜、炖鸡肉各1份，玉米半根
加　餐	酸奶1杯，坚果若干
晚　餐	鱼1份，面条1碗，蒜蓉茄子1份

这个月是胎宝宝骨骼细胞发育的关键时期。从现在开始，胎宝宝的骨骼细胞发育加快，肢体慢慢变长，逐渐出现钙盐的沉积。孕妈妈要保证钙的供给，牛肉就是高钙食品之一，可以多吃一些。

(4) 运动胎教：瑜伽山立式　孕妈妈的下半身需要支撑起身体和胎宝宝，经常锻炼这些部位，孕妈妈会感觉到全身富有活力。

❶双脚并拢站直，两脚大脚趾、脚跟和脚踝互相接触（随着孕期的推移、腹部增大，双脚可以适当分开）。大腿内侧肌肉收紧，会感觉到臀部肌肉变得更有力。

❷进一步收缩臀部肌肉，继续收紧大腿内侧肌肉，身体可以前后或左右摆动。

❸保持这个姿势，再慢慢睁开眼睛，抖动双脚。重复6~10次。

(5) 英语胎教：电影《音乐之声》

其实，音乐胎教和英语胎教也可以同时进行。《音乐之声》是一部将音乐和英语结合得很好的电影，描绘了热爱自由、美丽善良的修女玛利亚，美丽的阿尔卑斯山山坡，雅致的别墅，清澈的湖泊，活泼可爱的孩子以及追求自由的勇气，这些都能让孕妈妈产生许多生活上的积极情绪。

这部电影清新有致，雅俗共赏，既有风趣幽默的语言对白，也有深沉凝重的情感，是全世界票房最高的电影之一。

这部影片中的很多插曲都成为脍炙人口的儿童歌曲，如《音乐之声》《雪绒花》《哆来咪》《晚安，再见》《孤独的牧羊人》等，在世界各地广为流传。电影中，在玛利亚和孩子们的盛情邀请下，上校接过吉他自弹自唱了一首自己最喜爱、已多年不唱的奥地利民谣《雪绒花》。

Edelweiss

Edelweiss, Edelweiss

Every morning you greet me

Small and white, clean and bright

You look happy to meet me

Blossom of snow may you bloom and grow

Bloom and grow forever

Edelweiss, Edelweiss

Bless my homeland forever

Small and white, clean and bright

You look happy to meet me

Blossom of snow may you bloom and grow

Bloom and grow forever

Edelweiss, edelweiss

Bless my homeland forever

雪绒花

雪绒花,雪绒花

每天早晨你都欢迎着我

小而白,洁又亮

你看起来好像很高兴遇见我

雪白的花朵,你盛开茁壮

永远开放、成长

雪绒花,雪绒花

要永远保佑我的国家

小而白,洁又亮

你看起来好像很高兴遇见我

雪白的花朵,你盛开茁壮

永远开放、成长

雪绒花,雪绒花

要永远保佑我的国家

胎教故事会

小花猫孵蛋

小花猫整天坐在家里,它不去捉老鼠,却在嫉妒小母鸡在主人眼中的地位。"不就会下两个蛋吗,有什么了不起呢!每天咯蛋咯蛋地炫耀自己,好讨厌哦。"小花猫心中这样想。

有一天,小花猫看见小母鸡出去找食物吃了,它就跑到鸡窝里偷了一个鸡蛋抱到自己的窝里。"要是主人知道我也会下蛋,肯定会非常喜欢我!"有了这个主意,它就开始大着嗓子喵喵地叫起来。主人听到小花猫的叫声,就问道:"花猫啊花猫,什么事情叫个不停呢?"

"主人啊,快来看,我生下一个猫蛋宝宝啦!"小花猫回答说。

主人听后非常奇怪,"有人活到九十二,还没有见过猫儿生个蛋出来!"于是他跑过来看,结果看见真有一个蛋在猫的肚子下面。

"花猫啊花猫告诉我,这个蛋是你生的?"主人怀疑地问。

"是啊,主人,你难道不相信我吗?这样真叫我伤心啊!"小花猫装作难过地哭起来。

"好啦好啦,我相信你。可是你说这个蛋里会有什么呢?"主人又问道。

"当然是一只小猫咪,我要把它孵出来!可是孵化的时候得什么事都不干,还得吃好多好吃的东西呢!"小花猫欺骗主人说。

"我会满足你所需要的一切。"主人说完,给它一条大鱼吃。

此后,小花猫每天都会有条大鱼吃,它什么事情都不干,趴在蛋上做孵化出小猫咪的美梦。糊涂的它几乎忘掉了那个蛋是自己从小母鸡窝里偷来的,还信以为真呢!

过了一段时间,被小花猫孵化的这个蛋里面蹦出一个活泼可爱的小鸡来。主人得知此事,非常恼火,把撒谎的小花猫赶出了家,从此,小花猫成了一只无家可归的流浪猫。

妈妈的童谣

影子

看见影子倒在地,
小猪心里很着急。
伸手它把影子拉,
拉了半天起不来。
小猪对着影子喊,
再不起来我生气。

天上星

天上星,地上灯,
叮叮当当挂油瓶。
油瓶破,两个半,
猫叼草,狗拉磨,
猴儿挑水井上坐。
鸡淘米,猫浇水,
老鼠开门笑呵呵。

老鼠娶媳妇

打花鼓,抬花轿,
老鼠娶媳妇好热闹。
挑开花轿瞄一瞄,
哎呀呀,不得了,
新娘是只大狸猫。

爸爸的唐诗

春晓

孟浩然

春眠不觉晓，
处处闻啼鸟。
夜来风雨声，
花落知多少。

出塞

王昌龄

秦时明月汉时关，
万里长征人未还。
但使龙城飞将在，
不教胡马度阴山。

芙蓉楼送辛渐

王昌龄

寒雨连江夜入吴，
平明送客楚山孤。
洛阳亲友如相问，
一片冰心在玉壶。

四、优质营养配方

孕3月膳食原则

孕3月，准妈妈仍有早孕反应，情绪仍会波动，还容易发生便秘。为保障准妈妈和胎宝宝的健康，针对此期特点，营养和饮食要注意以下几点：

（1）**饮食要均衡** 食品搭配合理，膳食多样化，不偏食是关键。

（2）**少食、多餐** 想吃就吃，多吃对胎儿有益的食物。

（3）**摄入高蛋白食物** 每天最好吃2个鸡蛋，如不喜欢鸡蛋，可用鱼、豆类、虾等高蛋白食物替代，以满足胎儿大脑发育的需要。

（4）**保证每日吃水果和蔬菜** 以水果代替蔬菜的生活习惯不可取。

（5）**注意主食粗细搭配** 小米、玉米面、高粱米等粗粮与细粮穿插食用。

> **孕期专家指导**
>
> 不少准妈妈通过服用维生素片来补充身体所需，甚至还有一部分准妈妈认为，既然补充了维生素片，就可以少吃些水果和蔬菜了。这种观念是不正确的，维生素片和蔬菜水果不能相互替代。

有助于维生素的摄取。

(6) 咸菜不宜多吃 怀孕早期食欲差，常以咸菜调节食欲，但是要注意咸菜不宜过咸，不宜多吃和常吃。

(7) 注意补充水分 因为这时候易呕吐，呕吐时水和呕吐物一起排出。如果不及时补充，机体容易缺水，所以要注意及时补充水分，喝些新鲜果汁也可以。

脑黄金让宝宝更聪明

这里所谓的"脑黄金"，是不饱和脂肪酸二十二碳六烯酸的时髦用语，它的英文缩写是 DHA。DHA 是人脑细胞的主要组成成分，是促进大脑发育、成长的重要物质之一。缺乏时可引发一系列症状，包括生长发育迟缓、皮肤异常鳞屑、不育、智力障碍等。

妇女怀孕 6～9 个月，是胎儿大脑发育最需要 DHA 的时刻，孕妇要想培育一个聪明的宝宝，就需要保证摄入足够的 DHA 供给胎儿大脑正常的生长发育，因为在胎儿出生前，大脑分化已经完成 70%～80%，而在出生早期，可通过哺喂富含 DHA 的母乳使大脑分化完成其余 20%～30%。

从理论上讲，我们从食物中就能满足身体对 DHA 的需要。但是由于人们的饮食习惯以及食物在加工、烹饪过程中营养素大部分都有损失，因此，如果条件允许，推荐食用富含 DHA 的营养补充剂，或食用富含 DHA 的强化食品。

蛋白质有利于宝宝大脑发育

蛋白质由氨基酸组成，共含有 20 种氨基酸。其中有 8 种氨基酸不能在体内合成，必须由食物提供，称为必需氨基酸，如亮氨酸、异亮氨酸、赖氨酸、甲硫氨酸、苏氨酸、缬氨酸和色氨酸。蛋白质是构成人体细胞的重要成分，也是保证生理作用的物质基础，是维持人体生长发育和生命的主要营养素。人体的肌肉、血液、内脏、毛发、酶、激素和抗体都是由蛋白质构成的。肌肉和神经细胞内蛋白质成分最多。

(1) 主要功能 构成生物机体组织，构成机体内部各种酶、抗体、激素及其他调节生理机能的物质；促进生长发育；维持毛细血管的正常渗透；供给热能。蛋白质的生理作用，在于生成和修复组织细胞，也是能量的重要来源，还能维持酸碱平衡。

(2) 供给量　每天的蛋白质需要量从 45～60 克增加到 75～100 克，增加量的多少与你的孕期有关。

胎宝宝处于生长发育最旺盛的时期，需要的蛋白质相对较多。长期缺乏蛋白质，胎儿就会生长发育迟缓，体重过轻，甚至影响智力发育。

含蛋白质多的食物有：牛奶、鸡蛋、鸡肉、猪肉、羊肉、鸭肉、甲鱼、黄鳝、虾、鱼、蟹等。其中鸡蛋、牛奶、鱼类蛋白质为优质蛋白质。植物蛋白含量最多的是大豆，其次是麦和米。花生、核桃、葵花子、西瓜子也含有较多蛋白质。

健脑益智的豆类食品宜多吃

豆类或者豆类食品是健脑的重要食品，如果准妈妈在孕期能多吃些豆类食品，将对宝宝健脑十分有益。

先来了解一下豆类食品中所含的营养物质。比如说，大豆中所含的蛋白质占 40%，而且多为适合人体智力活动需要的植物蛋白。因此，从蛋白质角度看，大豆是高级健脑品。大豆中含相当多的氨基酸和钙，像大脑中的营养物质谷氨酸、天冬氨酸、赖氨酸、精氨酸在大豆中的含量分别是米中的 6 倍、6 倍、12 倍、10 倍，可见含量之高，对健脑作用之大。大豆含脂肪量也很高，约占 20%。在这些脂肪中，亚麻酸、油酸、亚油酸等不饱和脂肪酸又占 80% 以上，这就更说明，大豆确实是高级健脑食品。

再有，100 克大豆中，其中含钙 240 毫克，含铁 9.4 毫克，含磷 570 毫克，含维生素 B_1 0.35 毫克，含维生素 B_2 0.3 毫克，含维生素 B_3 2.2 毫克，这些营养素都是智力活动所必需的。

豆制品有很多种，像黑豆、豆腐、豆浆和豆乳等都是健脑食品，为了宝宝的健康，准妈妈应多加食用。

> **孕期专家指导**
>
> 豆类食品对健脑有非常重要的作用，准妈妈如果怀孕前不习惯吃豆制品，孕后考虑到宝宝健脑，也应努力多吃些豆类和豆制品。

蜂蜜保健也需科学食用

蜂蜜中对准妈妈有益的营养成分有：

（1）可被准妈妈直接吸收的葡萄糖和果糖，占65%~80%。

（2）各种氨基酸，包括准妈妈身体不能合成的8种必需氨基酸，约占0.3%。

（3）蜂蜜中有与准妈妈体内血清所含比例几乎相等的20余种矿物质，约占0.06%。

（4）蜂蜜中含有20余种促进准妈妈生长和代谢的维生素。

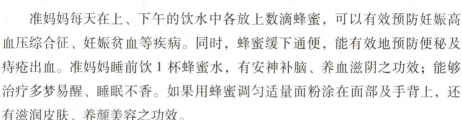

（5）多种活性酶。

准妈妈每天在上、下午的饮水中各放上数滴蜂蜜，可以有效预防妊娠高血压综合征、妊娠贫血等疾病。同时，蜂蜜缓下通便，能有效地预防便秘及痔疮出血。准妈妈睡前饮1杯蜂蜜水，有安神补脑、养血滋阴之功效；能够治疗多梦易醒、睡眠不香。如果用蜂蜜调匀适量面粉涂在面部及手背上，还有滋润皮肤、养颜美容之功效。

准妈妈切莫让营养素失衡

妊娠第3个月是胎儿器官形成的关键时期，最原始的大脑已经长成。怀孕时期营养的好坏，直接影响胎儿的生长发育。孕妇营养不良，会使胎儿发育不良，导致出生婴儿智力低下、发育迟缓或胎儿畸形等，严重的还会引起流产、早产或死产。为确保营养胎教的成功实施，孕妇应注意摄入含有适量蛋白质、脂肪、钙、铁、锌、磷、维生素和叶酸的食物。这时，孕妇还应注意主食及动物脂肪不宜摄入过多，因为摄入过多的脂肪会产生巨大儿，造成分娩困难。同时，营养不足会导致孕妇头晕、全身无力、牙齿松动，引起缺钙、缺铁、贫血等营养不良疾病。因此，孕期应注意合理的营养及科学调配，以保证主要营养素的摄入。孕妇在妊娠初期的3个月内，以高蛋白、少油腻、易消化为原则，每日应保证有优质的蛋白质、充足的糖类和维生素。

孕期准妈妈宜远离的食物

怀孕初期，不仅因为妊娠反应的困扰而食欲不振，而且因为是胚胎最初分化期，还有许多饮食禁忌，应当了解哪些东西不能吃，哪些东西要少吃。

有少数准妈妈在妊娠初期，特别渴望吃巧克力、辛辣食品、水果、土豆泥等；也有的人特别渴望吃非食品类东西，如泥块、玉米淀粉等，医学上称其为异食症。吃下这些非食品类东西，对母体和胎宝宝都是有害的。一般来讲，这种现象在怀孕3个月之后就会消失。

(1) **饮食黑名单**　从孕初期开始，就要了解饮食禁忌，不要吃不利于安胎的食物：

❶杏仁：含有氢氰酸，能通过胎盘影响到胎宝宝，孕期禁食。

❷薏米：本为药食兼用的植物种子，但药理性质滑利，对子宫肌肉有兴奋作用，有促进子宫收缩而诱发流产的可能，孕期禁食。

❸山楂：有活血化淤作用，亦有收缩子宫功效，孕早期最好不要食用。

❹螃蟹：有活血化淤作用，有堕胎之嫌，孕期禁食。

(2) **宜少吃和慎吃的食物**

❶过敏性食物，包括海产品、动物内脏等，如果吃了过敏则尽可能少吃，或煮熟、煮透再食用。

❷油炸食品和烧烤类食品。油炸食物有较多的铝及含苯环物质，炸烤类食品多为加有芳香族调料类食物，不仅易催人衰老，还会影响到胎宝宝的发育，可诱发癌肿、畸形等。

❸生鱼、生肉、生鸡蛋及未煮熟透的鱼肉蛋类食品，不仅营养不易吸收，而且含菌，对母子皆不利。

❹腌渍食品不宜吃，如香肠、腌肉、熏鱼、熏肉、烤羊肉串等，所含亚硝胺能致胎宝宝畸形。

❺可疑的食物：不新鲜的肉、鱼、贝类、发芽土豆、霉变花生、不能确认的野生蘑菇，以及变质或久放的水果、蔬菜等都不可食用。

❻高糖类食品、热量过高食品，以及过咸、过辣的食品都不宜食用。如奶油、肥肉、糖果、糕点、巧克力等。这些食物含热量高，准妈妈多吃会导致体重剧增、脂肪蓄积，可能引发中毒症、糖尿病、肥胖症等并发症。

❼刺激性食物：葱、姜、蒜、辣椒、芥末、咖喱粉、调料等，不宜多吃。

孕期切莫贪吃冷饮

怀孕期间由于有内热，很多准妈妈喜欢吃冷饮，但是这样对身体是不利的，应该学会控制。这是因为：

在怀孕期间，胃肠对冷热的刺激非常敏感。多吃冷饮能使胃肠血管突然收缩，胃液分泌减少，消化功能降低，从而引起食欲缺乏、消化不良、腹泻，甚至引起胃部痉挛，出现剧烈腹痛的现象。

还有，准妈妈的鼻、咽、气管等呼吸道黏膜往往充血并有水肿，如果大量贪食冷饮，充血的血管突然收缩，血流减少，可致局部抵抗力降低，使潜伏在咽喉、气管、鼻腔、口腔里的细菌与病毒乘机而入，引起嗓子痛哑、咳嗽、头痛等，严重时还能引起上呼吸道感染或诱发扁桃体炎等。

除以上准妈妈病症外，胎宝宝也会受到影响。胎宝宝对冷的刺激很敏感，骤冷会使胎宝宝胎动频繁、躁动不安。

> **孕期专家指导**
>
> 白开水对人体有"内洗涤"的作用。早饭前30分钟喝200毫升25～30℃的新鲜温开水，可以温润肠胃，使消化液得到足够的分泌，以促进食欲，刺激肠胃蠕动，有利于定时排便，防止痔疮、便秘。

热补品并非越多越好

有些孕妇在孕期抱着"一个人吃两个人的饭"等观念，生怕自己营养供给不足会影响胎儿的生长发育，因此，常常自作主张，长期服用如人参、蜂王浆、鹿茸、鹿胎胶、鹿角胶、胡桃肉、胎盘、洋参丸、蜂乳、参茸丸、复合维生素B和鱼肝油丸等滋补药，或者经常吃一些桂圆之类的滋补品，希望将来能生一个健康又聪明的小宝宝。然而孕妇滥用补药弊多利少，常常造成事与愿违的不良后果。

孕妇忌滥用补药和补品的原因有以下几点。

(1) **是药三分毒**　任何药物，包括各种滋补品，都要在人体内分解、代谢，并有一定的副作用，包括毒性作用和过敏反应。可以说，没有一种药物对人体是绝对安全的。母体摄入的药物都会通过胎盘进入胎儿的血液循环，如果用之不当，即使是滋补性药品，也会给孕妇及腹中的胎儿带来种种损害。

(2) **温热补品有损胎儿健康** 中医学认为，妊娠期间，女性月经停闭，脏腑经络之血皆注于冲任以养胎，母体全身处于阴血偏虚、阳气相对偏盛的状态，因此孕妇容易出现"胎火"。在这种情况下，孕妇如果经常服用补药，尤其是温热补品，反而会给孕妇以及腹中的胎儿带来种种损害。

(3) **大量进补易中毒** 研究表明，蜂王浆、洋参丸和蜂乳等大量服用时，均可引起中毒或其他不良后果；鱼肝油若被孕妇大量服用，会造成维生素A、维生素D过量而引起中毒，导致胎儿发育不良或畸形。号称滋补之王的人参，孕妇如果服用过量，容易加重妊娠呕吐、水肿和高血压等症状，甚至会发生流产或死胎等。

(4) **滋补药品并不神奇** 滋补药品的作用被显著地夸大了，好多滋补药品并非所夸大的那么神奇，实际上产生不了多少滋补作用，仅仅是心理上的安慰而已，而且，各种滋补药品大都非常昂贵，所以，孕期滥用大量滋补药品，在精神上和财力上都是很大的浪费。

药补不如食补，食补不如心补，每天都怀有一份健康、愉快的心情，相信自己会拥有一个活泼可爱的宝宝，这才是最有效的"滋补"。

莫让食物过敏危害宝宝

孕妇食用过敏食物不仅会导致流产或胎儿畸形，还可导致婴儿患病。有过敏体质的孕妇可能对某些食物过敏，这些过敏食物可妨碍胎儿的生长发育，或直接损害某些器官，如肺、支气管等，从而导致胎儿畸形或患病。

如果对过敏食物缺乏了解和重视，就有可能因吃了过敏性食物而造成流产、早产、胎儿畸形等，准妈妈如何防止食用过敏性食物呢？

(1) 以往吃某些食物发生了过敏反应，在怀孕期间应注意禁止食用。

(2) 不要食用过去未吃过的食物或霉变食物。

(3) 在食用某些食物后如发生全身发痒、出荨麻疹或心慌、气喘，或腰痛、腹泻现象时，应考虑到食物过敏，立即停止食用这些食物。

(4) 不吃或慎吃容易过敏食物，如海产鱼、虾、蟹、贝壳类食物及辛辣刺激性食物。对海产食物可先少量吃，观察是否有过敏反应再决定以后是否食用。

(5) 食用异性蛋白类食物，如动物肉、肝、肾、蛋类、奶类、鱼类等，应烧熟煮透，以减少可能的过敏反应。

孕期补铁不宜多吃菠菜

长久以来，人们一直都认为菠菜含有大量的铁，具有补血功能，因此把菠菜当做孕妇、儿童、病人理想的补血食品。其实，菠菜中铁的含量并不多，其主要成分是草酸，而草酸对锌、钙吸收有着不可低估的破坏作用。锌和钙是人体不可缺少的微量元素，如果人体缺锌，人就会感到食欲不振、味觉下降；儿童一旦缺钙，则可能发生佝偻病，出现鸡胸、罗圈腿以及牙齿生长迟缓等现象。所以，孕妇过多食用菠菜对胎儿发育不利。

自己动手制作健康零食

怀孕以后，宝宝不断长大，压迫准妈妈的消化系统。准妈妈常常吃了几口饭就觉得肚子饱了，但实际上营养却不够。一些既可以解馋，营养又丰富的健康零食就不能错过了。

（1）香脆果粒酸奶＋麦片　富含丰富的钙质、蛋白质以及纤维素。

（2）麦片制成的麻花卷　甜甜的味道，以零食的吃法来增加纤维素、糖类，还可补充热量。

（3）半个香蕉卷＋全麦面包　钾加蛋白质，超级简单的营养零食。

（4）全熟的白煮蛋配面包片　随时可以取得的蛋白质。

（5）猕猴桃做成的果味饮品　完美的维生素C来源。

（6）葡萄及番茄沙拉　含丰富维生素C的爽口小菜。

（7）新鲜的樱桃配酸奶　甜甜的滋味，含有丰富的维生素C。

（8）蓝莓或者蓝莓干　美味的维生素C让你倍感惊喜。

（9）芒果果酱　丰富的维生素A，有助于胎儿的细胞成长。

（10）青色甜豌豆　煮熟冷却后撒盐食用，含蛋白质、维生素A、铁及钙。

（11）芹菜茎蘸进酸奶中　去除了芹菜原来的味道，改用一种可口的方法品尝这种富含营养的绿色纤维。

（12）蔬菜面包片　在获得美味的同时包含了各种蔬果。

（13）低脂肪南瓜糕点　可口的食物含有维生素及矿物质。

（14）粗粮制成的可口蛋卷加上一条条黑色的糖浆　补充铁的美味小甜点。

五、生活细节注意点

本月居家注意事项

选择安静的生活环境、清新的空气以及清洁卫生的居室，会让孕妇轻松悠闲地度过孕期。除了保证舒适的生活环境外，还应注意平时的生活起居，良好的生活习惯会保证胎儿的正常发育。

(1) **保证充分的休息与睡眠** 怀孕后，身体负担逐渐加重，为了适应这一变化，孕妇的生活起居要规律，适当增加休息和睡眠的时间。睡眠时，孕妇应注意选择舒适的体位，一般认为，左侧卧位可减轻子宫右旋对血管的压迫，利于胎儿的血液供应。休息时，尽量抬高下肢，有助于减轻孕妇下肢水肿和静脉曲张。

(2) **轻松娱乐** 良好的情绪是胎儿健康生长发育的内环境。准妈妈可多听听优美舒缓的音乐，远离噪音。

(3) **避免性生活** 正常妊娠对性生活虽然无严格禁忌，但妊娠3个月内，由于胎盘尚未完全形成，性生活刺激易导致流产，所以应尽可能避免性生活。

(4) **合适的衣着** 孕妇新陈代谢加快，容易出汗，应穿宽松、柔软、舒适的棉织衣物，腹部不宜用皮带勒紧。夏季注意避暑，勤换衣服；冬季注意保暖。乳房应用合适的乳罩托住，不宜勒紧。孕期不宜穿高跟鞋，以免跌倒损伤，导致流产。

(5) **避免负重与出行** 怀孕后孕妇要尽量避免冷水的刺激，避免无节制的负重，少去人流拥挤的公共场所，不宜独自长时间旅行。

(6) **控制不良嗜好** 首先应戒烟。有资料表明，吸烟的孕妇发生流产、早产、胎儿宫内发育迟缓、死胎及新生儿死亡的概率均高于不吸烟的孕妇；胎儿畸形，尤其是先天性心脏病的发病率也将增高，将来儿童的智力发育也会受到影响。孕妇被动吸烟同样会对胎儿产生危害。所以，孕妇的丈夫也应戒烟，至少吸烟时要远离孕妇，尽量保持孕妇所处环境的空气清新。其次还应戒酒。酗酒会造成慢性酒精中毒，影响受精卵和胚胎的发育，容易引起流产，孩子出生后可能会有畸形、智力低下、反应迟钝等现象。所以，孕妇及其丈夫均应戒酒。另外，孕期应尽量避免或减少食用含有咖啡因的饮料和食物，如咖啡、茶、巧克力及可乐等。

(7) **避免其他有害因素** 热水浴与桑拿产生的高温会损伤胎儿的中枢神经系统。电热毯、微波炉、电脑显示器产生的电磁波或微波会影响胎儿器官的发育。怀孕3个月内要禁止接触放射线，哪怕做小剂量的胸透，也要在怀孕7个月以后进行。受精第18～72天是致畸的敏感期，高峰在第30天左右，在这段时间内，要避免接触化学有毒物质和服用致畸药物。由于病毒能通过胎盘进入胎体，可造成胎儿畸形，因此要设法提高母亲身体的抵抗力，及时治疗病毒感染所致的疾病。

准妈妈要注意充分休息

如果怀孕使你觉得疲累，不妨利用休息时间练习睡眠法。这将让你不仅得到充分的休息，还让母子二人充分获得健康、放松。

睡姿的习惯虽然因人而异，但是，怀孕期间腹部逐日膨胀，趴着肚子睡觉，可能不很舒服；仰睡的姿势或许比较舒服，但是把子宫的全部重量分别放在背、肠和下腔静脉（负责把身体下部的血液送回心脏的静脉）等部位，这会使背痛或有痔疮

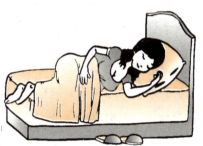

的人，病痛更加严重，而且会抑制消化功能，阻碍呼吸和循环，并且可能导致低血压。

因此，孕妇应选择有利于孕妇和胎儿的理想睡姿。近代医学所建议准妈妈的健康睡姿应是左侧而睡。

然而，很少人能以同一个睡姿一觉到天明。刚开始不习惯者，请不要担心，身体会很快自动调节来适应新的睡姿。

准妈妈最易忽视的健康营养素

(1) **水** 除了必要的食物营养之外，水也是准妈妈必需的营养物质。但是，水却经常被人们所忽视。众所周知，水占人体体重的60%，是人体体液

的主要成分，饮水不足不仅仅会引起干渴，同时还会影响到体液的电解质平衡和养分的运送。调节体内各组织的功能，维持正常的物质代谢都离不开水。所以，怀孕期间准妈妈要养成多喝水的习惯。

(2) 清新的空气　清新的空气对生活在城市的人们来说确实是一种奢侈品。随着近年来机动车辆的增多，空气污染已经成为一种社会的公害。但是，有些孕妇因为怕感冒，不经常开窗，从而影响空气的流通，长此以往，会影响孕妇的健康。因此，一定要注意室内空气的清新。

(3) 阳光　阳光中的紫外线具有杀菌消毒的作用，更重要的是通过阳光对人体皮肤的照射，能够促进人体合成维生素D，进而促进钙质的吸收和防止胎儿患先天性佝偻病。

准妈妈要适当进行家务劳动

力所能及的家务劳动对准妈妈身体是有益处的，它可以增加血液循环，促进新陈代谢，有利于母子健康。还有利于分娩顺利，减少难产发生率。

准妈妈可以进行简单的清洁工作，不过在劳动时要留意姿势是否正确。姿势不正确的话，准妈妈的腰骨可能会出现疼痛及令胎儿受挤压；只有在劳动时保持正确的姿势，才能避免受伤害。

准妈妈在做家务时除了要选择自己力所能及的工作外，首先要看各项家具是否稳固，否则容易因失去重心而受伤。同时必须

> **孕期专家指导**
>
> 准妈妈在端水、洗衣服、拧衣服及晾晒衣服时，注意不要用力过猛，晾晒衣服时将晾衣绳置低一些，避免向上伸腰，避免发生流产、受伤等意外。

将家中窗户打开，保持室内空气流通，切忌因怕热而打开空调做家务，造成尘土、细菌困于屋内，而且不要蹲下劳动，避免令胎儿受压影响成长。还需要注意的是，做家务时一定不能站在高处，以防因失去重心而跌倒。

注意体重的调节

怀孕之后，孕妈妈体重增加属于自然现象，但如果增重速度突然加快，增加量远远高于标准增加量，那就应该引起注意。一般来说，1个月之内体重

增长 2 千克以上就应视作不正常。

超常的体重增加会导致难产、胎儿发育停止，还会引发糖尿病和妊娠高血压疾病，因此要注意控制体重。

由于怀孕 4～6 个月时就进入了稳定期，食欲开始旺盛起来。从这时一直到分娩，孕妈妈应该给自己定下一个目标体重，每天量体重并记录在纸上。

如果一个星期体重增加 0.5 千克以上，应该在均匀摄取必需营养的同时，减少糖类的摄取量，以此适当减轻体重。

做一个漂亮整洁的准妈妈。

（1）夏季天气酷热，准妈妈每天洗澡不宜少于 2 次。春秋气候宜人，每周洗澡 1～2 次即可。寒冬腊月，每 2 周洗澡 1 次就足够了。饥饿时或饱食后 1 小时以内不宜洗澡。

（2）无论春夏秋冬，浴水温度最好与体温接近，在 35℃ 左右。太凉或太热的水对皮肤造成的刺激会影响孕妇的周身血液分布，不利于母体健康及胎儿发育。

（3）淋浴比盆浴更适合孕妇，因为淋浴可防止污水进入阴道，避免产前感染。再者，孕妇身体笨重，进出澡盆、浴缸不便，容易滑倒，使腹部受到撞击。

（4）洗澡既可使全身清洁，又能促进血液循环，消除疲劳，抖擞精神。

（5）孕妇还要经常洗头发，以使头发清洁黑亮。每周最好洗头 2 次。

（6）孕妇还要经常进行外阴局部皮肤的清洁。这是因为孕妇外阴发生了明显变化，皮肤更加柔弱，皮脂腺及汗腺的分泌较体表其他部位更为旺盛。同时由于阴道上皮细胞通透性增高，以及子宫颈腺体分泌增加，使白带大大增多。在进行局部清洁时，注意不要用热水烫洗，也不要用碱性肥皂水洗，更不要用高锰酸钾溶液洗。

（7）孕妇要经常清洗外衣，以保持清洁整齐，更应经常换洗内衣，最好每 1～2 天换洗 1 次，以免受细菌感染，造成阴部或乳腺炎症，给孕妇、胎儿造成不良影响。

孕早、晚期最好别旅行

（1）孕早期准妈妈不宜旅行 怀孕14周以前，由于有流产的危险及早孕反应，孕妇最好不要做长途旅行。孕28周以后，由于体重及胎儿的负担，也不适宜长途劳累。所以，孕14~28周是孕妇旅行的适合时机。

一般而言，空气不流通会导致缺氧及子宫收缩，所以连续坐车最好不要超过2小时，最好不要在旅行高峰期上路。火车比汽车更适合孕妇乘坐。如果搭乘飞机，应有一些限制，怀孕18~28周内可以搭乘短程飞机，尽量避免长途飞行。

旅行时，应事先掌握往来地点的医疗资源，路途中应注意休息，避免奔波劳累。如果孕妇存在出血、早产以及其他的危险因素，就不要出门旅行。

（2）孕晚期准妈妈不宜旅行 怀孕晚期，孕妇生理变化很大，适应环境的能力远不如平时，长时间的车船颠簸会使孕妇难以入睡，精神烦躁，身体疲惫，而且旅途中孕妇免不了要经常受到碰撞、拥挤。

车船上空气一般都很污浊，各种致病菌也比其他环境多，很容易使孕妇感染疾病。在这种条件下，孕妇往往容易发生早产、急产等意外。

散步要选好地点和时间

散步是准妈妈安全、有效的健身方法。不论妊娠早期、中期、晚期，准妈妈均可采取这种方法健身。妊娠早期，准妈妈每天散步应在半小时以上。

（1）选择散步地点 最好选择绿色植物较多，尘土和噪音较少的地点，这些地方空气清新，氧气含量高，是散步的最佳场所。

（2）选择散步时间 散步的时间选择在早餐或晚餐后较为合适。日出前，空气中的有害物质较多，应选择日出之后出去；晚上8点以后，路上车辆相对较少，也比较合适。

久卧对准妈妈有害

常卧床使机体的肌肉，尤其是那些与分娩有关的腰、腹及盆腔肌肉变得松弛无力。如果再加上妊娠期营养充足或过剩，使宝宝在腹内生长过大，分娩困难也就难免了。准妈妈在孕期尤其是中后期必须注意适当活动,以求分娩顺利,宝宝平安。

(1) **舒适第一** 穿让你觉得舒服的宽松衣物,保证房间内温度适宜。

(2) **康复治疗** 总是躺在床上会使你的四肢和背部感觉酸痛麻木,物理治疗可以减轻卧床休养带来的种种不适。

(3) **按摩治疗** 可以定期做做按摩来放松身体和肌肉,减轻肌肉疼痛。

晨练要注意科学性

不少准妈妈都喜欢晨练。专家提醒,适当晨练可使准妈妈全天充满活力,但晨练一定要注意科学性。

(1) **不要在空腹或饱腹状态下晨练** 可吃些食物,至半饱后稍事休息再到户外进行晨练。

有的准妈妈清晨6点即爬起来锻炼,然后再回去睡个"回笼觉",这样不但易吸入污浊空气,还会使生物钟错乱,导致疲劳、早衰。最好是等太阳出来后再开始晨练,因为日出前地面空气污染最重,且此时氧气也少,日出后绿色植物开始光合作用,吸入二氧化碳,吐出氧气,空气方才清新。

(2) **气温过低不宜晨练** 秋、冬季早晨若气温过低或气温突降不宜晨练,准妈妈必须牢记!这是因为准妈妈的体温调节能力相对较差,易受寒生病。

(3) **雨雾天气不宜晨练** 现在的"雾"与过去的"水雾"不同,由于污染严重,因此多为"污染雾",细小的雾滴含有大量污染物质和致病菌,晨练时呼吸量增加,会吸入更多的污染物,严重者会产生呼吸困难、胸闷、心悸等。

孕妇体操321

(1) **脚部运动** 坐在椅子上或床边,腿和地面呈垂直状,两腿并拢平放地面上。脚尖使劲向上跷,待呼吸一次后,再次恢复原状。将一条腿放在另一条腿上。上面腿、脚尖慢慢地上下活动,然后换腿进行。通过脚尖和踝骨关节的活动,能够促进血液循环和锻炼脚部肌肉,防止脚部疲劳。每次3~5分钟。

(2) **盘腿运动** 在床上坐好，盘好双脚。把背部挺直，正视前方，两手放在膝盖上。每呼吸一次，双手将膝盖向下压至床面，反复进行。这项运动可以松弛关节，伸展骨盆肌肉，使婴儿在分娩时顺利通过产道，每次可做10分钟左右。

(3) **扭动骨盆运动** 仰卧在床，两腿与床成45°，双膝并拢，双膝并拢带动大小腿向左右摆动。摆动时两膝好像在画一个椭圆，要有节奏地缓慢运动。双肩和脚板要紧贴床面。左腿伸直，右腿保持原状，右腿的膝盖慢慢向左倾倒。右腿膝盖从左侧恢复原位后，再向右侧倾倒，此法两腿交换进行。

(4) **腰背肌肉运动** 双膝平跪床上，双臂沿肩部垂直支撑上身，利用背部与腹部的摆动活动腰背部肌肉。

(5) **肩胛部与肘关节运动** 盘腿而坐，肘部弯曲，手指扶在肩上，两上臂保持一条直线，然后将手指向外伸展，再放松肘关节。此运动不但可以减轻背痛，而且能强壮胸部及乳房部位的肌肉。

(6) **双腿高抬运动** 仰卧床上，双腿高抬，脚抵住墙。此姿势可以伸展脊椎骨和臀部肌肉，并促进下肢血液循环。每日数次，每次3~5分钟。

(7) **大腿肌肉伸展运动** 仰卧，一腿伸直一腿稍屈，伸直的腿利用脚趾的收缩紧缩大腿、臀部和肛门的肌肉，然后放松。两腿交替练习，每日反复10次。利用大腿部肌肉的收缩，可缓解小腿和脚的疲劳、麻痹和抽筋症状。

六、祛疾检查保健康

应进行的几种必要检查

(1) **血型检查** 为分娩时做输血的准备（有大量出血时），同时，也有预测有无血型不合的检查。在初诊时，做ABO型和Rh型检查。此时，丈夫也最好做一下血型检查。

(2) **贫血检查** 除在初诊检查之外，在怀孕的中期、晚期再检查一下是最好的。因为即使早期没有出现贫血，随着怀孕月份的增加，也容易发生贫血。

（3）**尿检查** 在初诊和定期检查的时候，都要做尿的检查。检查尿中的糖和蛋白质，有利于对高血压和妊娠糖尿病的早期发现。

（4）**B型肝炎抗原（HB抗原）的检查** B型肝炎（乙肝）是以血液为媒介传染的疾病，因此，分娩时有传染给胎儿、医生和助产士的危险。

（5）**其他检查** 除以上各项检查外，在怀孕中期以后，能听到胎儿心脏的跳动，为查看有无葡萄胎的可能性和是否双胎，要做听取胎儿心音的检查，做多普勒超声检查。为查看有无妊娠高血压的症状，要做水肿的检查。此外，还要做血糖值、心电图、肝功能检查、凝血功能检查、血象、血小板数、红细胞沉降率等的血液检查。更进一步的检查，像尿中雌三醇值的测定、羊水分析等的胎儿胎盘功能检查，胸部X线检查、腹部X线检查、骨盆X线检查、超声波断层摄影，应根据需要进行，无特殊需要不必检查。

常用的保胎措施有哪些

对于人们通常最容易避免的创伤性流产，保胎是有效的，但这种流产在临床中所占的比率很小。

目前，西医保胎药物很少，以往大多数人使用黄体酮保胎。然而，黄体酮只对孕激素不足的孕妈妈才有效果，对其他原因引起的流产作用有限。

需要注意的是，在孕期大量使用黄体酮可能会引起胎儿性器官发育异常。从优生的角度来看，一旦发生先兆流产，首先要查明原因，对原因不明的自然流产，不宜盲目保胎。

保胎前有哪些注意事项

随着人们对流产的认识日益加深，逐步开始对保胎治疗采取更为科学的态度，盲目保胎已被摒弃。

由于妊娠期出现阴道出血的疾病不只是流产一种，例如葡萄胎和宫外孕，在停经6～8周都会出现阴道出血；妊娠合并阴道和宫颈病变会出现不规则阴道出血；妊娠合并生殖道损伤，也表现为持续性阴道出血。上述疾病的治疗原则与流产截然不同，因此在确诊是否为流产之前，不可盲目进行保胎治疗。

流产分为很多种，不同种类流产的治疗原则亦各不相同，不能一概而论，否则会延误最佳的治疗时机，不但会导致继发性不孕，甚至会危及孕妈妈的生命。如果胚胎存活，一般只有先兆流产和习惯性流产适于保胎治疗。

在开始保胎治疗前，务必要进行B超及其他辅助检查，以明确胚胎或胎儿是否存活。如果胚胎已经死亡，仍盲目保胎的话，会对孕妈妈的身体造成不必要的损害。

哪些情况不适合保胎

造成流产的原因错综复杂，而受精卵异常是早期流产的主要原因之一。也就是说，夫妻某一方的精子或卵子有缺陷，与对方的生殖细胞结合后形成异常受精卵，这种异常受精卵在子宫内不能发育成熟，绝大多数在早期死亡而流产。此种流产无法保胎，也没有保胎的必要性。

近些年来，随着优生学和遗传研究的发展，医学专家通过大量的实验研究后提出，流产是一种非常重要的、自然的生殖选择机能。经过这种自然选择，使得95%的染色体异常胎儿在妊娠28周以前流产而自然淘汰，避免了异常胎儿的出生，保证了胎儿的优生。从这个角度来看，流产并非是坏事，而是好事。因此，孕早期有流产症状的孕妈妈不要急于保胎，应该先到医院做相关检查，再决定是否保胎。

如果流产不是受精卵异常，而是由于孕妈妈存在着影响胎儿生长发育的不良因素造成的，如生殖器官的疾病和子宫严重畸形等，流产常常发生，即使应用孕酮保胎也保不住，应该寻求医生的帮助。

此外，还有一部分人的流产是因为妊娠期患了急性、慢性疾病所造成的，如流感、肺炎、肝炎、心脏病、严重贫血等，能否保胎需要根据孕妈妈病情的恢复情况而定。倘若孕妈妈病情较重，在治疗过程中使用了大量对胎儿有影响的药物，不要盲目保胎，避免顾此失彼，影响母子健康。

怀孕后如果有多次阴道出血，在排除其他原因后，要考虑可能是流产。因为怀孕后阴道出血意味着子宫内的绒毛脱膜分离，血窦（血管）开放而有出血或是胚胎死亡，使底脱膜的海绵层出血。一旦发生这种情况，应及时就医。

自然流产是一种自然淘汰，不要过分惋惜，关键要注意准备再怀孕或者怀孕后应及早就医，避免不良因素的影响而发生的流产。

准妈妈这样通过食物补钙

钙是人体骨骼和牙齿的主要成分。此外，钙能降低毛细血管和细胞膜的通透性，控制炎症和水肿；钙能降低神经肌肉的兴奋性，对心肌有特殊作用，有利于心肌收缩，维持心跳节律。

孕妇如果长期缺钙或缺钙程度严重，不仅可使母体血钙水平降低，诱发小腿抽筋或手足抽搐，还可导致孕妇骨质疏松，进而产生骨质软化症，胎儿亦可能产生先天性佝偻病和缺钙抽搐。

（1）在面包、饼干和薄烤饼上涂上糖蜜。芝麻和芝麻酱的含钙量也较高，饼干和蔬菜可以蘸着它们吃。

（2）将脱脂奶粉放入汤、奶昔里。在准备松饼或薄饼面粉时加入脱脂奶粉。

（3）用原味酸奶作为沙拉酱的底料，或用水果味的酸奶做水果沙拉，或新鲜水果的蘸酱。

（4）吃带骨鱼。

（5）多吃含钙量高的蔬菜。

（6）用柔软光滑的豆腐做布丁和沙拉酱的底料。

（7）用牛奶或奶粉做奶油汤。

（8）用含有2倍钙的奶粉做土豆泥、布丁和奶油沙司。

（9）食用奶制品做的食物，如布丁、酸奶和奶昔。

（10）在土豆泥、蔬菜、意大利面条中放入低脂或脱脂奶酪。

（11）多吃玉米，12个玉米饼大约含有400毫克的钙。

如何应对鼻出血

孕期流鼻血是怀孕期间较常见的一种现象，在怀孕的早期、中期、晚期都会出现，尤其是在怀孕的中晚期会更严重，所以请准妈妈不用着急。

准妈妈怀孕后，卵巢和胎盘会产生大量雌激素，尤其是妊娠7个月后，经卵巢进入血液中的雌激素浓度可能超过怀孕前20倍以上，血液中大量的雌激素可促使鼻黏膜发生肿胀、软化、充血，如果血管壁的脆性增加，就容易发生破裂而引起鼻出血。尤其是当准妈妈经过一个晚上的睡眠，起床后，体位发生变化或擤鼻涕，更容易引起流鼻血。

此外，鼻息肉、血液病、凝血功能障碍、急性呼吸道感染等疾病，也会经常产生流鼻血的现象。预防鼻出血要注意以下事项。

（1）注意饮食结构，在怀孕期间，可多吃些富含维生素 E 类食物，比如白菜、青菜、黄瓜、西红柿、苹果、红枣、豆类、瘦肉、乳类、蛋类等，这样可以增强血管弹性。不吃或少食油煎、辛辣等燥性的食品。气候干燥时，要适当多饮些水。

（2）少做比如擤鼻涕、挖鼻孔等动作，避免因损伤鼻黏膜血管而出血。

（3）鼻部按摩。比如，每天用手轻轻地按摩鼻部和脸部的皮肤 1～2 次，促进局部的血液循环与营养的供应，尤其是在冬天，还能增加抗寒、抗刺激能力。

（4）室内要保持一定湿度。在冬季时，如果准妈妈平时就有较严重的鼻腔疾病或鼻出血多而频繁时，最好及时到医院请医生诊断。

准妈妈一旦出现鼻出血，应该迅速仰卧，用拇指和食指压鼻翼根部，持续 5～10 分钟，然后再用冷湿毛巾敷额或鼻部，一般出血可止住。如果出血较多，可以请别人对着准妈妈的双耳连吹 3～5 口长气，也能起止血作用。

警惕妊娠中的危险信号

每位准妈妈都希望自己生下一个健康、漂亮的小宝宝，但有一些危险信号必须警觉。

（1）**宫外孕信号**　主要表现是妊娠早期突然出现下腹部持续性疼痛，并伴恶心、呕吐、昏厥、头晕和排便感等。

（2）**葡萄胎信号**　表现为妊娠早期或中期子宫增大速度过快，超过妊娠月份，进行 B 超检查可显示葡萄胎。

（3）**胎儿死亡信号**　一方面表现在妊娠期增大的乳房、腹部不但停止生长，而且缩小、萎缩，同时乳房胀感消失；另一方面则表现为胎动停止，胎心音消失。此外，阴道有大量的出血现象，其出血量超过正常的月经量。

（4）**胎儿宫内缺氧信号**　正常胎动每小时 3～5 次，如 12 小时内胎动次数少于 10 次，则为宫内缺氧信号。如若不及时治疗，可危及胎儿生命。

（5）**胎儿宫内发育迟缓信号**　主要表现为子宫增长过缓，其子宫增长速度达不到孕周应有的高度。此症易导致胎儿宫内死亡。

（6）**重度妊娠高血压综合征信号**　妊娠时期水肿急剧加重，并延及大腿、腹壁，临床检查血压升高。此症是导致准妈妈死亡的一大因素。若妊娠期出现头痛、头晕，并伴有眼花、胸闷、血压上升，则提示母婴处于危险状态。

（7）早期剥离或前置胎盘信号 在妊娠晚期有大量阴道出血，并伴有持续性腹痛，此为早期剥离信号，若不伴有持续性腹痛，则为前置胎盘信号，此两种信号皆可危及母婴生命。

预防孕期抑郁症

准妈妈是否为了更好地迎接宝宝的来临而新换了更大的居所呢？或者准妈妈因为怀孕等原因在工作中遇到困难？怀孕期间生活上的任何重大变动，如搬家、离婚、失业、失去亲友等都可能使准妈妈陷入孕期抑郁症。那么，如何来应对呢？

（1）尽量使自己放松 放弃那种想要在婴儿出生以前把一切打点周全的想法。准妈妈也许会觉得应该抓紧时间找好产后护理人员，给房间来个大扫除，或在休产假以前把手头做的工作都结束了，其实在列出的一大堆该做的事情前面应该郑重地加上一样，那就是善待自己。

一旦孩子出生，准妈妈将再也没有那么多时间来照顾自己了。所以当准妈妈怀孕的时候应该试着看看小说，在床上吃可口早餐，去树林里散散步，尽量多做一些能使自己感觉愉快的事情。照顾好自己，是孕育一个健康可爱宝宝的首要前提。

（2）和配偶多交流 保证每天有足够的时间和配偶在一起，并保持亲昵的交流。如果身体允许，可以考虑一起外出度假，尽自己所能来使关系更加牢不可破，这样当孩子降生时，准妈妈就会有一个坚强的后盾，可以放心依靠。

（3）进行积极治疗 如果准妈妈做了种种努力，但情况仍不见好转，或者发现自己已不能胜任日常工作和生活，或者有伤害自己和他人的冲动，那么应该立即寻求医生的帮助。在医生的指导下服用一些对自身和胎儿没有副作用的抗抑郁药物，也可以要求医生推荐一位这方面的医学专家或精神治疗专家，以免病情延误，给自己和胎儿带来不良后果。

有的准妈妈害怕去见精神病专家，认为这会使自己与精神病挂上钩，其实完全不必担心，可以理智而客观地把它看作是保证你和胎儿健康安全而采取的一项必要措施。

准妈妈要打预防针保健康

准妈妈由于怀孕，抵抗病毒、细菌的能力较常人弱，一旦感染病毒危害巨大。准妈妈用药也存在着危险，为了自己和胎儿的健康，准妈妈可打防疫针来保护自己的健康。

(1) **破伤风类毒素** 孕期接种破伤风类毒素可以预防胎儿感染破伤风。接种方法是：在怀孕第4个月注射第1针，剂量为0.5毫升，含5个单位；第1针后隔6周或最迟在预产期前4周注射第2针，剂量同前。准妈妈一定要注意第2针的注射时间，如果注射时间太接近分娩时间，就不能保证分娩时母体已产生足够抗体。同时，如果准妈妈已感染破伤风，则不宜使用破伤风类毒素，否则可能会引起过敏反应。最好使用人血破伤风免疫球蛋白，这种物质不会引起过敏。

(2) **狂犬疫苗** 如果准妈妈不小心被动物咬伤，可以在孕期接受狂犬疫苗接种。具体接种方法是：在咬伤的当天和第3、7、14、30天，各注射狂犬疫苗1针。如果严重咬伤，如上肢、头、面部或身体多处被咬伤者，应立即注射狂犬病免疫球蛋白或注射抗狂犬病血清，然后再按上述程序注射狂犬疫苗。

(3) **乙型肝炎疫苗** 主要适用于生活在乙型肝炎高发区、准妈妈的配偶或家庭成员有乙肝者等情况。接种方法是：首次注射后，隔1个月、6个月再各注射1次，共3次。如果准妈妈本人感染乙肝病毒，则不必再注射。可通过试着给出生后24小时内的新生儿注射乙肝病毒免疫蛋白，来预防宝宝有可能感染的乙肝病毒。

(4) **乙脑疫苗** 注射乙脑疫苗对准妈妈、胎儿均无害，但不必常规注射，有必要时可按要求注射。

(5) **人血或人胎盘血丙种球蛋白** 这两种都是被动免疫制剂，适用于已经受到或可能会受到甲型肝炎感染的准妈妈。

值得注意的是，并非所有的免疫接种都是安全的，如水痘、风疹、麻疹、腮腺炎、甲肝都是病毒性减毒活疫苗。还有准妈妈应禁用口服脊髓灰质炎疫苗及百日咳疫苗。

第四章 怀孕第4个月
——走出阴霾，渡过第一道难关

早孕反应的不适在一点一点消失，身体开始达到最佳的状态。度过了让人不安的孕早期，准妈妈终于可以享受孕期的幸福和喜悦了，紧张的心情也跟着格外地清爽起来。这段时间是女人最幸福的时光，只有经历过的人才能体会。而此时准妈妈腹中的宝宝比前3个月已大了好多。有的准妈妈会在此月感受到胎动哟，那是宝宝在和你打招呼呢，你高兴吗？

一、妈妈与宝宝的第4个月

胎儿的发育状态

胎儿迅速生长，完全具备人的外形；皮肤汗腺及皮脂腺形成，体毛开始出现；上颌窦开始发育；肺中出现弹性纤维；十二指肠及大肠固定；外阴出现差异，能辨认出男女；手脚能做一些微小的活动。

准妈妈的身体变化

孕吐减轻或结束，食欲增强；阴道分泌物量无变化；尿频与便秘逐渐改善；基础体温下降；体重增加2千克；略显大肚子；子宫底在肚脐之间；子宫如新生儿头部大小。

本月怀孕注意事项

此时，孕吐和压迫感等不舒服的症状基本消失，虽身心安定，但仍须小心。这个阶段是胎盘完成的重要时期，尽量保持身心的平静，以免动了胎气。

孕妇应该充分了解有关怀孕、分娩的各项知识。除了能够消除孕期不安以及恐惧外，还有助于顺利分娩。目前，市场上有很多妊娠大全丛书，专门服务于孕妇。因此，孕妇可以就近到各地的书店购买。

为了使顺产更为轻松，最好开始适当地做一些孕妇体操，但要控制在适当的范围内，不要勉强。

为了使胎儿发育良好，必须要摄取充分的营养，如蛋白质、维生素、铁、钙等，要均衡饮食，不要偏食。此时，可能会出现妊娠贫血症，而铁质的吸收显得尤为重要。

身体易出汗、分泌物增多、易受病菌感染，每天必须淋浴，且要勤换内裤。

二、准妈咪可能有的感觉

孕态初显

当你怀孕进入第4个月时，腹部隆起会相当明显。此时，自然也会引起周围人士的猜测。因此，这可能是向众人证实你怀孕的最佳时机，然而，此时在穿着上你处于过渡期，因为一般的衣着可能已经太紧，但穿上孕妇装，看起来又会显得松松垮垮的。

头晕目眩

妊娠的早、中期，由于胎盘形成，血压会有一定程度的下降。原有高血压病的孕妇，血压下降幅度会更大。血压下降，流至大脑的血流量就会减少，造成脑血供应不足，使脑缺血、缺氧，从而引起头晕。

其实，这是正常的怀孕反应，除非发生的频率越来越高，而且越来越严重，否则，基本上不会对你与胎儿的健康造成什么不良影响。

头痛

就像恶心一样，头痛也是孕妇最常抱怨的现象。在你怀孕的过程中，或多或少都会有头痛的现象发生,不过,怀孕期的头痛来得快去得也快,不论是偏头痛或是一般性的阵痛都有可能发生。研究指出,怀孕激素的变化会导致头痛,怀孕时身心状况的剧变也能造成头痛。当然,紧张也可导致紧张性头痛。

值得提醒的是,在怀孕过程中,可不要一头痛就马上服用止痛药,这是十分危险的事情。一般来说,在怀孕的早期、中期,大多数头痛只不过是怀孕的又一个不适。到了怀孕中期快结束时,头痛通常会减弱或消失。

白带增多

健康妇女在正常的情况下,阴道里都会分泌些白带,不过量比较少,色白或为透明黏液,没有特殊气味,也不会感到不舒服。怀孕后,白带量比平时明显增多。之所以白带增多是因为准妈妈的阴部、阴道、子宫颈这些地方血流旺盛,组织水分增多,因而分泌物也增多。怀孕的月份越大,白带量也越多。许多准妈妈常感到阴部经常是湿漉漉的,很难受。这是妊娠期的正常现象,只要平时常用温水冲洗外阴部,勤换内裤,保持干净就可以了。

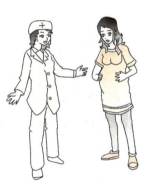

体温有点高

当你到了怀孕的中期,可能常常会觉得很热。一般而言,孕妇的体温要比平常高上1℃左右,就像是月经来的时候体温会上升一样,这是因为怀孕激素日夜不停地持续分泌着。出汗是身体自我冷却的方式。

如此一来,为了加速散热,最好的方式就是多喝水以补充出汗丢失的水分,并尽量挑选透气的棉质衣料来穿,以加快排汗的速度。此外,你也可以挑选比较容易更换的上衣,一觉得热马上就可以脱下来,让自己舒服一点。当然,为了避免经常流汗带给你的不适与异味,只有勤洗澡与勤换内衣裤了。

牙龈易出血

女性怀孕后，常有牙龈水肿，显得肥厚而松软，牙龈的颜色由淡红色变为深红色或紫红色，而且容易出血，嘴里经常黏糊糊的，刷牙的时候出血就更多了。

因此，到了怀孕的第4个月时，建议你最好找牙医做个检查，他们会帮助你防止牙龈的变化导致牙龈发炎或感染。由于妇女在怀孕时的牙齿最容易出问题，因此，最好在看产科时也看看牙科，如此一来，将可以完整掌握你的身体状况。

顿感轻松

虽然怀孕到第13周，仍然有流产的可能，但是，毕竟你已经安然度过前12周的流产高峰期，所以，对流产的担心可以放到一边去了。此时，由于怀孕激素的分泌量已经稳定下来，因此孕妇的情感也稳定下来，生活节奏也跟着慢慢正常起来。如此一来，孕妇在心情上可能会比怀孕的前3个月快乐许多了。

现在开始显怀，听到胎儿心跳，通过超声波隐约看到他的可爱身躯甚至开始感受到他的第一次胎动，都会使你感受到自己真的已经怀孕。你与胎儿的亲密感逐渐增强，开始意识到他是你身体的一部分，责任感也因此油然而生。

虽然有少数妇女，会因为怀孕时身材的走样或身体的种种不适而整天焦虑不安，然而大多数的孕妇都会将怀孕视为人生的一大成就，而产生骄傲的喜悦。事实上，怀孕的确是女人跨入人生成熟阶段的一项重要里程碑，因此你的成就与骄傲感是天经地义的事，你应该还要好好地庆祝一番！

体能开始恢复

到了怀孕的中期，你可能也会发现过去整天动不动就上厕所的现象也有缓和的迹象，这是因为你的子宫已经逐渐自骨盆向上增长，因此，不再那么直接压迫你的膀胱了。

随着"从床到卫生间"阶段的过去，你可能会觉得体能状况似乎慢慢恢复正常，重新开始正常的活动了。当然，每位孕妇体能状况恢复的速度与程度并不相同。

一般来说，大多数的孕妇，尽管都会觉得此时体能状况有明显恢复的迹象，但是仍然没有办法恢复到怀孕前的水准。不过，也有少数的准妈妈表示，此时她们的体能，似乎是她们一生当中状态最好的时候。

鼻塞常发生

由于孕激素分泌量与体内血液量不断增加，准妈妈的鼻黏膜不但容易充血，而且比平常更容易流鼻涕。对于过敏体质的准妈妈来讲，更有可能会有哮喘发作、流鼻涕、流眼泪等状况。

此时在未经医生的许可下，千万不要自作主张到药房取抗过敏药自行服用，也不要随便使用鼻塞喷剂，这些药物对正在怀孕的准妈妈来讲，很可能会对胎儿的健康造成危害。以下办法可以帮助准妈妈缓解鼻塞：

（1）可以使用脸部蒸汽机，利用热蒸汽的原理来舒缓鼻腔的充血堵塞。

（2）到药房购买鼻子专用的清洗器，利用生理盐水清洗鼻子，借以消炎消肿，以达到疏通鼻子的目的。

（3）如果流鼻血的话，多半量很少，而且在使用湿卫生纸塞住鼻子之后，一般在几分钟之内就可以控制住。

赶走消极情绪

当你从外观上已经可以明显被人看出来是一位孕妇时，刚怀孕时种种的疑虑，又会再次浮上台面。比方说，你是否真的做好怀孕的准备？做好调整生活方式、工作、婚姻生活等的准备？如果你是第一次怀孕，那么，你做好当母亲的准备了吗？当你觉得自己真的怀孕时，这些疑虑通常会再度浮现出来。这些疑虑都是正常的反应，而且你也应

> **孕期专家指导**
>
> 准妈妈在妊娠期间情绪低落，烦躁不安，会导致早产、胎盘早剥，甚至造成胎儿畸形和死胎。而胎儿降生后往往体质虚弱、爱哭闹、不易喂养、智力低下。

该积极地去面对它们。

（1）**提醒自己这是孕期正常反应** 当自己开始感觉比以往更易焦虑和抑郁时，应注意提醒自己，这些都是怀孕期间的正常反应，不应为此陷入痛苦和失望的情绪中不能自拔。

（2）**把所有的情绪都说出来** 向准爸爸和朋友们说出你对于未来的恐惧和担忧，大胆地说出你的感觉。当人们明了你的一切感受时，才能给予你想要的安慰。

（3）**和压力作斗争** 不要让自己的生活充满挫败感，时时注意调整你的情绪。深呼吸，充分睡眠，多做运动，注意营养。参加孕期瑜伽练习班可以帮助准妈妈缓解焦虑不安，保持心神安定。

三、胎教进行时

胎宝宝在长，孕妈妈在变

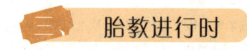

第 13 周

胎宝宝：第13周的胎宝宝已经有约7.6厘米长了，如同一条小金鱼。这条小金鱼已经完全成形，比例也更加匀称了。脸部特征已经很明显，双眼也向脸部中央靠近，嘴唇能够张合，脖子完全成形，能做支撑头部运动。这一周，产生激素、吸收营养物质和过滤废物的器官——胰腺、胆囊和甲状腺已经形成，肾脏可以产生尿液。骨髓正在制造白细胞，帮助抵抗出生后的感染。

孕妈妈：一眨眼，你已经做了3个月的孕妈妈了。现在，你已经安全地进入了孕中期，是否会觉得胃口大开，食欲旺盛，食量猛增了呢？胎宝宝正在迅速长大，需要更多的营养物质，而丰富的营养会通过你的嘴，源源不断地供给新生命。

第二篇
孕育新生活，如愿收获新生命

第 14 周

胎宝宝：胎宝宝的每一个特征都更为明显了。脸看起来更像个小人儿，身长约 11 厘米。这个时期的胎宝宝生长速度很快，可以在妈妈的肚子里皱眉、做鬼脸，手指和脚趾已经完全成形，可能也会吸吮自己的手指。最神奇的是，胎宝宝的手指上开始出现指纹了。

孕妈妈：孕妈妈会感觉到孕早期的疲劳、恶心以及尿频等症状已经减少，进入了"最舒服的孕中期"。体内的雌激素增加，盆腔及阴道充血，阴道分泌物增多。孕妈妈的皮肤偶尔会有瘙痒的症状出现，但一般不会出现肿块。

第 15 周

胎宝宝：胎宝宝的脸正在发育，头发的生长速度很快，眉毛也开始长出来了。最特别的是，胎宝宝会在子宫中打嗝了，这是开始呼吸的前兆。所有的小器官、神经组织和肌肉开始工作。

孕妈妈：部分孕妈妈会明显地感觉到胎动了，幸福地享受这一刻吧！由于孕妈妈体内的雌激素水平较高，盆腔及阴道充血，所以白带增多是很正常的现象。随着孕周的增加，孕妈妈的心肺功能负荷增加，心率增速，呼吸加快，有可能加重焦虑情绪。

第 16 周

胎宝宝：16 周的胎宝宝重约 120 克，活动能力大增，越来越有模样了。现在，胎宝宝非常快乐，能够进行各种各样的活动，玩弄脐带、吸吮手指、眯眼、伸腿、握拳、转身、吞咽。胎宝宝已经开始打嗝，这是他在吸入和呼出羊水，但孕妈妈还听不到。

孕妈妈：孕妈妈下腹感觉下坠，会有心慌气短的感觉，甚至便秘。孕妈妈还可能发生头痛、痔疮及下肢、外阴静脉曲张。本周，有的孕妈妈会感觉到第一次胎动了，但大多数孕妈妈在 18 周时才会感觉到。

本月成功胎教要点

营养胎教

本周，孕妈妈要格外关注一下碘的补充。食用盐一般会加碘，而孕妈妈孕期不宜多吃盐，所以要多吃一些富含碘的海产品，如贝类、鱼类、海藻类等。孕妈妈可以每周吃2次海产品。不过，碘过量会引起甲状腺功能减退，所以不建议服用碘制剂。

早孕反应过去了，孕妈妈的胃口也大开了。值得注意的是，含咖啡因的饮料和食物会影响胎宝宝大脑、心脏和肝脏等器官的发育；辛辣食物会引起便秘；高糖食物会让孕妈妈超重，诱发妊娠糖尿病；部分含有添加剂和防腐剂的食物，可能会导致胎宝宝畸形。

抚摩胎教

胎宝宝的神经系统和感觉系统开始发达，对声音和音乐有所反应，对触摸的敏感度已经和1岁的宝宝一样了。孕妈妈在讲故事、听音乐的时候，可以轻轻地抚摩腹部。

美学胎教

培养胎宝宝的审美情绪，从感受艺术之美开始。孕妈妈要细心去感受生活中的美，用心去体会，再讲给宝宝听。把美的信息传递给胎宝宝，便是最好的美学胎教，而且有利于孕妈妈心情的调适。

运动胎教

孕中期是孕妈妈感觉最为舒服的几个月，早孕反应有所减少，肚子也不是很沉重，可以稍微做一些运动，放松神经，锻炼肌肉。积极锻炼髋部和骨盆部位，能减轻分娩时的痛苦，帮助生产。

(1) 营养胎教：食谱推荐

孕4月是胎宝宝大脑的迅速发育期，胎宝宝的骨骼、大脑发育需要大量的磷、钙以及一定的碘、锌、各种维生素。此时，孕妈妈的饮食摄入应以补气养血为主，如鸡蛋、鸡肉、山药、土豆、黄鱼、豆制品、虾等，养血的食物有牛肉、动物肝脏、鳝鱼等。也可以在医生的指导下加服钙片、鱼肝油等。

早　餐	牛奶1杯，鸡蛋1个，芝麻烧饼1个，蔬菜适量
加　餐	酸奶布丁1份
午　餐	米饭1份，清炒油麦菜、虾仁西葫芦、海带豆腐汤各1份
加　餐	橙子1个，坚果适量
晚　餐	红豆饭1碗，抓炒鱼片、西红柿炒鸡蛋各1份

（2）抚摩胎教：促进宝宝大脑发育

现在，胎宝宝的神经系统和感觉系统已经开始发达了。孕妈妈在享受音乐的同时，可以一边轻轻地抚摩腹部，一边把自己的感觉描述给胎宝宝听。孕妈妈可以时不时地用手轻轻抚摩胎宝宝或轻轻拍打胎宝宝，通过肚皮将积极的情绪传递给胎宝宝，形成触觉上的刺激，促进胎宝宝感觉神经和大脑的发育。

（3）美学胎教：剪纸、泥塑

剪纸，具有"活化石"之誉，包藏着中华民族无尽的美学与文化味道，那花样繁复的图案、流畅的线条、绚丽喜庆的色彩，对孕妈妈和胎宝宝都是一种美的熏陶。假如你一时兴起，可以画一个简单的图案，用剪刀或刻刀完成一幅自己的作品，将它们装饰在门上、墙上、窗子上，能帮助你调适心情。

泥塑是我国古老而常见的民间艺术。似乎很难想象，普普通通的泥土，经过匠人的双手捏制，竟然会变成一个漂亮、逼真的物件，泥塑艺术就是这样一个神奇的工艺。

泥塑作品以童稚可爱的人物形象为主，最初创作泥塑作品的主要目的是为了供儿童玩耍，在生活中也较为常见。孕妈妈闲暇时可以多欣赏一些这样的作品，看着形象生动、色彩鲜艳的泥人，将感受到的美好传递给胎宝宝。

（4）运动胎教：瑜伽、游泳

胸部瑜伽能锻炼胸部肌肉，打开胸腔，以使孕妈妈充分地感受到呼吸，为腹中的小宝宝提供充足的氧气，促进乳腺分泌，释放紧张情绪。在做运动的时候，放一些轻柔舒缓的音乐，在音乐中使身心得到运动、放松，效果会更好。

❶采用跪坐姿势，保持上半身挺立。两臂向旁侧平伸，手心朝前，与肩平行。

❷深呼吸，同时双手臂尽力向后张开，头部略仰，眼睛向上看。保持均匀呼吸。

❸呼气，双臂回到身体两侧，慢慢收拢至胸前，掌心相碰，略低头，调整呼吸，彻底放松胸腔。

小提示：将以上动作重复4次。除此之外，运动时要注意安全，不要过于疲劳，有任何的不适感都要立即停止运动。

到了孕中期，国外专家提倡孕妈妈去游泳。游泳对于怀孕4个月以上的健康孕妈妈来说，就像做操、散步一样，都是十分有效的锻炼方式。这项孕期运动十分适合原本就爱游泳的孕妈妈。

孕期游泳的好处。游泳能增强腹部的韧带力量和锻炼骨盆关节，增加肺活量，改善血液循环，自然调整胎宝宝胎位，是一项帮助孕妈妈顺利分娩的运动。

相比于其他孕期运动，水的浮力能支撑孕妈妈日渐沉重的身躯，减轻脊柱压力，不易扭伤肌肉和关节。游泳可以锻炼、协调全身大部分肌肉，增进孕妈妈的耐力；还能调整孕妈妈的情绪，减少腰痛等不适，促进自然分娩。

孕期游泳注意事项：

❶具有以下症状的孕妈妈就不要去游泳了：怀孕未满4个月，有过早产史、流产史，有过腹痛、阴道出血，以及心脏病患者、高血压综合征患者。另外，需要注意的是，胎膜破裂后，应该停止游泳。

❷最好在温水中游泳，冷水会使肌肉发生痉挛，水温宜在29~31℃之间。

❸不要去非正规的游泳池，要选择正规的游泳池。一些游泳池选择使用氯气消毒泳池中的水，如果其中的三氯甲烷含量过高时，会通过皮肤吸收进入孕妈妈的体内，增加流产的可能性。

❹游泳的时候，最好有家人陪同。

第二篇
孕育新生活，如愿收获新生命

胎教故事会

小熊的苹果树

小熊种了一棵苹果树。小熊给苹果树浇水施肥捉虫子的时候，小猴子看见了，忙过来帮他浇水。小花鹿看见了，忙过来帮他施肥。小山羊看见了，忙过来帮他一起捉虫子。

小熊乐呵呵地说："等苹果熟了，我请大家吃甜苹果。"

可是一天夜里，突然刮了一场大风，把苹果都吹落了。小熊望着一地的青苹果，伤心得哭了。小猴子、小花鹿和小山羊听见哭声都跑来安慰他。

大家说："我们都好好帮你看管苹果树，明年你的苹果树一定会结出又红又大的甜苹果的。"说着，小猴子去给苹果树浇水，小花鹿去给苹果树施肥，小山羊去给苹果树除草。小熊呢，也爬到苹果树上捉虫子。捉着捉着，小熊的手忽然停住了，原来他发现在一片叶子底下还藏着一个嫩嫩的小苹果。苹果，这里还有一个苹果！小熊高兴得差点喊出声来。

"就剩下这一个苹果了，小猴子他们摘了去我就没有了。"小熊想到这里，一声不响地用叶子遮住苹果，悄悄地溜下了树。

一天，他正在屋里想心事，小猴子、小花鹿和小山羊又跑来了。小猴子说："再给你的苹果树浇些水吧！"小花鹿说："再给你的苹果树上些肥吧！"小山羊说："再给你的苹果树捉捉虫子吧！"

多好的朋友啊！小熊想想自己，羞得脸红红的，惭愧地低下了头。小猴子他们以为小熊还为没有红苹果而伤心呢，忙安慰他说："别难过了，明年你的苹果树一定会结满甜苹果的。"小熊再也忍不住了，拉着大家的手说："不用等明年了，现在我就带你们去看红红的大苹果。"

小熊带朋友来到树下，大家扒开密密的叶子。"呀，大苹果，多红多大的苹果啊！"大家惊喜地叫着，一个个都笑得小脸蛋像红红的大苹果似的。

妈妈的童谣

梯子高

梯子高，梯子高，
猴爬梯子往上跑。
掉下来，摔一跤，
乐得叭儿狗汪汪叫。

我有大头

大头大头，
下雨不愁，
别人有伞，
我有大头。

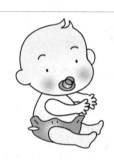

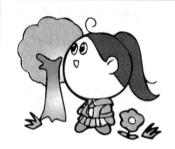

七个妞妞来摘果

一二三四五六七，七六五四三二一。
七个妞妞来摘果，七个花篮手中提，
七个果子摆七样：苹果、桃子、石榴、
柿子、李子、栗子、梨。

爸爸的唐诗

相　思

王　维
红豆生南国，
春来发几枝。
愿君多采撷，
此物最相思。

凉州曲

王　翰
葡萄美酒夜光杯，
欲饮琵琶马上催。
醉卧沙场君莫笑，
古来征战几人回。

九月九日忆山东兄弟

王　维
独在异乡为异客，
每逢佳节倍思亲。
遥知兄弟登高处，
遍插茱萸少一人。

四、优质营养配方

孕 4 月膳食原则

孕中期，早孕反应消失，食欲增加，此时需要摄入足够的营养。主食除了大米、白面外，还要食用一定数量的粗粮，如小米和玉米等。要保证优质蛋白质的摄入，大豆及豆制品和瘦肉、鱼、蛋等都富含优质蛋白质。

进入本月，孕妇的情况已经大有改善，早孕的不适反应基本消失，流产的危险也变得很小，但对于饮食营养的关注仍丝毫不能减少。

此时应该增加各种营养素的摄入量，满足胎儿迅速成长及母体营养素存储的需要。

增加主食摄入。应选用标准米面，搭配一些杂粮，如小米、玉米、燕麦片等。一般来说，孕中期每日主食的摄入应在 400～500 克之间，这对保证热量供给、节省蛋白质有着重要意义。

增加动物性食物。动物性食品所提供的优质蛋白质是胎儿生长和孕妇组织增长的物质基础。此外，豆类以及豆制品所提供的蛋白质质量与动物性食品相仿。动物性食品提供的蛋白质应占总蛋白质数量的 1/3 以上。

由于孕妇要负担两个人的营养需要，因此需要比平时更多的营养。同时，应尽量避免食用过分刺激的食物，如辣椒、大蒜等。每天早晨最好喝一杯温开水。此外，还要避免过多脂肪和过分精细的饮食，一定要保证铁元素和维生素的摄取。

选对食物促优生

美国的营养学家指出，妇女在怀孕期间通过食物来矫正某些遗传方面的不足是可能的。

(1) **父母皮肤粗糙**　孕妇应常吃富含维生素 A 的食物，如牛奶、蛋黄、胡萝卜、番茄及绿叶蔬菜、水果、植物油等，维生素 A 能保护皮肤上皮细胞，能使日后孩子的皮肤细腻光润。

(2) **父母头发早白、枯黄或脱落** 孕妇应经常摄食含B族维生素的食物，如瘦肉、鱼、面包、牛奶、蛋黄、豆类、紫菜、核桃、芝麻、玉米油、水果及绿叶蔬菜，可使日后孩子的发质有所改变。

(3) **父母个子矮** 孕妇应摄食含钙及维生素D较丰富的食物，如虾皮、大枣、蔬菜叶、蛤蜊、海带、芝麻、海藻及牛奶、蛋黄、胡萝卜等，促使日后生下的孩子骨骼发育良好，个子相应长高些。

(4) **父母智力较差** 孕妇应食含碘丰富的食物，如海带及海产品，以补充胎儿对碘的需要，促进胎儿甲状腺合成，以利于脑的正常发育。另外，适当吃些芡实，可润脏补脑。

(5) **父母有眼疾** 孕妇要常吃富含维生素A的食物，如鸡肝、蛋黄、牛奶、鱼肝油、胡萝卜、红黄色水果等，以促进胎儿眼睛发育，使日后孩子的眼睛明亮。

孕期补铁需谨慎

怀孕后母体需血量明显增加，对铁的需要量也会相应增加。胎儿自身造血及身体的生长发育都需要大量的铁，这些铁只能靠母体供给。分娩时的出血及婴儿出生后的乳汁分泌也需在孕期储备一定量的铁。

孕期专家指导

含铁丰富的食物：海带、紫菜、豆类、芹菜、金针菜、苜蓿、荠菜、红萝卜缨、苋菜、雪里蕻、木耳和动物血、肝脏、鸡胗、牛肾等。

一般服用铁剂10天左右，贫血症状就会开始减轻，连续服用2~3个月，贫血可得到纠正。常用的口服药是硫酸亚铁，每次0.3~0.6克，每日3次，也可服用10%的枸橼酸铁胺10毫克，每日3次，或葡萄糖酸亚铁、右旋糖酐铁等。服用铁剂的同时最好加服维生素C 100毫克，可有利于铁的吸收。服药要坚持，不可间断，而且在贫血被纠正后还应继续服药1~2个月，此时每天服药1次即可。

孕妇还应该注意膳食的调配，有意识地食用含铁质丰富的蔬菜、动物肝脏、肉类、鸡蛋等，以预防孕期缺铁性贫血的发生。

多种食物均含有铁，一般植物性食品铁的吸收率较低，而动物性食品铁的吸收率较高。孕妇应多选择动物性食品补充铁，但植物性含铁食物也要常吃。

为了预防妊娠贫血，孕期必须吃够足量的含铁食品。不过，铁元素并非多多益善，高铁比高胆固醇更危险，极容易诱发妊娠合并心脏病或者乙型肝炎等疾患，甚至导致稀有遗传病——青铜色糖尿病或地中海贫血，滥用铁剂药物补血会加剧类风湿性关节炎。

因此，孕妇补充铁元素，必须适度，应控制在每天15毫克以内。

孕中期补钙莫忘记

钙是人体骨骼和牙齿的主要成分。此外，钙能降低毛细血管和细胞膜的通透性，控制炎症，能降低神经肌肉的兴奋性，对心肌有特殊作用，有利于心肌收缩，维持心跳节律。

整个孕期准妈妈都需要补钙，但孕中期、晚期尤其要及时补钙。

此期间，胎儿牙齿开始钙化，同时建造骨骼也需要大量的钙，若是准妈妈钙摄入不足，就会出现小腿抽筋、手足麻木，容易促使准妈妈发生妊娠高血压，而且胎儿也易患先天性佝偻病。补钙的途径：

（1）食补。准妈妈在进食中要多摄入海产品，如虾皮、鱼、紫菜等，还要多摄入乳制品和青菜等，动物骨头、豆腐、鸡蛋中含钙量也很丰富，也要常食。

（2）当食补不足时，准妈妈可服用钙剂和维生素D，其中钙尔奇较适合准妈妈服用。各种补钙剂应在饭时或饭后服用。

（3）阳光照射可在体内产生维生素D，以利于钙在人体内吸收。

准妈妈不可缺少碘

碘是甲状腺素组成成分，甲状腺素能促进蛋白质的生物合成，促进胎儿生长发育。妊娠期甲状腺功能活跃，碘的需要量增加，这样就易造成妊娠期摄入量不足和缺乏。特别是在我国有很多地区属于缺碘区，更易造成孕妇缺碘。

（1）**孕妇缺碘的危害** 碘缺乏是导致育龄女性早产异常的危险因素之一。孕妇如果缺碘，就会造成胎儿甲状腺发育不全，导致胎儿甲状腺功能低下，引起甲状腺肿大、死胎、流产、先天畸形、聋哑等，还会严重影响胎儿智力发育。为了孕妇本身的健康和胎儿的正常发育，孕妇必须注意补碘，尤其在缺碘地区更要注意吃些含碘丰富的食物。

(2) 补碘吃什么 最好的补碘食品为海产品，如海带、紫菜、鱼肝油、海参、海蜇、蛤蜊等，甜薯、山药、大白菜、菠菜、鸡蛋等也含有碘，均可适量多吃一些。如果用碘化盐补充碘时，需注意不可用量过大，以免引起产后甲状腺肿大和甲状腺功能低下。

锌是人体必不可少的活化剂。

锌是人体必不可少的微量元素，没有锌，就没有生长发育。锌是酶的活化剂，参与人体内80多种酶的活动和代谢，它与核酸、蛋白质的合成，与糖类、维生素的代谢，与胰腺、性腺、脑垂体活动等的关系十分密切，发挥着非常多、也非常重要的生理功能。

缺锌会影响胎儿在宫内的生长，使胎儿的脑、心脏、胰腺、甲状腺等重要器官发育不良，也易导致婴儿出生后上述器官功能不全或者患病。对于孕妇自身来说，缺锌一方面会降低自身免疫能力，容易生病，从而殃及胎儿；另一方面，缺锌会造成孕妇味觉、嗅觉异常，食欲减退，消化和吸收功能不良，这样又势必影响胎儿发育。研究证明，有的胎儿中枢神经系统先天性畸形、宫内生长迟缓，以及婴儿出生后脑功能不全，都与孕妇缺锌有关。

正常成人每天锌需要量为10～15毫克，妊娠期每天锌需要量为25～30毫克，哺乳期每天需要量为30～40毫克。临床研究表明，缺锌地区准妈妈分娩的新生儿的中枢神经系统的损害相当普遍，是造成胎儿畸形的主要原因，即使没有畸形，其记忆力也不好。

> **孕期专家指导**
>
> 目前研制的含锌类药物也很多，如葡萄糖酸锌、氧化锌、硫酸锌等，但是人体对药物中锌的吸收率很低，仅为10%左右。由于药品中除锌外，还含有其他成分，所以服用锌类药物时，最好按照药品说明服用。

（1）植物性食物中锌含量很少，且含有很多植物酸，当与锌结合后，肠道也难以吸收和利用。

（2）精制的食品会丢失大量锌，如精制大米、精制白面等，不宜长期食用。

（3）动物性食物中含锌量较高，吸收也好，其中以海产品中的牡蛎含锌最多，其次还有瘦肉、肝脏、鲜蛋、牛奶、鱼虾类，另外银耳、海带、花生米中锌含量也较高。

（4）准妈妈还可常吃一点核桃、瓜子等含锌较多的食物，也能起到较好的补锌作用。

五、生活细节注意点

准妈妈日常自我护理

这个时期的乳房迅速增大，腹部和乳房的皮下弹力纤维断裂，在这些部位出现了暗红色的妊娠纹。有的准妈妈除了腹部和乳房，在臀部和腰部也出现了妊娠纹，这时应进行适当的锻炼，增加皮肤对牵拉的抗力。对于局部皮肤可以使用祛纹油进行适当的按摩，促进局部血液循环，增加皮下弹力纤维的弹性。为了你产后的美丽容颜和健康体形，怀孕期间在补充营养的同时也要注意避免体重增加过快。

此期的准妈妈开始感到精力有所恢复，原来十分疲惫的身体开始有些活力了。现在肤色和体形都有所变化，这时更应注意仪容。妊娠期间由于体内雌激素的增加，准妈妈的头发越来越乌黑发亮，很少有头垢或头屑，是一生中难得的天然发质。在保护秀发时不宜多洗、吹风，可以常用木梳梳理头发，改善脑部的血液循环。

现在还应注意口腔卫生，怀孕后，由于内分泌的改变，对雌激素需求的增加，准妈妈牙龈多有充血或出血，同时由于饮食结构不当，身体慵懒不愿运动，没有及时刷牙等都有可能引发牙周炎，有资料表明，在发生流产、早产的准妈妈中，牙周炎的发病率很高。另外，由于目前胎宝宝的状况已经稳定，孕早期不能接受的拔牙、治疗牙病的情况现在可以解决了。

准妈妈应避免的家务劳动

妊娠期间，一般的轻松家务活还是可以的，但首先要避免登高、提重物，避免压迫腹部。如果是住在城市中的准妈妈，家中最好不要铺设地毯，因为地毯中储藏着人们从室外带进来的、空气中的重金属物质,如铅、镉等有毒有害物质,它们对蔬菜、水果上的残留农药和家用防腐剂的吸附力特别大,即便停用多年的有毒有害物质,在地毯中也可以找到,这些东西会使胚胎发育畸形。而且地毯中隐藏的细碎颗粒比地板高百倍,是螨虫滋生的环境,它们排出的衍生物极易被准妈妈吸入体内,发生过敏性哮喘。不要长时间弯腰或下蹲做家务活,另外,晾晒衣服时,由于要向上伸腰,会使腹部增大压力,时间久了就易引起流产。因此,此类家务活还是交由丈夫动手比较好。

在农村,准妈妈只要做一些轻松的家务活就可以了,不要逞强去地里做重活。尤其要注意的是,准妈妈绝对禁止做喷洒农药、施化肥之类的接触药物的农活,无论是对准妈妈还是胎儿,都会造成严重的后果。

准妈妈衣服宜宽松舒适

孕期专家指导

准妈妈以前的衣服现在虽然基本还可以穿,但随着肚子的日渐隆起,应该在穿衣服方面多花些心思。随着肚子开始凸起,准妈妈有必要提前整理衣柜,列出所需的孕妇装清单。

怀孕了,准妈妈的生理机能和体形都会产生明显的变化,腹部一天天隆起,乳房一天天饱满,胸围也慢慢增大。这一系列生理变更,使准妈妈对衣服(孕妇服装)有了新的要求。衣着如同精美的包装,不仅能展示准妈妈的优美与风采,还会影响到宝宝的健康与发育。准妈妈购买孕妇装的时候,应该漂亮与舒适兼顾。

(1)式样:宽松为原则 准妈妈的服装应尽量选择易穿易脱的式样,既能防暑保暖,又干净卫生。从艺术角度来看,准妈妈服装的设计式样,应体现胸部线条,使鼓起的腹部不显大,服装的轮廓最好是上大下小的倒"A"字形,选择高、低身分开的套服会更好。

(2)面料:柔软透气 准妈妈的衣服与裤子,尤其是内衣裤,宜选择纯棉制作。忌穿化纤或涤棉等混纺布料缝制的内衣内裤。夏季服装以轻、薄、柔软、透气性好的人造丝、真丝、亚麻和棉织品为好,做成不束腰的连衣裙或上面有褶、下面宽大的衣服。

(3)款式:背带装 背带装的款式特别适合准妈妈,视觉上润饰了日益臃肿的体形,腋部、腹部和胯部的设计尤为宽松。背带长度自行调节,穿上后伸展自如。不管里面穿多少，既不显肥大也不会束缚，适合于春秋时节穿。即使到了冬天，也只需在外面加大衣就可以。

适当地进行性生活

怀孕中期（4～7孕月）胎盘已经形成，妊娠较稳定，准妈妈的早孕反应也过去了，心情开始变得舒畅，性器官分泌物也增多了，可以适当地进行性生活。但是丈夫要注意这个阶段的性生活要节制，如果性生活次数过多，用力比较大，压迫准妈妈腹部，胎膜就会早破。脐带就有可能从破口处脱落到阴道里甚至阴道外面。而脐带是胎儿的生命线，这种状况会影响胎儿的营养和氧气，甚至会造成死亡，或者引起流产。即使胎膜不破，没有发生流产，也可能使子宫腔感染。重症感染能使胎儿死亡，轻度感染也会使胎儿智力和发育受到影响。而且由于性高潮引起子宫收缩，有诱发流产的可能性，因此，丈夫要注意性生活的体位与时间，避免造成对胎儿的影响，注意不要压迫腹部，保护胎儿的正常环境。此外，丈夫也应注意不要刺激乳头。有些准妈妈会由于乳头过度刺激而引发腹部肿胀，因此，要尽量避免过度抚摩胸部。特别是在发生乳头流出液体的现象时，最好不要再进一步刺激乳房。

孕中期运动原则

孕中期，准妈妈的早孕反应大多消失，胃口变好，心情也舒畅了许多，这预示着妊娠进入了稳定期。此时胎盘已经形成，加上胎盘和羊水的屏障作用，可缓冲外界的刺激，使胎儿得到有效的保护。此时准妈妈可根据自己的情况进行适度的体育锻炼。除了游泳，还可以做一些轻微的活动，比如散步、跳舞、简单体操等。

孕中期，准妈妈的体重增加，还不能完全适应身体失衡的情况，切记不要做爬山、登高、蹦跳之类的平衡运动，以免发生意外。

随着胎儿的发育，准妈妈的肚子越来越大，平衡感会受到影响，行动变得笨拙。准妈妈健身时不宜选择有难度的运动。

准妈妈不要选择接触式运动，如篮球或其他可能跌倒、伤害自己或撞击到肚子的运动。

运动之前先热身

准妈妈在运动前进行适当的热身运动能使身体为锻炼活动做好准备，有助于缓解紧张。

而且轻柔的活动还可使肌肉和关节变得灵活，防止肌肉过度拉伸，降低受伤的危险。如果不热身，准妈妈会觉得身体僵硬，可能会引起痉挛。

在开始锻炼之前，准妈妈可以采用舒展运动来热身。这样能促进血液循环，给自己和胎儿提供良好的氧气供应。

床上锻炼最方便

在这里向准妈妈推荐一套简单的床上体操，它不需要花费很多时间，但可以达到锻炼四肢和腰部的目的。清晨和晚上都可以做。

孕期专家指导

经医生允许后在床上做一些强度不大又比较安全的运动，运动可以加速血液循环，也能锻炼四肢的肌肉和骨骼。

（1）自然地坐在床上，两腿前伸成V字形，双手放在膝盖上，上身右转。保持两腿伸直，脚趾向上，腰部要直，目视右脚，慢慢数至10。然后转至左边，同样数到10，再恢复原来的正面姿势。

（2）仰卧在床上，膝部放松，双脚平放床面，两手放在身旁。将右膝抱起，使之向胸部靠拢，然后换左腿。

（3）仰卧在床上，双膝屈起，手臂放在身旁，肩不离床，双膝转向左侧，用左臀着床，头向右看，恢复原来姿势。然后转向右侧，以右臀着床，头向左看。动作可以反复做几次，可活动头部和腰部。

（4）跪在床上，双手双膝平均承担体重。直背，头与脊柱成一直线，慢慢将右膝抬起靠近胸部，抬头，随后伸直右腿。然后换左腿做同一动作。

准妈妈旅行禁忌

流产多发生在妊娠初期和分娩前1个月，因此，在这段时期内应避免外出旅行。除此之外的其他时间里，也要尽量克制一下。如果实在是不得已的情况下，要做好充足的准备，以保母子健康平安。

如果打算外出旅行，最好是在怀孕后的第4~6个月里。这段时间，怀孕的不适感已经消失，孕晚期笨拙沉重的体形还未出现，况且此时也最不易流产。

在出发前，到当地医院进行全面的检查，向医生介绍自己的出游计划，同医生商量，携带必需的药品，征得医生同意后再做下一步的打算。

旅行期间，要注意以下几点：

（1）避免前往医疗落后的地区旅游。

（2）充分准备行李。由于各地气温存在较大差异，要多穿戴一些衣物，以防着凉、感冒。

（3）不要一个人独自出行，要有丈夫或朋友陪同。

（4）乘火车时，应购买卧铺票。长距离旅行，以搭飞机为宜。

（5）旅程中多安排些休息时间。如果是长途旅行，准妈妈最好每过15分钟就走动走动。

（6）小心旅行时的饮食。拉肚子对准妈妈来说十分危险，发热、脱水等症状更可能导致流产，因此准妈妈在旅行时对当地食物、饮水要格外小心，避免生食和喝不卫生的饮料。

六、祛疾检查保健康

孕期不宜拔牙

大量的临床资料显示，在妊娠最初的2个月内拔牙可能会引起流产；妊娠8个月以后拔牙可能引起早产；只有在3~7个月时拔牙，才会相对安全一些。因此，妊娠期除非遇到必须要拔牙的情况，否则最好不要拔牙。

在妊娠期间，女性身体产生了一系列的生理变化，牙龈容易充血、水肿，牙齿容易出现状况。妊娠期对各种刺激的敏感性增加，即便是轻微的不良刺激也有可能导致流产或早产。有习惯性流产、早产的孕妇，更要严禁拔牙。

如果必须要拔牙，时间要选择在妊娠3~7个月，在拔牙前要做好充分的准备工作。孕妇要保证足够的睡眠，避免精神紧张。在拔牙前一天和拔牙当天，可以肌内注射黄体酮10毫克，拔牙麻醉剂中不要加入肾上腺素。麻醉务必要完全，避免因疼痛而反射性引起子宫收缩导致流产。

孕妇牙龈肿胀与出血

孕妇怀孕的头3个月，常常会出现牙龈红肿、出血、疼痛、口臭，这就是妊娠期牙龈炎的症状。由于性激素的分泌量增加，牙龈组织内血管扩张、弯曲，以致血流淤滞；牙龈对局部刺激的敏感性增强，体液和细胞易渗透到血管周围组织中，牙龈内肥大细胞被破坏，释放出组胺和蛋白水解酶，导致对局部刺激反应加重。此外，由于妊娠造成的维生素和微量元素相对不足，白天唾液分泌量增加，夜间有所减少，从而导致对口腔的冲刷作用下降。还有，孕妇由于行动不便，刷牙减少，口腔不卫生，有利于细菌的生长繁殖，也会导致牙龈炎的发生。

为了预防牙龈炎的发生，孕妇要经常注意口腔卫生，早晚刷牙，饭后漱口。口腔内有臭味时，可用3%的过氧化氢（双氧水）清洗牙周，再用盐开水漱口，可以有效除臭和抑制细菌的繁殖。如有牙菌斑、牙垢、牙石，应去医院做刮治术，还要医治、充填龋洞。若孕妇牙龈出血较多时，可服乳酸钙、维生素K、维生素C片治疗，切忌滥用抗生素药物，以防药物对胎儿的致畸作用。

妊娠期滴虫性阴道炎的防治

滴虫性阴道炎是由阴道毛滴虫引起的一种常见的阴道炎。

孕妇患了妊娠期滴虫性阴道炎会感觉白带增多，呈黄绿色或灰黄色，伴有臭味，严重者白带混有血液。由于炎症和分泌物的刺激，还伴有外阴瘙痒、灼热、疼痛以及性交痛。炎症若侵及尿道会出现尿频、尿急、尿痛及尿血等尿道刺激症状。如果妇科医生检查可见阴道及宫颈黏膜红肿，阴道分泌物可查出滴虫。但是，约有一半带虫者并无任何临床表现。

防治妊娠期滴虫性阴道炎的措施：

（1）妊娠前进行妇科病普查，如发现滴虫应及时治疗。

（2）最好不要使用公共浴池、浴盆、游泳池、坐厕及衣物等，减少间接传染。

（3）丈夫有滴虫者，应尽早彻底治愈。

（4）可用滴维净或卡巴砷等阴道栓剂，每晚睡前清洗外阴后，置入阴道深处1枚，10天为1个疗程。

（5）治疗期间，为防止重复感染，内裤及洗涤用的毛巾、浴巾要煮沸5～10分钟，以消灭原菌。

值得注意的是，妊娠早期不宜服用驱虫药，以防有致畸作用。

孕妇应注意预防便秘

由于激素水平的改变，影响了肠蠕动，孕妇又常常不爱活动，容易便秘。可以采取以下几种方法预防便秘：

（1）经常锻炼身体，做步行以及其他适当的运动，调节肠道功能，同时还能增加食欲。

（2）多吃绿叶蔬菜，如韭菜、芹菜等。

（3）多吃水果，如苹果、香蕉、梨等。

（4）多饮水。

（5）多吃粗粮谷物。

（6）增加纤维素和B族维生素。

（7）养成定时排便的习惯。

孕妇不宜忽视某些疼痛

在怀孕期间，由于身体的变化，孕妇常常会出现一些疼痛症状。有些疼痛会提示孕妇或胎儿有异常或危险，应及时就医。

（1）**腹痛** 部分孕妈妈下腹两侧经常会有抽痛的感觉，尤其是早晚上下床之际，总会感到一阵抽痛，这种抽痛一般是因为子宫圆韧带拉扯而引起的，并不会对怀孕过程造成危险。

如果下腹感觉到规则的收缩痛，就要怀疑是不是由于子宫收缩引起的，应尽快到医院就诊，检查是否出现早产。如果确实属于早产前兆，应在子宫口尚未打开前赶快到医院就诊，只要找出早产的原因，还是可以顺利保胎的。如果延误了就诊时机，等到子宫口已开了 3 厘米以上，想保胎就很困难了。

(2) 头痛　有些孕妇在怀孕早期会出现头昏、轻度头痛等现象，这是较为常见的妊娠反应。倘若在妊娠后 3 个月，突然出现头痛，则要警惕子痫的先兆，特别是血压升高和水肿严重的孕妇，应及早就医。

(3) 腿痛　孕妇腿痛一般是由腿部肌肉痉挛而引起的，多是孕妇缺乏钙质或 B 族维生素引起的。可服用钙片或 B 族维生素药品，或者多吃一些含钙和 B 族维生素较高的食物，即可好转。

(4) 胸痛　孕期胸痛时有发生，多发于肋骨之间，犹如神经痛。这种情况可能是由于孕妇缺钙或膈肌抬高所致，可以适当补充一些高钙食物，或服用少量镇静剂。

(5) 腰背痛　随着怀孕月份的增加，很多孕妇会感到腰背痛。这是为调节身体平衡，孕妇过分挺胸而引起的脊柱痛，晚上或者站立过久时疼痛加剧。孕妇可以适当减少直立体位，适当活动，可改善疼痛。

(6) 臂痛　妊娠晚期，当孕妇把胳膊抬高时，往往会感到一种异样的手臂疼痛，或有一种蚂蚁在手臂上缓慢爬行的感觉。这种情况是因为怀孕压迫脊柱神经的缘故。孕妇平时应避免做牵拉肩膀的运动和劳动，可减少疼痛，分娩后即可恢复正常。

(7) 骨盆区痛　在妊娠末期，伴随着子宫的增大，骨盆关节韧带处于被压迫牵拉状态，常常会引起疼痛，稍微用力或者行走时疼痛会加重。这种疼痛无须治疗，休息后便会减轻。

第五章　怀孕第5个月

——孕味凸显，感受初次胎动

胎宝宝的听觉开始发育，在往后几个星期就能听到妈妈肚子里和外界的声音了。心脏的发育几乎完成，其他身体器官也在不断完善，身体表面开始形成脂肪层，为出生后的保温做准备。这个时段准妈妈的乳房变得更加敏感、柔软，甚至开始有些胀痛。偶尔你会感到腹部一侧有轻微的触痛，那是子宫迅速膨胀产生的拉扯痛，子宫两边的韧带和骨盆也在生长变化以适应胎儿的发育。

一、妈妈与宝宝的第5个月

胎儿发育状态

到了第5个月，胎儿重250～300克，身长18～25厘米。头占全身长的1/3，出现明显的胎动，听诊时能听见强有力的心音。胎儿的骨骼和肌肉开始发育，皮下脂肪开始沉着，但还比较少，肢体活动能力增强，活动活跃。内脏器官基本发育健全，心脏活动活跃，全身长出毳毛、眉毛、头发、指甲都已长全。此时，胎儿已会吞咽羊水，吞进的羊水通过肾过滤，把它变成洁净的尿液重新排入羊水中。胎儿会用口舔尝吸吮拇指，犹如品味手指的味道，胎儿已能听到妈妈的心脏跳动声和动脉的血流声了。

准妈妈的身体变化

子宫犹如婴儿的头一般大小了，宫底到达脐部，下腹隆起，胃部胀满感持续存在，会出现腹部下坠、心悸、气短、便秘等。乳房发育继续，乳腺发达，乳房变大，乳头更挺，妊娠20周左右会出现泌乳。孕妇皮下脂肪积蓄，体形丰满，臀部突出，母体血容量大量增加，会使血常规化验表现血红蛋白下降。

本月怀孕注意事项

这个阶段，可以经常测试胎动频数和测听胎心音，观察胎儿情况，并注意经常与胎儿对话，放音乐给胎儿听，对胎儿进行很好的胎教。在进行胎教时，夫妻应同时参与。从现在开始，可以计划并购买育儿和产妇用品。经常清洗外阴及内裤，保证生殖器官卫生。孕妇的身体状况较好，可以外出旅行，但不要太劳累，注意合理休息，最好有人陪同。制定出详细的外出日程计划，尽量避免路途颠簸、人多拥挤的地方。

二、准妈咪可能有的感觉

腹部更加凸出

腹部越来越大，许多因素会决定你显怀的程度：你的体形、体重的增加、怀的是单胎还是多胎、宝宝的大小、子宫的位置等。

视力模糊了

怀孕以及激素对你全身的所有器官都会造成影响，眼球自然也不例外。进入怀孕中期，许多孕妇都会出现视力的改变。通常来说，都是变得更差。但到了产后，眼球的形状及视力还会恢复。

轻微以及逐渐的视力变化，是怀孕时期正常且暂时的不良反应。但若是视力迅速明显地改变，却是个严重的警告，通常是高血压的征兆。因此，当你发生视力严重模糊、产生盲点、暗影增多或是双重影像时，必须立刻与医生联络。

皮肤瘙痒要忍住

这个时候，皮肤因牵拉会持续感到瘙痒。皮肤瘙痒难耐，抓痕脱痂后，会遗留下色素沉着，但这种遗留病变会在产后自然消失，不必担心。你可以在痒的部位抹一些润滑膏。

韧带痛明显了

正常人体立正时，由于各组肌肉及韧带彼此调和，身体重心前后左右维持平衡。而在妊娠期，由于子宫逐渐扩大，腹部膨胀隆起，身体重心前移，韧带势必加重负荷及张力。因此肌肉的动作则由自然性转变为有意识性，经常处于这种张力状态下，有的孕妇很容易感到疲乏，从而产生肌肉酸痛。

腹痛痉挛

有些妇女早在怀孕第5个月，特别是那些怀孕2次以上的妇女，会在下腹部感到如月经来时的疼痛，但疼痛的程度要比月经来时轻一些。

脚变大了

如果你感到脚部也像肚子般逐渐变大变重，你的感觉并没有错。这是因为进入孕中期后的准妈妈体液增多，出现相对性生理性贫血，容易引起肢端缺血缺氧，更加重了腿脚水肿的症状。特别是站立了一整天之后更加明显。你的鞋子已经不再合脚了，在怀孕的后半期，大多数孕妇需要买比原来大半号的鞋子，而其中15%的妇女的脚型将因此而固定，即使在产后也得穿起这种大半号的鞋。

赶走焦虑情绪

焦虑是妊娠期精神障碍的主要表现。往往由怕胎儿畸形、怕生女孩、怕分娩时疼痛、怕难产以及家庭矛盾、生活琐事等引起，焦虑情绪主要表现为怀疑自己的能力，放大自己的失败，整个人变得忧虑、紧张、不安，依赖性很强,独立性很差;身体应激方面表现为行动刻板,睡眠不宁,注意力难以集中等,严重者可发展为病态——妊娠焦虑症。

如果焦虑持续相当长的时间,孕妇不仅会坐立不安,还会影响消化和睡眠,甚至使胃酸分泌过多,发生溃疡病。焦虑情绪不但危害准妈妈自己的健康,对胎儿也是极为不利的。准妈妈持续的焦虑情绪可影响胎宝宝的健康发育,甚至影响婴儿出生后的智力发展和身体健康,如宝宝出生后会有瘦小虚弱、躁动不安、喜欢哭闹、不爱睡觉等表现。

准妈妈要善于调节自己的情绪,尽量远离孕期焦虑情绪。

三、胎教进行时

胎宝宝在长,孕妈妈在变。

第17周

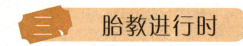

胎宝宝:第17周的胎宝宝像一个梨子那样重了。听力正在形成,喜欢把脐带当做自己的玩具,会兴致勃勃地抓或者拉。尽管胎宝宝还闭着眼睛,但他的眼球已经能够慢慢移动,甚至已经长出手指甲和脚趾甲了。

孕妈妈:本周,孕妈妈的小腹更加突出,必须得穿上宽松的孕妇装才会感觉舒适。体重迅速增加,乳房变得更加柔软、敏感,甚至有些疼痛。孕妈妈可能会感觉腹部一侧有轻微的触痛,主要是因为子宫在迅速地增长。

第18周

胎宝宝:胎宝宝的骨骼已经类似于橡胶的软骨,并开始慢慢硬化,偏向于两侧的眼睛开始逐步集中。胎宝宝开始频繁地动来动去,会皱眉头、挤眼睛,还能听出妈妈的声音。

孕妈妈:现在,孕妈妈的食欲大增,需要更多的营养。孕妈妈的行动开始有些不便了,部分孕妈妈还会受到痔疮、鼻出血等困扰。然而,大多数孕妈妈会感觉到胎动,这种兴奋会使孕妈妈忘却孕期困扰。当然,记录下第一次感觉到胎动的时间也是有必要的。

第 19 周

胎宝宝：到了本周，胎宝宝的胳膊、腿与身体的其他部分成比例了。胎宝宝在子宫中非常活跃，能做许多动作，比如后仰、踢腿、伸腰、屈体、滚动等。胎宝宝能够听到周围发生的事情，变得更加活跃就是他的回应方式。在胎宝宝的大脑中，分管味觉、嗅觉、触觉、听觉的神经细胞正在分化。

孕妈妈：到了孕中期，孕妈妈的子宫会逐渐增大，体重增加。在肚脐下方约一两厘米的地方，很轻松地就能摸到自己的子宫。部分孕妈妈的皮肤可能会有一些变化，上唇、面颊上方和前额周围会出现暗色斑块，不必过于忧虑，这些都是孕期极为常见的现象。正常情况下，这些暗色斑会在分娩后逐步消褪。

第 20 周

胎宝宝：胎宝宝的感觉器官开始按区域迅速发育，视网膜形成了。眼睛虽然闭着，但可以移动了，能隐约感觉到外面的亮光。味蕾正在形成，头发也在迅速生长。

孕妈妈：随着胎宝宝的成长，孕妈妈的肚子也越来越大，宫底大约每周升高 1 厘米。现在，孕妈妈能感觉到胎宝宝在不停地动来动去，甚至会影响到孕妈妈的睡眠。随着孕程的延长，孕妈妈会逐步习惯胎宝宝频繁的运动，直到孕后期将子宫撑满为止。子宫慢慢增大，会压迫盆腔静脉，使孕妈妈下肢静脉血液回流不畅，可能引起脚部、腿部的水肿。睡觉时可以在腿下垫一个小靠枕，能缓解水肿。

本月成功胎教要点

音乐胎教

本周，听觉仍然是胎宝宝"学习"的重要手段，孕妈妈可以给胎宝宝念几首画面感强的诗，或者放一段优美的音乐，对孕妈妈和胎宝宝都是很有利的。

英语胎教

欧美有很多著名的儿童片和动画片,这些影片会伴随着一代代孩子健康成长。孕妈妈可以多看一些活泼欢快的电影,将故事胎教和英语胎教同时进行。

思维游戏

现在,孕妈妈会觉得脑子转不动了,很多问题会懒得去想。其实,这样是不行的。为了让胎宝宝的大脑神经发育得更好,孕妈妈平时要多动脑筋,做一些有趣的思维游戏来让自己的大脑活跃起来。

运动胎教

那些长期在室内工作、晒太阳时间少的孕妈妈应该多到户外走走,晒晒太阳,以增加体内的维生素D的含量,促进钙的吸收。

运动能增强孕妈妈的心肺功能,适应血液循环和呼吸系统不断增加的负荷。轻度柔软体操能增强肌肉的收缩力,改善腰背痛等症状。运动能使全身得到放松,让孕妈妈身心愉悦。

(1) 营养胎教:食谱推荐

孕妈妈除了要补钙,补铁也是不可忽视的。由于孕妈妈体内血容量扩张,胎宝宝和胎盘迅速增长,铁的需求量猛增,因此很容易出现铁供给不足的问题。当孕妈妈严重贫血时,会造成胎宝宝发育迟缓或智力低下,危害母子健康。动物肝脏是补铁首选,动物血、瘦肉也十分不错。

早餐	西红柿鸡蛋面1碗,酱猪肝2片
加餐	桃1个,坚果适量
午餐	米饭1碗,木耳炒鸡蛋、蒜蓉空心菜各1份
加餐	牛奶1杯,坚果适量
晚餐	豆包2个,清蒸鲈鱼、丝瓜鸡蛋汤、芝麻圆白菜各1份

(2) 运动胎教:瑜伽

主动放松是孕妈妈现阶段的主要任务,而仰卧放松功则是一种很好的放松方式。一边听音乐,一边做运动,效果会非常不错。这种方法可以作为冥想姿势来使用，做过之后，孕妈妈身体的紧张会得到缓解，心情也会更加舒畅。睡前做5分钟，会让孕妈妈更快地进入睡眠。

仰卧放松功的每次练习时间为一两分钟就可以，能将人的呼吸放慢至成为一股顺畅而有节奏的气流，消除神经紧张，令人安静，使全身恢复能量。

❶戴上耳机，一边听音乐，一边缓慢地将手放在身后，身体逐步后仰，直至完全躺下。

❷两腿保持屈膝，手臂放于身体两侧，闭上眼睛，随着音乐的节奏左右摆动双腿。

（3）瑜伽英雄式

瑜伽英雄式能够舒经活络，防治静脉曲张，还能够增强呼吸系统功能，预防感冒，孕妈妈有空可以多多练习。

❶保持两膝并拢，双脚分开，让臀部坐在双脚之间的地面上。

❷将双臂高举过头，屈肘，放于两肩胛骨之间。左臂屈肘，从背后抬升起来，直到双手手指相扣。头和颈部挺直，眼睛向前直视。正常呼吸，保持20秒。

（4）办公桌前小运动

❶站立、跪坐或坐在一张直背椅子上，两肩平直不动，保持这个姿势。吸气，先把头部转向右边，呼吸时再缓慢地转向左边。

❷两眼向前直视，吸气，头部向右方倾斜，右耳尽量向肩部靠拢。呼气，头回到正中，再吸气，头向左方倾斜。

❸轻轻地把头部向后仰和向前低，然后头部做轻柔的圆圈旋转运动，颈部不要过于用力，肩膀尽量保持松弛状态。各个方向旋转8~10次。

（5）思维游戏：猜字谜

猜字谜是一种传统的文字游戏。现在，为孕妈妈准备了一些以数字为谜面的字谜。孕妈妈在开动脑筋的同时，可以教宝宝简单的汉语数字。

1. 一大二小
2. 五十对耳朵
3. 二八佳人
4. 二小姐
5. 三张纸
6. 七人八只眼
7. 七人头上长了草
8. 七十二小时
9. 四个人搬个木头
10. 十一个读书人

11. 三口重叠，莫把品字猜

12. 五口之家，外种一树

13. 六十不足，八十有余

14. 山纵横，两日绸缪，富由它起脚，累是它领头

15. 一边是红，一边是绿，一边喜雨，一边喜风

思维游戏答案为： 1. 奈 2. 陌 3. 妙 4. 姿 5. 顺 6. 货 7. 花 8. 晶 9. 杰 10. 仕 11. 目 12. 梧 13. 平 14. 田 15. 秋

(6) 英语胎教：儿歌《I GOT a Pea》（豌豆歌）

孕妈妈在胃口大开的时候，可以教宝宝一些常见食物的英文名称。在英语儿歌《I GOT a Pea》中，孕妈妈能学习到全部在日常生活中会吃到的蔬菜的英文名称，比如绿豆、红薯、南瓜、胡萝卜、西蓝花等。具有哪些食物，孕妈妈亲自听一下这首儿歌就知道了。

Today for show and tell I'm so excited I might yell

今天我会激动得大叫

I can't wait to show you: it's so cool

太酷了，我等不及要告诉你

I went to grandma's yesterday

昨天去了奶奶家

worked in her garden the whole day

在菜园里干活一整天

She let me bring some veggies here to school

她让我带些蔬菜来上学

I gotta carrot, I gotta yam

我有胡萝卜，我有红薯

I gotta a green bean fresh not from a can

我有新鲜绿豆，可不是从罐子里来的

I gotta potato, and as you can probably see

我有马铃薯，你看

I also gotta pea

我还有豌豆

I gotta pea, I gotta pea. Why is everyone laughing at me

我有豌豆，我有豌豆啊，大家为何笑我呢

So If you find a little pea on the floor after I leave

如果我走了，你在地上捡到一颗豆子

I think it probably belongs to me

我想那肯定是我的

I got a pumkin, I gotta squash

我有南瓜，我有笋瓜（主要种类为笋瓜 winter squash 和西葫芦 summer squash）

I got some lettuce I still need to wash

我有还没洗过的生菜

I got an onion, and some broccoli

我有洋葱，还有西蓝花

I also gotta pea

我还有豌豆

I gotta pea, I gotta pea

我有豌豆，我有豌豆

Why is everyone laughing at me

大家为何笑我呢

So If you find a little pea on the floor after I leave

如果我离开后，你在地板上捡到一颗豆子

I think it probably belongs to me

我想那肯定是我的

Yes, If you find a little pea on the floor after I leave

哦，如果我离开后，你在地板上捡到一颗豆子

I think it probably belongs to me

我想那肯定是我的

胎教故事会

龟兔赛跑

兔子长了四条腿，一蹦一跳，跑得可快啦。乌龟也长了四条腿，爬呀，爬呀，爬得真慢。

有一天，兔子碰见乌龟，笑眯眯地说："乌龟，乌龟，咱们来赛跑，好吗？"乌龟知道兔子在开他玩笑，瞪着一双小眼睛，不理也不睬。兔子知道乌龟不敢跟他赛跑，乐得摆着耳朵直蹦跳，还编了一支山歌笑话他：

乌龟，乌龟，爬爬，

一早出门采花；

乌龟，乌龟，走走，

傍晚还在门口。

乌龟生气了，说："兔子，兔子，你别神气活现的，咱们就来赛跑。"

"什么，什么？乌龟，你说什么？"

"咱们这就来赛跑。"

兔子一听，差点笑破了肚子："乌龟，你真敢跟我赛跑？那好，咱们从这儿跑起，看谁先跑到那边山脚下的一棵大树。预备！一，二，三，跑！"

兔子撒开腿就跑，跑得真快，一会儿就跑得很远了。他回头一看，乌龟才爬了一小段路呢，心想：乌龟敢跟兔子赛跑，真是天大的笑话！我呀，在这儿睡上一大觉，让他爬到这儿，不，让他爬到前面去吧，我三蹦两跳的就追上他了。"啦啦啦，啦啦啦，胜利准是我的嘛！"兔子把身子往地上一歪，合上眼皮，真的睡着了。

再说乌龟，爬得也真慢，可是他一个劲儿地爬，爬呀，爬呀，爬，等他爬到兔子身边，已经累坏了。兔子还在睡觉，乌龟也想休息一会儿，可他知道兔子跑得比他快，只有坚持爬下去才有可能赢。于是，他不停地往前爬、爬、爬。离大树越来越近了，只差几十步了，十几步了，几步了…终于到了。

兔子呢？他还在睡觉呢！兔子醒来后往后一看，咦，乌龟怎么不见了？再往前一看，哎呀，不得了了！乌龟已经爬到大树底下了。兔子一看可急了，急忙赶上去，可已经晚了，乌龟已经赢了。乌龟胜利了。

妈妈的童谣

数蛤蟆

一只蛤蟆一张嘴,
两只眼睛四条腿,
扑通一声跳下水。
两只蛤蟆两张嘴,
四只眼睛八条腿,
扑通扑通跳下水。

五指歌

一二三四五,上山打老虎,
老虎没打到,碰到小松鼠,
松鼠有几个,让我数一数,
数来又数去,一二三四五。

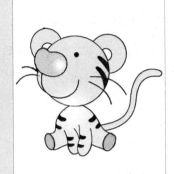

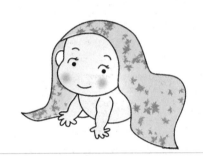

十字歌

一个小宝宝,两只小铜号,
三棵黄桷树,四块白米糕,
五条大鲤鱼,六把铁菜刀,
七根长甘蔗,八颗老红枣,
九只黄鸟叫,十匹马儿跑。

爸爸的唐诗

鹿柴

王维

空山不见人,
但闻人语响。
返景入深林,
复照青苔上。

鸟鸣涧

王维

人闲桂花落,
夜静春山空。
月出惊山鸟,
时鸣春涧中。

竹里馆

王维

独坐幽篁里,
弹琴复长啸。
深林人不知,
明月来相照。

四、优质营养配方

孕5月膳食原则

从怀孕5个月起,孕妇的基础代谢率增加,每天所需的营养也比平时多。孕妇的食欲增加,所以体重会明显上升,皮下脂肪的堆积会使孕妇看起来胖了很多。如果平时饮食荤素搭配合理,营养一般不会有什么问题。但是如果担心发胖或胎儿过大而限制饮食,则有可能造成营养不足,严重的会出现贫血或影响胎儿的生长发育。一般来讲,如果每周体重的增加在350克左右,则属正常范围。

准妈妈孕5月的营养要点:

(1) **蛋白质** 准妈妈每天蛋白质摄入量应达到80~90克,以保证子宫、乳房进一步发育,同时维持胎儿大脑的正常发育。

(2) **较高的热量** 孕5月比未怀孕时需增加热量10%~15%,即每天增加200~300千卡热量。为满足热能需要,应注意调剂主食的品种花样,如大米、高粱米、小米、红薯等。

(3) **脂肪** 胎儿大脑的形成需要足量的脂肪,准妈妈应多吃些富含脂质的食物。如鱼头、核桃、芝麻、栗子、黄花菜、香菇、紫菜、牡蛎、虾、鸭、鹌鹑等。鱼肉含有两种不饱和脂肪酸(DHA和EPA),这两种不饱和脂肪酸对胎儿大脑发育非常有好处,在鱼油中的含量要高于鱼肉,鱼油又相对集中在鱼头,所以准妈妈可以适量多吃鱼头。

(4) **维生素** 维生素A有促进生长的作用,孕5月需要的维生素A比平时多20%~60%。每天摄入量为800~1200微克。准妈妈要多摄入维生素A、维生素C、维生素D和B族维生素。准妈妈可以多吃蔬菜、水果来补充维生素。

> **孕期专家指导**
>
> ①富含蛋白质的食物有肉、鱼虾、蛋、豆制品等。②富含脂肪的食物有核桃、芝麻、栗子、黄花菜、香菇、虾、鱼头、鹌鹑、鸭等。③能够预防感染、提高机体抗病能力的食品有冬瓜、赤豆等。

(5) 矿物质 孕中期为保证钙等矿物质的摄入量，每天应饮用500毫升以上的牛奶或吃适量的奶制品。不能耐受牛奶者，可改用酸奶。为了补钙，还必须经常吃些虾皮。准妈妈要多吃蔬菜、水果来补充无机盐及矿物质。

孕妇奶粉让营养补充更方便

怀孕以后，准妈妈的身体和心理都要经受一场考验，有些准妈妈因为妊娠反应，吃不下任何东西，可是不吃东西又怕宝宝营养不够，出生后不够健康，针对这种情况，孕妇奶粉就成了一个很好的选择。

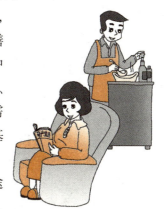

孕妇奶粉因为包含有促进孩子生长的营养成分，成为准妈妈孕期的重要营养来源之一。即使你的膳食结构比较合理、平衡，但有些营养素只从膳食中摄取，还是不能满足身体的需要，如钙、铁、锌、维生素D、叶酸等。而孕妇奶粉中几乎含有孕妇需要的所有营养素。如果孕期吃足够的孕妇奶粉，基本上能够满足孕妇对各种营养素的需求。

每天喝一点孕妇奶粉是孕妇最佳的营养补充途径，又方便又有效。既为孕妇补充了足够的营养，为胎儿健康成长提供了必需的营养元素，同时又不过量饮食，杜绝了肥胖。每天早、晚各1杯，你就可以安心地得到自己和宝宝所需的一切。

准妈妈一定要吃两个人的饭吗

很多女性在得知自己怀孕后，就开始努力加大饭量，希望借此来满足胎儿的营养需要。其实，怀孕的妈妈即使进食量加倍，也不等于宝宝在妈妈的肚子里就可以吸收所有妈妈比以前多吃的那些食物的全部营养，准妈妈多吃的那部分，很可能都变成了自己身上多余的脂肪。孩子的营养是否足够，关键在于准妈妈对食物的科学性选择，而不是通过多吃来达到。

研究认为，不应因为妊娠而改变生活方式，每天不应进食过多热量，同时还应在医生的指导下消耗足够的热量。妊娠期间唯一特别需要的是每天增加300卡的热量供应（相当于3杯去脂牛奶所含的热量）。要坚持每天进餐3

次，不要大吃大喝，应多吃富含叶酸、维生素 C 和维生素 A 的水果和蔬菜，少吃油炸食品和经食品工业加工处理过的食品。

要保证适宜的脂肪供给。脂肪是脑结构的重要原料，必需脂肪酸缺乏时，可推迟脑细胞的分裂增殖。脂肪的供给以占总能量的 20%～25% 为宜。植物油所含的必需脂肪酸比动物脂肪要丰富。

准妈妈随意节食危害大

某些年轻的孕妇怕怀孕发胖，影响自身体形，或怕胎儿太大，生育困难，常常节制饮食，尽量少吃。这种只想保持自身形体美而不顾母子身体健康的做法是十分有害的。

胎宝宝心血管的发育在胚胎期的第 3 周就已开始，心脏随着胚胎的发育逐渐形成心房、心室和大血管三个主要部分。到第 8 周，心脏才形成固定结构。随着胎儿的不断发育，心脏也逐渐长大。如果准妈妈节食，尤其是妊娠的最初 3 个月中，会使胚胎营养不良，导致心脏的某一部分发育停顿或出现异常，即可造成心脏的先天畸形。

苗条的身材本来就不属于孕期，这个时候，准妈妈应该分清主次，一切以宝宝的生长发育为中心。

全面饮食，拒绝营养不良

孕妇孕中期应注意合理均衡饮食，否则有可能造成营养不良，这样对胎儿和母体不利。

营养不良会导致孕妇贫血，孕妇贫血具有一定的危害性，往往会造成早产，并使新生儿死亡率增高，严重时还会使婴儿肝脏缺少铁储备，易患贫血。孕妇贫血抵抗力低，易发生感染。

孕妇营养不良还会影响胎儿的智力发育，胎儿大脑发育时期若孕妇营养不良会使胎儿脑细胞的生长发育延缓，DNA 合成过度缓慢，也就影响了脑细胞增殖和髓鞘的形成，所以母体营养状况可能直接影响下一代脑组织成熟过程和智力的发展。

孕妇要注意饮食，膳食品种要多样化，尽可能食用天然的食品，少食高盐、高糖及刺激性食物。一般来说，妇女怀孕后，每天需要 10468 千焦热量，比平时增加 2094 千焦热量。在妊娠中晚期，每日主食 400～500 克，牛奶 250 毫升或豆浆 500 毫升，鸡蛋 1～2 个，鱼虾、肉类 100～150 克，豆类、豆制品 100～150 克，新鲜蔬菜 500～1000 克，水果适量，就能满足孕妇的需要。尽量粗细粮搭配，荤素食兼有，品种广泛多样，食量合适。关键是要搭配均匀，防止偏食，而不必过多地进食。

准妈妈切莫贪食

现如今人们的生活水平提高了，物质资源极为丰富，对鸡、鸭、鱼、肉、蛋等，准妈妈可着劲儿地吃、变着样儿地吃。那么对于准妈妈而言是不是吃得越多真的越好呢？

孕期营养过剩有可能使母亲、胎儿出现许多并发症。此外，孕期体重增长过多还会加重准妈妈的心脏、肝脏负担，分娩后体重恢复到孕前水平的时间会延长，产褥期卵巢功能恢复缓慢，产后月经推迟，甚至会出现一系列卵巢功能不良的表现。

如果孕妇每日各种食物吃得过多，特别是摄入糖类和脂肪过多，出现营养过剩，会导致孕妇血压偏高和导致胎儿长成"巨大儿"。如果孕妇过胖，还容易造成哺乳困难，不能及时给孩子喂奶，乳腺管堵塞，引起急性乳腺炎。

为了避免营养过剩，孕妇要合理饮食，既不能营养不足，又不要营养过剩，要做到营养适度，荤素搭配，注意活动，防止由于营养过剩造成高血压和"巨大儿"。

食物狙击妊娠斑

爱美的准妈妈一旦怀孕后，就开始担心自己白皙的脸庞会长满黄褐斑。专家指出，黄褐斑的形成与孕期饮食有着密切的关系，如果准妈妈的饮食中缺少维生素 C 的摄入，长黄褐斑的可能性就会增加。有几种适合准妈妈食用又对防治黄褐斑有很好疗效的食物，我们按其效果排出名次，爱美的准妈妈不妨试试。

（1）**猕猴桃**　猕猴桃被喻为"水果金矿"。它含有丰富的食物纤维、维生素C、维生素B族、维生素D、钙、磷、钾等营养素。

猕猴桃中的维生素C能有效抑制皮肤中多巴醌的氧化作用，使皮肤中深色氧化型色素转化为还原型浅色素，干扰黑色素的形成，预防色素沉淀，保持皮肤白皙。

(2) 西红柿 西红柿具有保养皮肤、消除雀斑的功效。它丰富的番茄红素、维生素C是抑制黑色素形成的最好武器。实验证明，常吃西红柿可以有效减少黑色素形成。

(3) 柠檬 柠檬也是抗斑美容水果。柠檬中所含的枸橼酸能有效防止皮肤色素沉着，使用柠檬制成的沐浴剂洗澡能使皮肤白皙光滑。

上班族补充营养宜科学

对于忙碌的上班族们，一日三餐，常常是这种情形：早餐边走边解决，午餐以快餐为主，晚餐买些外卖食品回家吃，这样的饮食情况对身体健康不利。而且如果怀孕，更不能再这样摄取营养。

人体必需的六大营养素（糖类、蛋白质、脂肪、矿物质、维生素、水）并不是炸鸡、比萨和汉堡中所能包含的，所以对于一个忙碌的职业女性来说，怀孕后应当学会放慢脚步，好好地调整一下饮食习惯，不论怀孕前的饮食习惯多随意，为了肚子里的宝宝，一定不要再这样无所谓。因为健康的饮食将有助于宝宝的健康成长，不合理的饮食将可能使宝宝的免疫力或者其他方面有所降低。

当然，巧搭配也可使速食成为健康食品。比如，现在许多速食店都提供了丰富的速食生菜沙拉，可以在生菜沙拉上淋一些橄榄油或醋，这样既营养又快捷；还可以吃个蔬菜汉堡解解馋，也可以用全麦片面包代替汉堡，再夹上些番茄等。工作之余，还可为自己准备些水果、酸梅、坚果、酸乳酪等。

健脑益智数坚果

在食物分类中，坚果类食物还含有15%~20%的优质蛋白质和十几种重要的氨基酸，这些氨基酸都是构成脑神经细胞的主要成分，同时还含有对大脑神经细胞有益的维生素B_1、维生素B_2、维生素B_6、维生素E及钙、磷、铁、锌等。因此无论是对准妈妈，还是对胎儿，坚果都是补脑、益智的佳品。

(1) 核桃 补脑、健脑是核桃的第一大功效，另外其含有的磷脂，具有增长细胞活力的作用，能增强机体抵抗力，并可促进造血和伤口愈合。另外，核桃仁还有镇咳平喘的作用。尤其是经历冬季的准妈妈，可以把核桃作为首选的零食。

推荐食用方法：核桃可以生吃，也可以加入适量盐水，煮熟吃。

(2) 花生 花生被世界公认为是一种植物性高营养食品，被称作"长生果""植物肉""绿色牛乳"，每百克花生仁含蛋白质27.6克，脂肪50克，其中不饱和脂肪酸占80%。另含有除维生素C外的多种维生素、亚油酸、卵磷脂、脑磷脂以及多种矿物质，所产生的热量高于牛奶2倍，比鸡蛋高4倍，钙含量比猪肉高11倍，铁含量比牛奶高25%。中医认为，花生具有醒脾开胃、理血补血、润肺利水和健脑防衰等功效。注意吃花生时，不要去掉红色表皮，它是益血物质。

推荐食用方法：与黄豆一起炖汤，也可以和莲子一起放在粥里或是米饭里。最好不要用油炒着吃。

(3) 瓜子 多吃南瓜子可以防治肾结石病；中医认为西瓜子性味甘寒，具有润肠止血健胃等功效；葵花子所含的不饱和脂肪酸能起到降低胆固醇的作用。

推荐食用方法：大多是炒熟或煮熟了吃。

> **孕期专家指导**
>
> 坚果，对准妈妈身体保养和胎儿发育虽然有诸多好处。但凡事要有度，过犹则不及。每天最多50克，多吃无益。

(4) 夏威夷果 是一种原产于澳洲的坚果，别名昆士兰果或澳洲胡桃。夏威夷果含油量高达60%~80%，还含有丰富的钙、磷、铁、维生素B_1、维生素B_2和氨基酸。

推荐食用方法：夏威夷果可以鲜食，但更多的是加工成咸味配甜味点心食用。

(5) 榛子 含有不饱和脂肪酸，并富含磷、铁、钾等矿物质，以及维生素A、维生素B_1、维生素B_2、维生素B_3，经常吃可以明目、健脑。

推荐食用方法：如果不想单吃榛子，可以压碎拌在冰激凌里或是放在麦片里一起吃。

(6) 松子 含有丰富的维生素A和维生素E，以及人体必需的脂肪酸、油酸、亚油酸和亚麻酸,还含有其他植物所没有的皮诺敛酸。它不但具有益寿养颜、祛病强身之功效,还具有防癌、抗癌之作用。

推荐食用方法:生着吃,或者做成美味的松仁玉米。

自制清凉解暑小食品

（1）**烩果羹** 将百合用温水泡开,切大片;青梅切十字刀;瓜条切丁;小枣拍松去核;京糕切丁。将薏米上屉蒸熟。莲子去皮去心,上屉蒸熟。开水倒入白糖,将百合、莲子、薏米、青梅、瓜条、葡萄干、樱桃、桂圆肉、小枣放入,煮开,用水淀粉勾芡。将桂花放入盆内,倒入水果羹,撒上京糕。

（2）**核桃羹** 将核桃放在蒸锅内蒸15分钟,除去硬壳,取核桃肉放在热水中浸泡,剥去仁衣,将核桃肉用小磨磨成汁,过滤。将核桃汁倒入锅内,加白糖、清水烧沸,加水淀粉,撒上桂花即可。

（3）**冰糖银耳** 将银耳发好洗净,煮烂,加入冰糖、青梅、桂花即可。

（4）**蜜汁凉桃** 将桃去核,去皮,放入碗内加糖蒸20分钟,晾凉后放入冰箱。将糖、清水、桂花熬成稠汁,放入冰箱。食用时将糖汁浇在桃上即可。

另外,可常吃绿豆粥、红小豆粥、百合粥等。

豆腐为准妈妈最适宜的"植物肉"

豆腐营养丰富,适合准妈妈以及胎宝宝生长的需要。

（1）豆腐及豆腐制品的蛋白质含量丰富,而且豆腐蛋白属完全蛋白,不仅含有人体必需的8种氨基酸,而且比例也接近人体需要,营养价值较高。

（2）含有铁、钙、磷、镁等人体必需的多种微量元素,还含有糖类、植物油和丰富的优质蛋白,素有"植物肉"之美称。豆腐的消化吸收率达95%以上。两小块豆腐,即可满足一个人一天钙的需要量。

（3）丰富的大豆卵磷脂有益于神经、血管、大脑的发育生长。

（4）豆腐不含胆固醇,能降低准妈妈患高血压、高脂血症、冠心病的可能。

（5）大豆蛋白能恰到好处地降低血脂,保护血管细胞,预防心血管疾病。

（6）豆腐还含有丰富的植物雌激素,对防治骨质疏松症有良好的作用,还有抑制乳腺癌及血癌的功能。

五、生活细节注意点

准妈妈应注意的事项

怀孕到了第5个月，应注意腹部的保温并预防腹部过度松弛，最好使用束腹腹带或腹部防护套。

乳房胀大，最好换穿较大尺码的胸罩，有些人可能已有少许的乳汁排出。

胎儿日渐加速发育，需要充足的营养。铁质不足时，极易造成母体贫血，严重时还会影响到胎儿健康。

此时是怀孕期间最安定的时期，若要旅行或搬家宜趁此时机进行，但孕妇仍应避免过度劳累。

准妈妈如何穿鞋

随着肚子"突飞猛进"，很多准妈妈会发现，有一些原本很简单的事情突然变得复杂起来，甚至很难一个人独立完成，穿鞋、穿袜都成了困扰准妈妈的小麻烦。

大肚子阻碍视线看不到脚是造成麻烦的根本原因，要解决这个小麻烦，准妈妈除了偶尔依赖家人，大多数还是要靠自己解决的。

（1）穿鞋　不要穿系鞋带的鞋子，要选择穿脱方便、站着就可以穿的鞋子。这样就免去了弯腰的麻烦。穿的时候最好坐着穿或是扶着墙壁，能够平衡好身体，比较安全。还可以买一个长柄的鞋拔，穿起鞋来就更方便了。

（2）穿袜　如果坐着穿袜子很辛苦的话，试试盘起腿来穿袜子。袜子要选择袜筒低的，连裤袜就等到产后再穿吧。

剪脚趾甲、捡东西这种复杂的"工作"

> **孕期专家指导**
>
> 准妈妈最好穿软底布鞋、旅游鞋、帆布鞋，这些鞋有良好的柔韧性和易弯曲性，还有一定的弹性，可随脚的形状进行变化。所以穿着舒服行走轻便，可减轻准妈妈的身体负担，并可防止摔倒等不安全的因素发生。

准爸爸一定要抢着做。想象一下自己亲手为准妈妈剪指甲的画面，一辈子能有几回这样的浪漫？如此一来，麻烦就变成了一种幸福的体验了。

小小睡姿学问大

随着子宫的增大，准妈妈的生活越来越不方便，甚至连睡觉都别扭。如果懂得在怀孕的不同时期选择不同的睡姿，就能在一定程度上帮助自己睡得舒服些。在妊娠早期，由于子宫增大不是很明显，对睡姿无特殊要求，但到了妊娠中期、晚期呢？

妊娠中期，子宫增大越来越明显，所以这个时候应该采取侧卧位，左侧及右侧都可以，但是不宜仰卧。

到了妊娠晚期，增大的子宫逐渐占据大部分的腹部及盆腔，这个时候的子宫一般呈轻度右旋状态，左侧卧位对恢复子宫的旋转位置，减少对下腔静脉的压迫及减少对子宫血管的牵拉或扭曲都有利，还可以缓解子宫供血不足。

呵护准妈妈的睡眠

为了能够睡好，准妈妈可采取下列办法：

（1）**睡前洗澡**　睡前洗个温水澡。被褥常晒，冬天睡前用暖水袋把被窝焐暖，肩膀用被垫塞，以防着凉。

（2）**不要烦躁**　睡不着时，不要烦躁，因为越着急越睡不着。如果睡不着，最好看点书报，平心静气地催眠，或看轻松的电视节目，听听柔和抒情的轻音乐，但应避免阅读引起兴奋的文章，或者看激动情绪的电视、戏剧。如果经常失眠，也不要随便吃安眠药，应在医生指导下调整睡眠。因为药物，如巴比妥类容易通过胎盘影响胎儿，在妊娠前12周应用地西泮（安定）有致畸的可能。睡前喝1杯热牛奶，有镇静安眠作用，而且睡前喝牛奶还可促进钙的吸收，达到补钙的效果。

（3）**保持良好的睡眠环境**　卧室应宁静清爽，光线幽暗，无嘈杂喧闹声，空气新鲜，温度、湿度适宜，最佳温度为19～20℃，最佳湿度为50%～60%。

睡眠是疲劳的"消除剂"，要求有一个良好的环境，即宁静清爽，光线幽暗，切忌嘈杂喧闹、灯火通明。即或有声音，也只能是钟表的滴答声等。单调、低微的重复声响，有助于催人入眠。睡眠时体内新陈代谢和各种生理活动尽管减弱，但并未停止，其合成代谢超过分解代谢，为第二天的工作和学习等储备能量。因此，要求卧室空气流通，为人体提供足够的新鲜空气，才能使睡眠的功能得到充分发挥。

切忌蒙头而睡，用被子等蒙头睡觉对身体极为不利，随着呼吸运动，被窝里的二氧化碳含量逐渐增高，而氧气浓度逐渐降低，由于被子的通透性有限，气体交换受阻，于是造成缺氧和二氧化碳的蓄积。当人体吸入二氧化碳浓度达到2%时，一夜之后，人就会感到头昏、头痛、全身乏力、胸闷不适，易患感冒和其他疾病。

（4）孕期应避免的睡眠姿势　妊娠中、后期仰躺着睡觉会使孕妇感觉不适，因为子宫压迫大静脉会阻碍血液循环。趴着睡觉既压迫胎儿，也使孕妇感觉不舒服。

同时，还应注意每天定时上床，按时起床，形成固定的睡眠节律，到时候自然入睡，睡足时按时醒，才能保持大脑清醒，精神振奋，感觉良好。千万不要轻易破坏已形成的睡眠节律，以免失眠和感觉疲劳。

成功赶走妊娠纹

怀孕期间，准妈妈的腹部一般会长出很多妊娠纹，这是正常现象。很多准妈妈可能会嫌妊娠纹难看，不过，要知道这是宝宝在你肚皮上留下的幸福痕迹，所以千万不要因而耿耿于怀。

（1）为什么会形成妊娠纹　人体的腹部从外到内有许多层，它们是皮肤、皮肤弹性纤维、皮下脂肪层、腹直肌、腹膜前脂肪层和腹膜。当女性怀孕超过3个月时，增大的子宫突出于盆腔，向腹腔发展，腹部开始膨隆，受增大的子宫影响，皮肤弹性纤维与腹部肌肉开始伸长。尤其是怀孕6个月后更加明显。

当超过一定限度时，皮肤弹性纤维发生断裂，腹直肌腱也发生了不同程度的分离。于是，在腹部的皮肤上出现了粉红色或紫红色的不规则纵形裂纹。产后，虽然断裂的弹性纤维逐渐得以修复，但难以恢复到以前的状态，而皮肤上的裂纹也会渐渐褪色，最后变成银白色，即妊娠纹。

（2）预防妊娠纹的方法　远离甜食与油炸食品。在怀孕期间要避免摄取过多的甜食及油炸食品，应摄取均衡的营养，以便改善皮肤的肤质，并让皮肤变得较有弹性。

控制体重的增长。在怀孕时体重增长的幅度，每个月增加不宜超过 2 千克，整个怀孕过程中应控制在 11～14 千克。

适度地使用除纹霜。除纹霜中的胶原蛋白成分，可补充真皮层的胶原蛋白，预防纤维断裂，这是一般乳液或是甘油类的保湿剂无法达到的效果。

(3) 锻炼消除妊娠纹 针对妊娠纹，准妈妈可以进行适当的锻炼，增加皮肤对牵拉的抵抗力。对于局部皮肤，可以在锻炼后使用祛纹油进行适当的按摩，促进局部血液循环，以增加皮下弹力纤维的弹性。

适度运动有利分娩

> **孕期专家指导**
>
> 孕期适当、适量的体育运动能减轻妊娠的不适，还能增强体质，调节心理状况，改善睡眠质量，为分娩过程做好准备，也为产后的快速复原打下基础。

有些准妈妈担心活动会伤胎，不敢参加适当的劳动或运动，这是不对的。适当的运动能使准妈妈的全身肌肉得到活动，促进血液循环，增加母亲血液和胎儿血液的交换；能增进食欲，使胎儿得到更多的营养；能促进胃肠蠕动，减少便秘；还可以增强腹肌、腰背肌和骨盆底肌的能力，有效改善盆腔充血状况；有助于分娩时肌肉放松，减轻产道的阻力，有利顺利分娩。

接近预产期的准妈妈体重增加，身体负担很重，时刻准备着分娩的到来，这段时间可以经常散散步，或进行一些适合于自然分娩的辅助体操。

这时候准妈妈运动一定要注意安全，本着对分娩有利的原则，千万不能过于疲劳。

孕中期的游泳计划

很多准妈妈喜欢游泳是因为它飘浮在水里的时候几乎感觉不到任何重力，准妈妈在水中感觉自己的体重一点都没增加，肌肉很舒服，而且不太可能受伤。

一般来说，最佳的游泳时间是在怀孕 5~7 个月，因为胎宝宝在那个时候着床才开始稳定，各器官生长到位，生理功能开始发挥作用，而孕晚期，为避免羊水早破和感染，那时候准妈妈是禁止游泳运动的。

准妈妈应该选择仰泳，选择自己感觉舒服的划水方式，在水中漂浮、轻轻打水、踩水就可以得到很全面的锻炼，可以缓解腰痛；另外，游泳时不宜剧烈动作，避免劳累。慢慢来，热身后逐渐放松，不要强求自己游得太剧烈。只需记住：你想要的只是保持活动，所以放轻松，更多的健身计划可以留到产后再进行。如果你盆骨前部的耻骨联合感觉疼痛，那么要避免蛙泳。如果精力允许，准妈妈可以隔天游 20 分钟以上，以达到最佳效果。早上刚刚起来就游泳能缓解晨吐，并且让你在一天的时间里都精力充沛。

选择卫生条件良好的游泳训练场地，并且要有专职医务人员在场。一方面起到心理安慰的作用，另一方面，如果发生什么意外，专职医务人员会立即就地采取措施。曾有流产、早产、死胎史或患心、肝、肾脏、妊娠高血压综合征、阴道流血的准妈妈是禁止游泳的。此外，最好先问清楚泳池都哪天换水，换水那天再去游。记得带上大浴巾，出水的时候披上，游的时间不能太长，中途及时喝水补充水分；不要天天游，以免过度疲劳。

站 坐行走有讲究

做妈妈的感觉会让很多人兴奋不已，尤其是现在已经感到胎动以后。但随着体重不断增加，准妈妈越来越感到行动不便，因此也就需要越来越严格地采取孕期自我保护措施，在站立行走方面都要注意自己的动作。

（1）**如何保持站立**　长时间站立会减缓腿部的血液循环，导致水肿以及静脉曲张。每站立一段时间，准妈妈必须让自己休息一会儿，可坐在椅子上，把双脚放在小板凳上，这样有利于血液循环和放松背部。如果没有条件坐，那就选择一种让身体最舒适的姿势站立，并时常活动相应的肌肉群，如收缩臀部，就会体会到腹腔肌肉支撑脊椎的感觉。需要长时间站立的准妈妈，为促进血液循环，可以尝试把重心从脚趾移到脚跟，从一条腿移到另一条腿。

（2）**保持正确的坐姿**　准妈妈正确的坐姿是要把后背紧靠在椅子背上，必要时还可以在靠腰部的地方放一个小枕头。如果准妈妈是坐着工作的，有必要时常起来走动一下，因为这样有助于血液循环并可以预防痔疮。要是准妈妈写字或者应用计算机的工作量很大，最好是每隔1小时放松一下。

（3）徒步行走应注意 徒步行走对准妈妈很有益，但一旦感觉疲劳，马上要停下来，找身边最近的凳子坐下歇息一会儿。如果没有条件在公园里散步，可以选择交通状况不太紧张的街道，以避免过多吸入汽车尾气。

在走路的姿势上，身体要注意保持挺直，双肩放松。散步前要选择舒适的鞋，以低跟、掌面宽松为宜。

（4）这样起身最安全 怀孕2~3个月的时候，准妈妈起身还算轻松，但现在起身就得缓慢有序地去做动作，以免腹壁肌肉过分紧张。仰躺着的准妈妈起身前要先侧身，肩部前倾，屈膝，然后用肘关节支撑起身体，盘腿，以便腿部从床边移开并坐起来。

健走运动好处多

在这个阶段，准妈妈每天应该保持一定的运动量，以增加血液循环，加强心肺功能。然而，很多准妈妈因为工作等原因，没有时间运动。其实，准妈妈如果能坚持每天健走15分钟，也是非常好的运动方式。

健走运动跟平常步行的方法一样，步伐较快，是一种有氧运动，属于低强度型的，相对于跑步来说，更适合准妈妈。

准妈妈每周可以进行3次健走运动，每次平均15分钟左右，能够增强心肺功能，松弛肌肉紧张，加强血液循环和新陈代谢，尤其是对于减轻准妈妈脚部水肿、抽筋的情况有很大帮助。

（1）小心伤害 虽然健走运动是一项有益身心的运动，但准妈妈由于怀孕后身体的韧带变得松弛，如果在运动中准妈妈有腰痛、大腿两侧疼痛的情况，就要留心，若痛感在运动后有加剧的情况，便应减少运动时间或停止。如怀孕期间有任何不稳定的情况，包括胎位不正、流产迹象等也应该暂停运动。

在运动时，准妈妈应该选择草地、专业跑道等地面比较柔软的地方进行，避免选择湿滑或凹凸不平的地面。

（2）注意姿势 由于怀孕期间肚子变大，准妈妈健走时容易有含背情况，这个姿势会对肚子加重压力，导致腰痛。

运动时，准妈妈要保持眼睛向前看，只要不看到脚趾，就可以知道自己没有弯下腰。不过准妈妈还要保持警惕，小心路面不平。

在运动时，准妈妈的手肘要保持90°角弯曲，挥动手臂时要紧贴身体，动作要自然，不要太夸张，也不要横向挥动手臂，这样会减弱锻炼效果。

在健走时，准妈妈应该像普通走路时一样，让脚跟先着地，然后是脚底到脚趾，接着脚趾点地，再踏第二步。

六、祛疾检查保健康

不可忽视B超检查

B超检查是指用超声波照射子宫内腔，通过观察反射在超声波显示器上的胎儿画面，检测胎儿的发育程度和有无畸形等状态的检查方法。超声波不同于X线片，它对胎儿的健康没有什么影响。正常情况下，B超在孕早期、孕中期、孕晚期各做1次。3次的目的各不相同：早期了解孕龄，中期了解胎儿发育有无异常，晚期了解胎儿大小及是否安全。

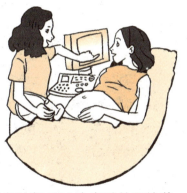

如果有特殊情况，如羊水过少的准妈妈，要观察她们经过治疗后是否改善，那就应在治疗后7~10天复查，因此B超检查的频率应由医生来决定。一般来说，孕中期的B超检查主要包括：

(1) 判断胎儿的生长发育是否符合孕周　B超通过测定胎儿双顶径可以了解胎儿的发育情况。在孕中期，双顶径每周增加2.4~2.8毫米，孕晚期每周增加2毫米。

(2) 观察胎儿在宫内的安危　这包括了解胎盘部位结构、观察羊水量、观察胎儿的活动，以判断胎儿有无缺氧等。总之，B超检查是为了查看胎儿的生长发育情况，确定是否有先天缺陷，并检查胎盘和脐带状况。在进行B超检查之前，建议准妈妈要多喝水，不要排尿。因为如果膀胱是空的，子宫就会移到骨盆的下侧，使检查难以进行。检查之前，医生将会在腹部涂抹润滑剂。润滑剂有助于检测仪在腹部表面移动。

(3) **判断胎儿有无畸形** 在孕4个月后，胎儿的各个器官已基本形成，所以要了解胎儿有无畸形，可以选在孕20~24周之间。孕周过小，看不清楚；过大，胎儿充满子宫不易检查出来，一旦发现畸形要终止妊娠。

准妈妈腹痛要警惕

腹痛是准妈妈常见的身体反应，有些是生理性的，无须治疗，有的则是病理性的，需要引起警惕，及时处理。

生理性腹痛的产生有以下几种原因：

(1) **子宫增大刺激骨骼** 怀孕4~5个月的时候，准妈妈的肚子慢慢大起来，然后皮肤就有一种紧绷的感觉。有些准妈妈因子宫增大不断刺激肋骨下缘，可引起肋骨钝痛或因耻骨联合松弛分离而疼痛。这些情况属于怀孕后正常的生理反应，不需要特殊治疗，可通过左侧卧位睡来缓解疼痛。

(2) **胎动** 胎宝宝在子宫内的活动称为胎动，可分为转动、翻动、滚动、跳动及高频率运动。胎动刚出现的时候你会感觉"波"的一下，像鱼在游泳或鸟的翅膀在舞动一般，轻轻的、转瞬即逝。以后动的时候力气越来越大，自妊娠18周起，四肢发育完全的胎宝宝运动会更加活跃，通常准妈妈在这个时候可以感觉到，甚至在腹部表面可以看到鼓起，一下子滑向左，一下子滑向右，时而在上，时而在下。

另外，在孕期出现的一些疾病，也可引起准妈妈腹痛，称为病理性腹痛，产生的原因如下：

(1) **急性阑尾炎** 一般人患急性阑尾炎时多数腹部压痛在右下腹，而准妈妈因为胎宝宝的存在，右腹部的压痛随妊娠月份的增加而逐步上移。

(2) **肠梗阻** 如果孕前做过腹部手术，手术后发生的肠粘连往往是孕期引发肠梗阻的原因。一般准妈妈发生肠梗阻常缺乏典型症状，所以一旦感到腹痛并伴有呕吐、腹泻时，应及早去医院检查。

(3) **胆囊炎** 由于受到怀孕生理变化的影响，如果孕前有胆石症，孕期稍有不慎便极易导致胆囊发炎。胆囊发炎时易出现上腹疼痛、恶心、呕吐、发热，且疼痛会因饮食引起或加剧。准妈妈应注意细嚼慢咽，一餐不宜吃得过饱，少吃脂肪含量多的食品。

做好孕期自我监护

为确保母亲和胎儿平安,仅靠定期的产前检查是不够的,对孕妇与胎儿还要进行孕期自我监护。所谓自我监护,就是由孕妇本人和家属(主要是丈夫)亲自观察胎儿的生长发育和监护胎儿的安危。孕期自我监护包括以下内容:

(1) **测量子宫底高度** 这个项目夫妇双方均可完成。子宫底高度是间接反映胎儿生长情况和羊水情况的指标之一,从孕21周开始测量,每周1次。方法是:孕妇排尿后仰卧,两腿伸直,腹壁放松,用软尺沿腹中线测量耻骨联合上缘中点到子宫底之间的距离。如果连续数周子宫底高度不增加,连子宫横径也不增宽,提示胎儿生长迟缓,需要进一步查明原因。要是宫底升高太快,有可能是胎儿生长较快,或有可能是羊水过多。

(2) **测量腹围** 从孕21周开始测量,每周1次。以软尺通过脐水平测量。软尺贴紧皮肤,松紧适度。正常情况下腹围每周增长0.83厘米,其中21~34周时平均增长0.87厘米,孕34周后平均每周增长0.76厘米。如增长速度明显小于以上数字,应怀疑胎儿生长迟缓。

(3) **计数胎动** 胎动和胎盘功能有关。如果胎盘功能减弱,不能供应足够的氧气和营养物质,胎儿在宫内处于慢性缺氧状态,这时只有减少活动,胎儿才能减少氧和能量的消耗。因此,数胎动可了解胎儿宫内处境和判断胎盘功能。孕妇在每天早、中、晚固定一个方便的时间数3次胎动,每次1小时,再将3次胎动乘以4,即得12小时的胎动数。正常胎动数12小时应在30次以上。

(4) **听取胎心** 妈妈数胎动,爸爸听胎心,互相配合,共同关心下一代。在产前检查时,先由医生确定胎心位置,以后由孕妇的丈夫或家属借助听筒或听诊器听取,也可直接用耳朵贴在孕妇腹壁上听取,每次听1分钟,加以记录。孕28周后应每日记录。正常胎心音每分钟120~160次。

(5) **测量体重** 孕妇体重的增加可反映胎儿生长发育的情况,增加过快、过慢都不正常,应该寻找原因。

静脉曲张怎么办

有些女性怀孕以后会出现下肢静脉曲张的现象，表现为在外阴或小腿部隆起一条条蚯蚓样的东西，弯弯曲曲，有的准妈妈会感觉下肢酸痛，并伴有沉重感、肿胀感、热感、蚁走感。下肢静脉曲张产生的原因主要有3个，一个是生理方面的原因，妊娠期间，子宫和卵巢的血容量增加，使下肢静脉回流受到影响，过多的静脉血淤积在下肢静脉血管内，使其对血管壁的压力增加，同时增大的子宫压迫盆腔内的静脉，进一步阻碍下肢静脉的血液回流，造成静脉曲张；另一个原因是准妈妈在妊娠期间休息不好，特别是需要久坐、久站和负重的准妈妈，出现下肢静脉曲张的概率较高；第三个原因和遗传有关，如果妈妈怀孕时下肢静脉曲张严重，女儿怀孕后也易出现类似症状。

只要准妈妈平时不要久坐、久站和负重，注意多休息，孕晚期适当多躺卧休息或架起双脚休息，夜间睡眠时适当垫高双腿，帮助静脉回流，可以有效避免严重的下肢静脉曲张。如不是遗传的原因，下肢静脉曲张是可以减轻和预防的。

已经出现下肢或外阴静脉曲张时，准妈妈容易感到疲劳，行动不便，要注意减少站、坐的时间，更不要负重；穿合适的平跟鞋，避免穿高跟鞋或高筒靴，不要穿过紧的袜子或鞋子，以免压迫血管；尽量减少可能增加腹压的因素，如便秘、慢性咳嗽等；尽量远离热源，不要进行桑拿和日光浴，用与体温接近的温水淋浴，避免用过冷或过热的水洗澡。为了控制症状的发展，在饮食上要特别注意少吃高脂肪和含糖量高的食物，少吃咸食。静脉曲张严重时需要卧床休息，可以用弹力绷带缠缚下肢，以防静脉结节破裂出血，分娩时要防止外阴部曲张的静脉破裂而引起出血等。轻微的下肢静脉曲张可于分娩后消失，但是严重者会留有后遗症，给日后的生活带来不便，产后需要考虑手术治疗。

第六章 怀孕第6个月
——安枕无忧，婴儿初具人形

孕6月是整个孕期当中最为舒适、安全、稳定的时期，准妈妈应该抓住舒服阶段的尾巴，尽情地享受怀孕的乐趣吧。随着宝宝的成长，妊娠水肿、便秘等孕期特有的烦恼事也开始光顾。因此，需要规律自己的起居生活，保持运动，均衡饮食营养，用健康的生活习惯调动机体的活力，巧妙应对各种生理变化带来的困扰。

一、妈妈与宝宝的第6个月

胎儿的发育状态

胎儿身长已有28～34厘米，体重在600～700克。此时，胎儿骨骼结实健全，关节开始发达。如果拍X线片，头盖骨、脊椎、肋骨、四肢的骨骼都有较为清楚的显示。大脑继续发育，大脑皮质已有6层结构，沟回增多。胎儿面目清楚，头发、眉毛、睫毛等清晰可见。胎儿皮下脂肪继续蓄积，但进展不大，皮肤呈黄色，身体逐渐匀称、消瘦。皮肤呈皱缩状，表面开始附着胎脂，能提供胎儿皮肤所需营养、保护皮肤和分娩时润滑胎儿。

此时，胎儿的睡眠姿势与出生后基本相似，手脚活动开始频繁，经常在羊水中变动姿势。胎儿肺部已经具有一定的功能，如果此时早产的话，可有浅呼吸，能存活数小时。

准妈妈的身体变化

此时，孕妈妈体形已接近典型孕妇体形。子宫随着胎儿的发育迅速增大，腹围增长为孕期中最快的阶段，下腹可见明显隆起，子宫底高 18～21 厘米。孕妇体重急剧增加，下肢、背肌、腰部承受重量，容易疲劳和疼痛。子宫增大会压迫其周围组织和部位，使下半身血液循环不畅，下半身极易疲劳，难以缓解。胃部胀满感、腹部下坠、心悸、气短、便秘等继续存在。乳房继续发育，乳腺发达，泌乳开始出现。另外，胎儿从母体中摄取大量的钙质和维生素，导致准妈妈经常发生抽筋现象，会产生牙痛或口腔炎。

本月怀孕注意事项

孕妇肚子明显，身体笨重，重心前移，应注意避免跌倒，尤其是上、下楼梯时要十分小心。孕妇要避免腹部长时间受到压迫、弯腰、拿重物行走和急促的动作，尤其注意不要登高，有低血压的孕妇应当注意，下蹲时和起来时动作要缓慢。

保证充分休息和睡眠的时间、质量，减少工作量和时间，尽量午休 1～2 个小时。坚持早、晚认真刷牙，避免细菌在口腔内繁殖，引起牙痛或口腔炎。如果有病牙，可在这一时期治疗。妊娠 6 个月的胎儿，已经具备了记忆、听力和学习的能力，适合胎教的进一步开展。

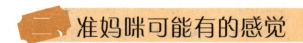

二、准妈咪可能有的感觉

脚步需放慢

在怀孕中期末尾时，不只你的理智告诉你要放慢脚步，连你的身体也会强迫你这么做。假如你每天都过度疲劳，你的身体会自动提醒你。忙碌了一天后，在傍晚或隔天，你会需要更多的休息。

手部疼痛

妊娠期有的妇女有拇、食、中指指端感觉异常或手指疼痛，疼痛又以夜间为甚，有时还会向肘、肩部放射，可单侧，也可双侧。这些症状在医学上称腕管综合征，主要是因为妊娠期生理性水钠潴留引起手腕腕管部局部水肿，压迫神经所致。它一般在妊娠晚期症状开始减轻，分娩后多可自愈。

小腿抽筋

小腿抽筋又称"转腿肚子"，实际是小腿肌肉痉挛，可能与缺钙和受凉有关，多在夜间发作。影响睡眠，使人紧张烦恼，这是妊娠中晚期常见的症状。

孕中、晚期是胎儿的骨骼细胞发育加快的时期，胎儿肢体慢慢变长，逐渐出现钙的沉积，骨骼变硬。胎儿要从孕妇体内摄取大量的钙质，如果此时孕妇钙质摄入不足，自己身体的骨骼等处的钙质便会解离，以补充血钙的不足来供给胎儿。由于钙离子与骨骼肌的兴奋性密切相关，孕妇血钙低到一定程度便会引起小腿肌肉痉挛，这种情况经常发生在夜间。

更多的胎动

如果先前微弱的胎动让你感到怀疑，那么现在毫无疑问，你正在感觉"生命"的跳动。胎儿肢体在子宫内运动，可使母亲感觉到冲撞。上个月那些轻轻的、细微的胎动，在这个月已变成比较大的撞击。准妈妈对胎动的感觉各不相同，有的觉得腹部动了几下、鼓了几下或顶了几下；有的只是觉得腹部鼓小包，来回蹿动；还有的准妈妈会有其他的一些感觉。

腹部肌肉分离

腹部中央有两大块肌肉，随着子宫的成长，它会拉扯这些肌肉并且推着它们分离。而且你可能会注意到在这些肌肉分离处的皮肤凸起来，如果用手指沿着腹部中央在这些肌肉间游走，你会感觉在肌肉已分离的地方，隐约有一条沟，而且这种分离的情形，会在后期更加明显。

静脉曲张

孕期静脉曲张是由于怀孕之后子宫血流量增加，体内静脉压增加，加上静脉血管放松，使得下肢血管回流变差，造成血管在腿部表面表现为青筋。

不要揉或用力地按摩静脉曲张的血管，因为这样可能会引起静脉更进一步的损坏，甚至会引起血栓。

腿部与后腰刺痛

你可能偶尔觉得，你的后腰、臀部、大腿外侧及小腿会感到阵痛、刺痛或者有麻木的感觉。在臀部的一边会感到有突然而尖锐的刺痛并且蔓延到小腿的背面，这是由后腰部坐骨神经受压所引起的，因此叫做"坐骨神经痛"。坐骨神经痛常常会因举起、弯曲甚至是走路而加重。在大腿外部针刺样的麻及痛，是因大腿骨到小腿的神经拉扯所引起的。休息及改变姿势（试试膝胸的姿势）以转移骨盆的压力可以减轻疼痛。

痔疮莫忽视

虽说痔疮随时都可能发生，但它通常都出现在怀孕的中期末尾，到了后期则会更严重些。怀孕后，由于激素的分泌，使得肛门附近的血管因松弛而充血胀大，再加上怀孕时膨大的子宫压迫血管，使下半身的血液回流不畅，而充塞在肛门附近的静脉，加之怀孕时胃酸分泌减少，胃肠蠕动减慢，子宫直接压迫直肠，大便很容易在肠内结块，便秘引起直肠下部的静脉血管出现破裂、出血就更是火上浇油。

尴尬的尿失禁

部分准妈妈不但排尿次数会增多，甚至还会因发育中的胎儿压迫膀胱而出现压力性尿失禁。发生尿失禁的准妈妈，一般都会存在骨盆底肌肉发育不良或锻炼不足，或受过外伤，其承托功能差的状况。压力性尿失禁也是妊娠晚期一个正常且常见的生理现象，准妈妈在大笑、咳嗽或打喷嚏时很可能会发生压力性尿失禁。准妈妈可使用卫生巾或卫生护垫来避免压力性尿失禁带来的尴尬。

把你的心情说给准爸爸听

怀孕是一个特殊的生命历程，准妈妈常常会经历一些新的体验。在此期间，准妈妈的身体会产生急剧的变化，是特别需要"心理护理"的阶段。但这个时候，很多准爸爸似乎还没有完全进入"角色"，他一时还无法体会"准爸爸"的感觉。没有人天生就会当爸爸，他也需要经过一定的"磨炼"。

虽然怀孕的过程已走过了一多半，但前头还有几乎一百多个漫漫长日。也许你还在享受怀孕时的每一项惊喜，但有时你只希望这一切赶紧结束，伴随着这种急躁情绪的可能是些许的无聊。

当你感觉很不好，心情抑郁时，不妨自问：我真正的心理需求是什么？

准妈妈可以每天利用一点时间告诉准爸爸自己在经历的身体变化与心理感受，对他说出自己真正需要的是什么。

有些准妈妈因身体或心理的变化，对准爸爸产生了一些新的或者不合理的期望，而当内心的需求没有被满足时，就会产生各种各样的负面情绪。处理负面情绪的最佳方法是及时沟通与合理宣泄，这样，一切就会变得越来越好。

三、胎教进行时

胎宝宝在长，孕妈妈在变

第 21 周

胎宝宝：胎宝宝的体重正在不断增加，变得圆滑滑的，身上还覆盖了一层白色的、滑腻的物质，这就是胎脂。胎脂能保护胎宝宝的皮肤，避免在羊水的长期浸泡下受到损害。现在，胎宝宝对外界越来越有意识、有感觉、有反应了。

孕妈妈：孕妈妈越来越觉得自己的呼吸变得急促起来，尤其是上楼梯的时候，走不了几个台阶就会气喘吁吁的。这是因为日益增大的子宫压迫了肺部。

第 22 周

胎宝宝：本周，胎宝宝的眉毛和眼睑已经清晰可辨，由于胎宝宝的皮下脂肪尚未产生，所以这个时候的皮肤是红色，皱巴巴的像个小老头。胎宝宝非常爱动，研究人员发现，胎宝宝在1个小时内大概会活动50次，睡觉的时候也是一样。当然，运动有利于刺激胎宝宝身体和智力的发育。

孕妈妈：除了越发严重的妊娠纹外，有些孕妈妈的脸、脖子、胸的上部以及胳膊上，还会出现一些微红凸起的、带有细小分支的小块，这是一种被称为蛛形血管瘤的东西。主要是由于孕期增高的雌激素引起的，通常会在生产后自然消失。

第23周

胎宝宝：本周，胎宝宝的五官已经清晰可见，具备了微弱的视觉。在胎宝宝的牙龈下面，恒牙的牙胚也开始发育了。此外，胎动也会更加明显。

孕妈妈：孕妈妈的体重还在稳定增加。这个阶段，孕妈妈会对节制饮食嗜好有些厌倦，不妨偶尔放松一下，尽量食用健康的食品，有一定的节制即可。有的孕妈妈能听到胎宝宝的心跳声了。

第24周

胎宝宝：怀孕第24周，胎宝宝除了听力有所发展外，呼吸系统也正在发育。虽然宝宝看起来有点瘦，但脂肪很快就会增加。胎宝宝看起来在不停地运动，有可能会感觉到宝宝在子宫里跳跃，这是因为他在一阵阵地打嗝。宝宝会踢腿，或者用手捅子宫，这是宝宝在对外面的声音和触摸作出回应。

孕妈妈：到了第24周，孕妈妈会发现脸上和腹部的妊娠纹更加明显并且增大。有的孕妈妈会感到眼睛干涩、畏光，这都是正常的现象，不必担心。

本月成功胎教要点

营养胎教

这个月，胎宝宝和母体的生长发育都需要更多的营养，胎宝宝要靠吸收钙质来制造血液中的红细胞。因此，孕妈妈出现贫血的机会增大，应该多吃富含铁质的食物，如鸡蛋、瘦肉、鱼、动物肝脏等，如有必要，可在医生的指导下补充铁剂。这个阶段是牙齿发育的关键时期，要多补充钙质，为宝宝将来长出一口好牙打下基础。

运动胎教

孕妈妈可以坚持练习保健助产操,能锻炼相关部分的肌肉,有利于分娩时减轻痛苦和产后恢复。

音乐胎教

胎宝宝的大脑发育得愈加完善了,孕妈妈可以找一些优雅抒情的音乐,或者轻松俏皮的儿歌放给宝宝听。最好是反复听相同的音乐,让宝宝觉得熟悉而喜欢。

胎宝宝的大脑发育有了惊人的表现,他会逐步变得有意识、有感觉,会积极地响应外部世界。这个时期,如果胎宝宝得到的是父母的关爱,会养成积极乐观的性格品质。因此,对胎宝宝进行一定的情商训练是很有必要的。当然,胎教音乐要以积极、向上、有朝气为主。

思维游戏

预产期临近,这个阶段相对稳定,怀孕的新鲜感没有了,很容易患上抑郁症。如果遇到不顺心的事,最好可以向家人倾诉或者丰富自己的孕期生活,做一些自己喜欢的事。孕妈妈可以多做一些思维游戏,既能够锻炼思维,还能忘却烦恼。

语言胎教

到了这个月,胎宝宝的听力发育得与成人几乎接近,此时应逐步加强对胎宝宝的语言刺激,以循序渐进的语言手段来激发胎宝宝的智力。

(1) 营养胎教:食谱推荐

到了第6个月,胎宝宝通过胎盘吸收的营养是初孕时的五六倍,所以孕妈妈经常会感觉到饿,胃口大开。除了正餐要吃好之外,加餐的质量也要引起重视。值得注意的是,不要摄入太多的盐,避免加重肾脏的负担。在这个时期,少食多餐是较为明智的选择。

早餐	凉拌菜1小盘,三鲜包子2个
加餐	坚果、葡萄各适量
午餐	米饭1碗、土豆炖牛肉、鸭血豆腐菠菜汤各1份

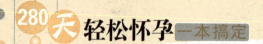

加餐	黄瓜1根，酸奶1杯，坚果适量
晚餐	米饭1碗，五香牛肉、西红柿蛋汤各1份

（2）运动胎教：保健助产操

这周，主要为孕妈妈介绍几种保健助产操，能起到预防孕期静脉曲张，加强阴道和会阴部肌肉的伸展作用，有助于孕妈妈打造顺产体质，为顺利分娩奠定基础。

❶产道肌肉收缩练习：收缩腹壁，缓慢下压膀胱，和排便动作差不多；然后尽量收缩阴部肌肉，犹如憋尿动作；收缩尿道和肛门周围的肌肉，能够加强阴道和会阴部肌肉的伸展和收缩能力，分娩时可减少阴道损伤或避免会阴侧切。

❷腰部练习：双手扶椅背，慢慢呼吸，手臂用力将身体的重量集中在椅背上。脚跟抬起，抬高身体，挺直腰板，再慢慢呼气，放松手臂，脚站立恢复原来的样子。能够缓解分娩时的腰痛，增加会阴和腹部肌肉的弹性，有利于分娩。

❸腿部练习：双手扶椅背，左右腿固定站好，右腿转动360°，复原后换左腿做同样的动作。

（3）音乐胎教：《勃兰登堡协奏曲》

古典音乐最有利于胎宝宝大脑的发育。今天，孕妈妈就为胎宝宝放一曲巴赫的《勃兰登堡协奏曲》吧！

1721年，巴赫收集了他的六首最好的协奏曲献给勃兰登堡的克里斯蒂安·路德维希侯爵，这就是著名的六首《勃兰登堡协奏曲》。乐曲融合了意大利协奏曲的热情欢快和德国音乐的冷静均衡，运用了华丽而高超的复调手法以及活跃而宏伟的旋律。在这首作品中，巴赫把大协奏曲这种当时已经过时的体裁推向了最后的高峰。

《勃兰登堡协奏曲》饱含巴赫饱满的情绪和自然奔涌的艺术灵感，乐曲整体表现出一种理性与欢乐向上的人文精神，被瓦格纳称为"一切音乐中最惊人的奇迹"。

（4）思维游戏：加一笔

由于激素的影响，孕妈妈在怀孕期间反应可能会慢一些，经常做一些思维游戏，有助于孕妈妈开动脑筋。孕妈妈看看下面的题，能不能给下面的字添上一笔，使之变成另一个字？

第二篇
孕育新生活，如愿收获新生命

刁 凡 尤 勿 立 车 开 叶 史 主 禾 灭 去 舌 西 烂 亚 利 头 玉

（答案见本页）

本周思维游戏答案：

习 风 龙 匆 产 轧 卉 吐 吏 庄 杀 灰 丢 乱 酉 烊 严 刹 买 压

胎教故事会

十二生肖的故事

你知道自己属什么吗？有属小白兔的，有属大老虎的……有属猫的吗？没有，怎么有属老鼠的，没有属猫的呢？这里有个故事。

很久很久以前，有一天，人们说："我们要选十二种动物作为人的生肖，一年一种动物。"天下的动物有多少呀？怎么个选法呢？这样吧，定好一个日子，这一天，动物们来报名，就选先到的十二种动物为十二生肖。

猫和老鼠是邻居，又是好朋友，它们都想去报名。猫说："咱们得一早起来去报名，可是我爱睡懒觉，怎么办呢？"老鼠说："别着急，别着急，你尽管睡你的大觉，我一醒来，就去叫你，咱们一块儿去。"猫听了很高兴，说："你真是我的好朋友，谢谢你了。"

到了报名那天早晨，老鼠早就醒来了，可是它光想到自己的事，把好朋友猫的事给忘了。就自己去报名了。

结果，老鼠被选上了。猫呢？猫因为睡懒觉，起床太迟了，等它赶到时，十二种动物已被选定了。

猫没有被选上，就生老鼠的气，怪老鼠没有叫它，从这以后，猫见了老鼠就要吃它，老鼠就只好拼命地逃。现在还是这样。

你知道是哪十二生肖吗？

它们是：老鼠、牛、老虎、兔子、龙、蛇、马、羊、猴、鸡、狗、猪。

怎么让小小的老鼠排在第一名呢？这里也有个故事。

报名那天，老鼠起得很早，牛也起得很早。它们在路上碰到了。

牛个头大，迈的步子也大，老鼠个头小，迈的步子也小，老鼠跑得上气不接下气，才刚刚跟上牛。

老鼠心里想：路还远着呢，我快跑不动了，这可怎么办？它脑子一动，想出个主意来，就对牛说："牛哥哥，牛哥哥，我来给你唱个歌。"牛说："好啊，你唱吧——咦，你怎么不唱呀？"老鼠说："我在唱哩，你怎么没听见？哦，我的嗓门太细了，你没听见。这样吧，让我骑在你的脖子上，唱起歌来，你就听见了。"牛说："行罗，行罗！"老鼠就沿着牛腿一直爬上了牛脖子，让牛驮着它走，可舒服了。它摇头晃脑的，真的唱起歌来：

"牛哥哥，牛哥哥，过小河，爬山坡，驾，驾，快点儿罗！"

牛一听，乐了，撒开四条腿使劲跑，跑到报名的地方一看，谁也没来，高兴得昂昂地叫起来："我是第一名，我是第一名！"牛还没把话说完，老鼠从牛脖子上一蹦，蹦到地上，吱溜一蹿，蹿到牛前面去了。

结果是老鼠得了第一名，牛得了第二名，所以，在十二生肖里，小小的老鼠给排在最前面了。

妈妈的童谣

蚕姑娘

蚕姑娘，白又胖，
小桑叶，做花床，
吐银丝，做衣裳，
穿起来，好漂亮。

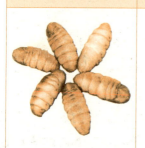

看金鱼

小妹妹，看金鱼儿，
红嘴巴，绿嘴唇儿，
大红尾巴是花裙儿。

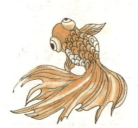

喜鹊传信

花喜鹊，站树杈，
开口叫，喳喳叫：
"你妈带了个花针孔，
绣花针，花衣线，
绣个荷包你妈看。"

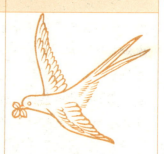

爸爸的唐诗

静夜思	少年行	送元二使安西
李 白	王 维	王 维
床前明月光， 疑是地上霜。 举头望明月， 低头思故乡。	新丰美酒斗十千， 咸阳游侠多少年。 相逢意气为君饮， 系马高楼垂柳边。	渭城朝雨浥轻尘， 客舍青青柳色新。 劝君更尽一杯酒， 西出阳关无故人。

四、优质营养配方

孕6月膳食原则

胎儿和婴儿大脑发育最关键的时期是妊娠最后3个月至出生后6个月。若孕妇营养不良，胎儿脑及神经系统的发育会受到严重影响。微量元素和维生素缺乏会导致胎儿先天畸形。孕妇这时要补充足够的热能和营养素，才能满足自身和胎儿迅速生长的需要。

(1) **蛋白质** 世界卫生组织建议，准妈妈在怀孕中期，每日应该增加优质蛋白质9克。相当于牛奶300毫升或2个鸡蛋或50克瘦肉。在准妈妈的膳食安排中，动物性蛋白质应占全部蛋白质的一半，另一半为植物性蛋白质。

(2) **热量** 一般来说，孕6月准妈妈热量的需要量比孕早期增加200千卡。多数女性孕中期工作减轻，家务劳动和其他活动也有所减少，所以热量的增加应因人而异，根据体重的增长情况进行调整。准妈妈体重的增加一般应控制在每周0.3~0.5千克。建议准妈妈用红薯、南瓜、芋头等代替部分米、面，可以在提供能量的同时供给更多矿物质。

> **孕期专家指导**
>
> 多吃富含蛋白质的食物，如肉、鱼、虾、蛋、豆制品等；多吃富含维生素和微量元素的食物，如蔬菜、蛋类、肝脏、乳类、豆类、海产品、瘦肉、新鲜水果等；多吃富含纤维素的食物，如蔬菜、水果等。

（3）脂肪 准妈妈孕6月每日食用的植物油以25克左右为宜，总脂肪量为50～60克。

（4）维生素 准妈妈此时对B族维生素的需要量增加，而且B族维生素无法在体内存储，必须有充足的供给才能满足机体的需要。准妈妈要多吃富含维生素的食品，如瘦肉、肝脏、鱼类、乳类、蛋类及绿叶蔬菜、新鲜水果等。

（5）矿物质 此时还应强调钙和铁的摄入量。另外碘、镁、锌、铜等对准妈妈和宝宝的健康也是不可缺少的。因此，准妈妈要多吃蔬菜、蛋类、动物肝脏、乳类、豆类、海产品等。

（6）水 每天准妈妈至少要喝6杯开水。有水肿的准妈妈晚上少喝水，白天要喝够量。多喝水也是保证排尿畅通、预防尿路感染的有效方法。

准妈妈进食宜细嚼慢咽

有的准妈妈吃饭时狼吞虎咽，缺乏细嚼慢咽的饮食习惯，这对身体健康不利。食物未经充分咀嚼就进入胃肠道，主要有以下弊端：

（1）使消化液分泌减少 咀嚼食物引起的胃液分泌，比食物直接刺激胃肠而分泌的胃液量更大，含酶量高，持续时间长。可见咀嚼食物对消化液的分泌起着重要作用，所以，提倡细嚼慢咽，增加对食物的咀嚼次数，对消化吸收有利。

（2）狼吞虎咽不能使食物与消化液充分接触 食物未经充分咀嚼就进入胃肠道，食物与消化液的接触面积会大大缩小，就会影响食物与消化液的充分混合，进而不能进行充分消化吸收。长此以往，由于得不到足够的营养素，健康就必然受到影响。

所以，为了充分得到食物中的营养以满足自身和胎宝宝的需求，就要在吃饭时克服狼吞虎咽的习惯，要做到细嚼慢咽，以利于营养的充分吸收。

准妈妈可以用沸水冲调营养品吗

蜂乳精、猕猴桃精、多种维生素、葡萄糖等滋补营养佳品都是以炼乳、奶粉、蜜糖、蔗糖等为主要原料加工制作的，其中所含的各种营养素在高温下极易分解变质。近年来经有关部门试验证明，这类滋补饮料当加温至60～80℃时，其中大部分营养成分均分解变化。如果用刚刚烧开的水冲饮，因温度较高，会大大降低其营养价值，因此最好用60℃左右的温开水冲服。

孕期高蛋白饮食莫过量

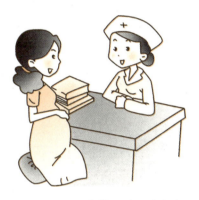

医学研究认为，蛋白质供应不足，易使孕妇体力衰弱，胎儿生长缓慢，产后恢复健康迟缓，乳汁分泌稀少。故孕妇每日蛋白质的需要量应达90～100克。但是，孕期过量的高蛋白质饮食会影响孕妇的食欲。增加胃肠道及肾脏的负担，并影响其他营养物质的摄入，使饮食营养失去平衡。研究证实，过多地摄入蛋白质，人体内可产生大量的硫化氢、组胺等有害物质，容易引起腹胀、食欲减退、头晕、疲倦等现象。同时，蛋白质摄入过量，不仅可造成血液中的氮质增高，而且也易导致胆固醇增高，加重肾脏肾小球滤过的压力。有人认为，蛋白质过多地积存于人体结缔组织内，可引起组织和器官的变性，较易使人罹患癌症。因此，孕妇不宜长期食用高蛋白质食物。

准妈妈不宜多吃高糖饮食

糖是热能的主要来源，具有保护肝脏和解毒的作用，是构成细胞质和细胞核的重要成分，也是构成软骨、骨骼等其他组织的成分，故孕妇适当摄取糖类食物有利于母体健康与胎儿正常发育，但孕妇也不宜长期采用高糖饮食。

糖类含量过高的食品食用过多将导致体重剧增、脂肪蓄积、组织弹性减弱，还会因肥胖易患妊娠中毒症、糖尿病等病症，并且因胎儿过大分娩时易造成难产甚至大出血。所以准妈妈应减少糖类的摄入。

妊高征的准妈妈饮食须注意

准妈妈发生妊娠高血压综合征时，除采取必要的治疗措施外，饮食调理也十分必要。

（1）**限制水分** 水分在体内的积蓄是引起水肿的重要原因。一般轻度高血压准妈妈自己酌情尽量减少水分的摄入，中度或高度高血压患者，对水的摄入要定量控制。

（2）**减少食盐的摄入** 食盐中的钠有潴留水分、加重水肿、收缩血管、升高血压的作用。另外，小苏打、发酵粉、味精也含钠，要注意限量食用。

（3）**摄入足够的优质蛋白和必需脂肪酸** 因为从尿液中会损失一部分蛋白质，所以除了并发严重肾炎者外，一般不要限制蛋白质的摄入。必需脂肪酸的缺乏，往往会加重病情，所以宜多吃植物油增加必需脂肪酸。禽类、鱼类蛋白质中含有丰富的蛋氨酸和牛磺酸。这两种成分可调节血压的高低。大豆中的蛋白质能降低胆固醇而保护心脏和血管。

（4）**增加钙、锌摄入量** 准妈妈要做到每日喝牛奶、吃大豆及其制品和海产品，可预防血压升高。

（5）**多吃蔬菜和水果** 每天保证摄入蔬菜和水果500克以上，有利于防止高血压的发生。

（6）**热量摄入要控制** 特别是妊娠前体重过重的肥胖准妈妈，应少用或不用糖果、点心、甜点、油炸食品以及含脂肪高的食品。

准妈妈可以食用糯米甜酒吗

一些地方有给孕妇吃糯米甜酒的习惯。认为其具有补母体、壮胎儿的作用。实际上，糯米甜酒也是酒，也含有酒精。吃糯米甜酒和饮酒一样，只是糯米甜酒的酒精浓度比普通酒低，但即使只含微量酒精，也可以通过母体进入胎儿体内。这是因为酒精可随血液循环到达胎盘，而胎盘对酒精又没有吸收能力，酒精就会通过胎盘进入胎儿体内，影响细胞的分裂过程，进而影响胎儿的大脑或其他器官的发育，导致各种畸形的发生。常见的有大头畸形、智力低下、心脏或四肢先天畸形等。

对于母体来说，本身孕期肝脏、肾脏的功能负担就加重了，而酒精在体内主要是通过肝脏的降解，由肾脏排出体外。在孕期摄入酒精，无疑会加重肝脏和肾脏的负担；再者，酒精对孕妇的神经和心血管系统也是有害无益的。糯米甜酒虽然只含有少量酒精，但也会对孕妇和胎儿造成损伤。所以，孕妇不宜食用糯米甜酒。

五、生活细节注意点

准妈妈日常注意事项

孕妇肚子明显，身体笨重，重心前移，容易跌倒，要注意避免，尤其是上、下楼梯时更应小心。孕妇还要注意避免腹部长时间受到压迫、弯腰、拿重物行走、急促的动作，尤其注意不要登高，有低血压的孕妇尤其应当注意，下蹲时和起来时动作都要缓慢，以使身体的位置变化缓慢。

要保证充分休息和睡眠的时间、质量，减少工作量和工作时间。应尽量午休1~2小时。要坚持早、晚认真刷牙，避免细菌在口腔内繁殖，引起牙痛或口腔炎。如果有病牙，应在这一时期治疗。妊娠6个月的胎儿已具备了记忆、听力和学习的能力，应进一步开展胎教。

做个淡妆"孕美人"

妊娠期因为内分泌发生变化，产生皮肤粗糙、水肿、油腻现象，也有些人会因为精神因素导致脸色苍白、憔悴……这些，往往是准妈妈普遍不愿意发生的"变丑"情况，适度化妆，把自己打扮得精神一些，做一个漂亮、精神的准妈妈，也是自我心理因素调适的方法之一。

妊娠初期可以采用比自身肤色稍微深一点的粉底，脸颊上敷上淡淡的胭脂，使面色显得红润，稍微描一点眉毛及眼线，会更显得精神。

妊娠中期，脸部常常会长雀斑或蝴蝶斑，可以适当选用盖斑化妆品。但特别要注意，不能涂得太厚。如果使用粉底，可以在粉底上扑上透明粉以定妆，然后再画描眼线和眉毛，涂上口红，薄薄地施上一层胭脂。

妊娠期化妆，注意妆容要以淡为宜，只须稍作修饰，自会呈现出妊娠期特有的韵味。

除了化淡妆之外，还要注意皮肤的保护，使用具有滋养作用的化妆品为宜，最好每周能做一两次滋养面膜，以保护面部。

让健康和美丽共存

准妈妈面临的烦恼之一就是皮肤护理问题，不少医生忠告说，不能用化妆品，因为其中的化学物质有损胎儿健康。可对于准妈妈来说，这长的时间，难道就任由自己已经走下坡路的皮肤继续下滑？难道胎儿的健康和准妈妈皮肤的美丽不能共存吗？答案是否定的。

（1）**皮肤油腻有办法**　准妈妈由于新陈代谢缓慢，皮下脂肪大幅增厚，汗腺、皮脂腺分泌增加，全身血液循环量增加，因此，面部油脂分泌旺盛的情况会加重，皮肤变得格外油腻。以下方法可以帮助准妈妈解决这个问题：

❶保持皮肤的清洁，不能用刺激性太强的洗面奶，最好使用刺激性小的洗面奶，每天多洗几遍脸。

❷饮食上要多摄取含优质动物蛋白和维生素A、维生素B_1、维生素B_2、维生素C等的食物，颜色鲜艳的蔬菜、水果可使你的皮肤颜色更加漂亮。

❸均衡摄入营养，均衡的饮食能使准妈妈的头发和皮肤以及体内各个器官得到很好的保护。

（2）**四招搞定皮肤干燥**　有些准妈妈由于孕激素的关系，皮肤失去了以前的柔软感，而略显粗糙，甚至会很干燥，有些地方会出现脱皮现象，脸部的色素沉淀也在不断增加。对付方法有：

❶干性皮肤的准妈妈不要频繁地洗脸，因为皂碱会将皮肤上的天然油脂洗净，最好改用婴儿皂、甘油皂洗脸。

❷需使用能给皮肤增加水分的护肤品，涂抹在干燥区内并轻轻地加以按摩，如婴儿润肤膏或润肤露，能有效防止皮肤干燥，并能保持酸碱度平衡，更适合此时使用。

❸沐浴时不应浸泡太久，否则容易造成皮肤脱水，可以在水中加些浴油，尽可能少用普通肥皂，可使用不含皂质、pH值属中性的沐浴露或婴儿香皂。沐浴后，应在全身涂抹润肤油。

❹要特别注意饮食营养平衡，增加镁、钙等矿物质的摄取，如肉类、鱼、蛋；还要增加必要的脂肪酸和维生素，如绿色蔬菜、水果、坚果、谷物、牛奶、鱼油、豆类等，并且要多喝水。

准妈妈应注意保护眼睛

眼睛是心灵的窗户。在怀孕这段特殊的日子里，准妈妈们更要注意保护自己的眼睛。

（1）**妊高征当心眼底病变** 患妊娠高血压综合征的准妈妈，要经常通过对眼底的检查，来确定动脉供血和心血管系统受损的情况，最终决定是否终止妊娠。因为妊高征会引起眼底发生病变，主要是眼底血管痉挛，如果血压持续增高不降，就会出现视网膜出血、水肿和渗出，甚至发生心脑肾组织的并发症，危及生命。患有妊高征的准妈妈应该定期到医院检查眼底，发现问题及时处理。

（2）**能否戴隐形眼镜** 准妈妈在孕期体质发生改变，抵抗力比较弱，最好还是不要戴隐形眼镜，以免使用不当，造成角膜发炎、水肿，甚至溃疡。

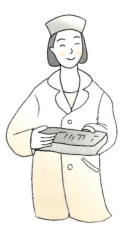

对于妊娠合并糖尿病和患有妊娠高血压综合征的准妈妈来说，因为很容易出现眼底病变，一定不可佩戴隐形眼镜，以免影响角膜和眼底的供氧，导致或加重眼底病变。

（3）**眼部化妆要谨慎** 孕期，准妈妈血液循环加速，容易发生麦粒肿，俗称"挑针眼"，是由葡萄球菌所引起的眼睑急性化脓性炎症。经常化妆的准妈妈，睫毛根部容易长一些白色的小点点，这是因为睫毛腺被阻塞所致。因此，孕期还是尽量少画眼线、涂眼影。平时注意饮食清淡，不要过于油腻。

（4）**干燥** 干燥会使眼睛变得没有了光彩，这样你会显得特别沮丧。而解决这个问题的最好办法就是给眼睛补充水分——使用湿润液。

(5) 节食 孕期准妈妈不能节食，这样不但会因自身营养供应不足而使体内胎儿发育不良，而且也会对眼睛造成威胁。经研究指出，新鲜蔬菜和水果中富含的维生素E、维生素C、胡萝卜素和锌等可以预防某些眼部疾病和皱纹。

准妈妈的仰卧运动

令人期待的时刻越来越近了。随着妊娠月份的增加，肚子逐渐突出，使身体的重心向前移，准妈妈的背部及腰部的肌肉常处在紧张的状态。此外，增大的子宫对腰部神经的压迫也是造成腰背疼痛的原因。

仰卧运动在怀孕4个月后做。4个月后腹部隆起，经常腰痛，做这些运动可缓解腰痛。

这时候运动的目的是舒展和活动筋骨，以稍慢的体操为主。比如简单的伸展运动：坐在垫子上屈伸双腿；平躺下来，轻轻扭动骨盆等简单动作。这些运动能加强骨盆关节和腰部肌肉的柔软性，既能松弛骨盆和腰部关节，又可以使产道出口肌肉柔软，同时还能锻炼下腹部肌肉。每次做操5～10分钟就可以了。

(1) 扭动骨盆 仰卧，屈膝，双膝并拢。双膝带动大小腿左右摆动，像用膝盖画半圆形似的，慢慢有节奏地动作，双肩贴紧床。然后将一条腿伸直，一条腿弯曲，弯曲膝盖的腿朝向伸直的腿倾倒，带动同侧腰臀部离开床，但肩部仍然贴着床，对侧臀部仍然贴在床上，似翻身样。左右腿交替这样做，反复10次，一天做2～3次。能锻炼骨盆关节，同时加强腰部肌肉的力度及柔软性。

> **孕期专家指导**
> 此时的准妈妈可根据个人体质，适当提高运动频率、延长运动时间，进行力所能及的锻炼。

(2) 振动骨盆 仰卧位，屈膝，两手平放在身体两侧。向上挺腹，弯背呈弓形，数次再复原，每回做10次，早晚做。振动骨盆可放松骨盆和腰的关节。

(3) 伸展腰部

❶ 仰卧，一腿伸直，双手抱另一条腿膝盖（弯曲），尽量用膝盖贴胸前，腰及肩背贴向床面。这个动作一松一紧5下，然后换另一条腿做。

❷ 仰卧，双手抱膝，使双膝弯曲至胸部，默数5次再慢慢放平双腿。

做这两个动作可使腰部关节、肌肉放松，减轻腰痛。

这时的准妈妈，体重增加，身体负担很重，这时候运动一定要注意安全，本着对分娩有利的原则，千万不能过于疲劳。在运动时，控制运动强度很重要：脉搏不要超过 140 次/分，体温不要超过 38℃，时间以 30～40 分钟为宜。不要久站久坐或长时间走路。

几种有利于顺产的运动

许多准妈妈因为担心"产不顺"而不肯选择自然分娩。为了将来顺产，可以试一试下面几个有利于顺产的运动：

（1）**普拉提式的侧腔呼吸**　吸气时尽量让肋骨感觉向两侧扩张，吐气时则要让肚脐向背部靠拢。这种呼吸方法可以使身体深层的肌肉都获得锻炼，有助于加强腹肌和骨盆底部的收缩功能，对准妈妈的自然生产很有帮助。此外，对肺活量的锻炼，也能让她们在生产时呼吸得更加均匀平稳。

（2）**力量型训练，如蹲举**　随着准妈妈体重的不断增加，她们的膝盖会承受越来越大的压力，这就需要做些蹲举运动了。它不但可以锻炼腿部耐力，还可增强呼吸功能及大腿、臀部、腹部的收缩功能。运动时，双手自然下垂，两脚与肩同宽，脚尖正对前方，然后吸气往下蹲，蹲到大腿与地面呈水平时，吐气站立。下蹲时，应注意膝盖不能超过脚尖，鼻尖不能超过膝盖。每个动作重复 12～15 次，每周 3～4 次。

（3）**举哑铃、杠铃**　可选择一些小重量的哑铃和杠铃，一边双臂托举，一边配合均匀呼吸。这样不但可以锻炼手臂耐力，加强身体控制，还可以增强腹肌收缩功能和腰部肌肉的柔软性。

（4）**坐姿划船**　平坐在椅子上，双手向后拉固定在前方的橡皮筋，来回水平运动。

（5）**坐姿拉背**　平坐在椅子上，双手向下拉固定在头顶的橡皮筋。

以上两项运动每个动作重复 15 次左右，每周 3～4 次。可以有效增强臂力及背部肌肉力量，令准妈妈生产时臂肌和背肌能够均匀用力，有助顺产。

孕期最好不要做俯卧或仰卧运动，采取坐姿或侧卧较好。此外，在怀孕 3 个月内和 7 个月后，或有流产经历、怀有多胞胎、妊娠期高血压的准妈妈等，不宜做运动。

六、祛疾检查保健康

三维 B 超的检查项目有哪些

用三维 B 超可以检测到的具体项目有：
（1）测定胎儿月龄。
（2）分析胎儿的发育情况。
（3）评价多胞胎、单胎妊娠、高危妊娠等。
（4）检测胎儿异常。
（5）检测子宫的结构异常。
（6）检测胎盘异常、胎盘定位。
（7）检测子宫异常的出血。
（8）检测卵巢的肿瘤和纤维瘤。
（9）检测子宫肌瘤。

在产前检查中，用三维 B 超可以明确诊断出胎儿是否畸形，如是否有唇裂、颅骨发育不全、颈部发育异常、内脏外翻、脑积水、神经管畸形中的脑脊膜膨出、脐带异常、消化道异常、多指或关节畸形等。除此之外，医生还能用三维 B 超了解到胎儿的营养和发育状况，以便顺利分娩。

孕妈妈做 B 超越多越好吗

虽然 B 超具有很重要的作用，但一般来说，整个妊娠期做 2～3 次为宜，不可以随意做。如果妊娠早期没有出现阴道出血现象，通常是不用做 B 超的。一般情况下，第一次做 B 超在妊娠 12 周内，可以判断孕龄，排除宫外孕、葡萄胎、双胎等。第二次做 B 超，通常在妊娠 20～24 周时，以了解观察胎儿发育是否正常，有无畸形胎儿。一旦发现了畸形，最好立即停止妊娠，减少对母体的影响。

如果孕妈妈在以后的妊娠期中一切正常，可以只在分娩前再做第三次，以估计胎儿的大小，羊水的多少，胎位、胎盘的情况，并确定分娩的方式。

如果是前置胎盘或胎儿出现异常情况，就要在医生的指导下多做几次。特别是妊娠期过了还没分娩的孕妈妈，一定要密切关注胎儿，最好每周做1~2次B超来查看羊水量和胎盘的情况，避免胎儿出现缺氧窒息。

每次做B超最好不要超过5分钟，时间过长的话会对胎儿造成一些不利的影响。

孕妈妈下肢水肿怎么办

导致静脉曲张的压力也能引起下肢水肿，尤其"多胎妊娠"时较易发生。一般在妊娠24周左右出现，在孕晚期特别明显。下肢水肿也可能是子痫前期的征兆之一，但这种情况并不多见。当发生这种情况时，要及时就医。

为了预防这种症状，孕妈妈不宜穿紧身裤或者袜子，随时都可以将下肢抬高休息，避免高盐饮食，注意控制体重，不要长时间站立不动。孕妈妈每天进行适度锻炼，可以有效避免这种情况的发生。

孕妈妈皮肤瘙痒怎么办

在妊娠期间，孕妈妈有时会发生广泛性瘙痒，多数在分娩后会自行消失。部分孕妈妈对瘙痒不重视，随意搔抓，从而造成不良的后果。

孕期瘙痒有可能是由于妊娠期的胆汁淤积和雌激素或黄体酮，引起的胆红素排泄紊乱，或者孕妈妈是过敏体质，或者是遗传、环境、口服避孕药等原因。孕期瘙痒是妊娠期较为常见的病症之一。

当孕妈妈发生瘙痒症时，不要用热水、肥皂水擦洗，要少吃辣椒、大蒜等刺激性食物，少搔抓，避免再次刺激而加剧痒感；多吃水果和新鲜蔬菜，保持大便通畅与心情通畅。选择纯棉宽松舒适的内衣裤，避免皮肤与化纤织物发生接触，保持干爽，勤于换洗。不要擅自用药，谨防发生胎儿畸形或药物性发炎。如果症状严重的话，要在医生指导下用药。

瘙痒症多数发生在妊娠中、晚期，有时也会提前至妊娠3个月，程度因人而异，轻重不等。主要在腹部、四肢发痒，也会发生于全身，以腹部、掌趾瘙痒为重。如果皮肤无原发性皮疹，可因搔抓引起继发性的表皮脱落。部分孕妈妈在并发瘙痒症后，会发生轻度黄疸，如眼睛结膜轻度黄疸，实际上是肝脏胆汁淤积所致。分娩后，瘙痒症及黄疸会迅速消退。

妊娠期肝内胆汁淤积对胎儿影响很大，会增高胎儿死亡率，导致早产、胎儿宫内窘迫（窒息）和产后大出血等。因此，孕妈妈一旦发现患上了妊娠肝内胆汁淤积症，就要密切关注胎动和胎心的情况，发现异常要及时治疗。

如何预防妊娠期高血压

如果孕妈妈出现妊娠期高血压的症状，必须要定期到妇产科门诊就诊，在病症轻微时要进行彻底治疗和控制。

平时要注意饮食调配，少吃盐，多吃高蛋白食物，注意控制水分摄入。盐的摄入量每天不要超过6克，依据病情的轻重进行严格控制。饮食不要过量，以七八分饱为宜。通常来说，保持身心安宁，多卧床休息，保证足够的睡眠，严格遵守医生的吩咐，就不会使病情恶化。

临床经验表明，妊娠期高血压疾病的预防要胜于治疗。如果症状比较严重的话，一定要入院治疗。

孕妈妈如果忽视妊娠期高血压疾病，就可能出现临产前胎儿死亡或严重的并发症。治疗不及时、不彻底的话，还会演变成先兆子痫，但很少发生在注意产前检查和妊娠前卫生的女性身上。因此，只要孕妈妈与医生充分合作，谨遵医嘱，做好产前检查，一般不会发生这种严重的并发症。通常来说，随着宝宝的出生，妈妈的血液循环和肾脏功能会逐步恢复正常。

第七章　怀孕第 7 个月

——静心养性，做一个漂亮妈妈

第 7 个月，准妈妈的身体状况、情绪一般都会比较好，期待为宝宝出生以后提供良好的物质准备，会让每一位准妈妈都表现出极大的爱心。在这个月里，宝宝的胎动日益频繁，不妨抚摸抚摸宝宝，让他感受到你对他的期待和爱护。不论走到哪里都不乏关切的目光，比如，老有人在你耳边提醒："你不能做这件事"、"你不能吃那些东西"……开始的时候，这些都会令准妈妈很烦恼。其实，这一切不为别的，只为你们母子平安。

一、妈妈与宝宝的第 7 个月

胎儿的发育状态

此时，胎儿体重在 1000～1200 克之间，身长 35～38 厘米。胎儿大脑知觉和运动开始变得发达，动作能够自控，脸部有表情，听觉反应能力充分，出现记忆、意识萌芽。胎儿骨骼关节以及肌肉继续不断发育生长，心、肝、肾等内脏器官逐步发育成熟，运转有力。从外面来看，皮下脂肪继续增多，皮肤由暗红变为深红，皱纹仍然很多，全身被毳毛覆盖，头发已长 5 毫米左右。眼睑分界清楚可见，眼睛能够睁开。男性睾丸未降，但女性小阴唇、阴核明显突起。胎动更加频繁，动作更为有力。

准妈妈的身体变化

子宫越来越大，上、下腹部都大了起来，子宫底上升至脐上 3 横指处，高度约为 21～24 厘米，胎儿体重和羊水量明显增加，使孕妈妈的肚子感到十分沉重。增大的子宫压迫下半身的静脉，下半身出现静脉曲张。子宫压迫骨盆底部，经常发生痔疮和便秘。下肢承担体重并被子宫压迫回流，使其出现水肿。此外，孕妇会出现抽筋、眼花、头晕、后背疼痛、神志昏沉等症状。

本月怀孕注意事项

从妊娠7个月开始，孕妈妈不要做过于沉重和激烈的工作及运动。当身体感到疲乏时，要立即休息，每天必须保证充足的睡眠和安静的休息时间，至少在8个小时以上。孕妈妈要保持稳定的心态，情绪不要大起大落。闲暇的时候，不要长时间看电视，当感到不适时，立即看医生。

孕妈妈可以学一下腹式呼吸，为胎儿提供充足的氧气，具体做法是：保持全身放松，手放在肚子上，呼吸频率为10～12次/分钟。待气体全部呼出后，用鼻子慢慢吸气，吸气时将肚子鼓起来。吸气足够，1～2次呼吸后，屏气放松全身，然后把嘴缩小，缓慢有力地呼出体内全部气体。注意吐气的时候要比吸气的时候用力。

这段时间，胎儿大脑开始活跃，胎教的效果将会加强。可以继续给胎儿听音乐，抚摩腹部也是很好的方法。当碰到胎头、背部及四肢时，轻柔地爱抚，同时与胎儿说说话。在胎教的时候，父亲最好也参与进来，一家三口其乐融融。

二、准妈咪可能有的感觉

心悸的感觉袭来

现在，你的心跳大概每分钟增加10下，而每一次的心跳所输送的血液也比以前多了30%。这些改变在怀孕中期达到高峰，所以你很可能会感觉到心脏负荷增加。很多孕妇在怀孕后半期甚至会感觉到心悸，尤其是在活动后或突然变换姿势时特别明显。

呼吸明显短促

怀孕期间因为必须"一人呼两人吸",因此你的呼吸系统会发生巨大的变化,帮助你吸进更多的氧气。怀孕期间你时常会觉得上气不接下气,甚至还会觉得吸进的空气不够,这些喘不过气来的现象,并不表示你或宝宝体内缺氧,只不过是表示你的肺没有足够的空间扩张,你的身体在进行抗议而已。

到了怀孕后期,喘不过气来的频率和强度都会增加,这是因为子宫的膨大限制了肺部每次呼吸时的扩张能力。为了弥补下方被挤掉的呼吸空间,怀孕激素会刺激你多呼吸,并且更有效率地呼吸。这样才能确保你和宝宝都获得足够的氧气。

如果这些正常喘不过气来的现象只是偶尔出现,那你就不必担心。到了第9个月,宝宝会下降到你的骨盆,对横膈膜的压力就会消除,你的呼吸也就比较顺畅了。

脸部突然肿胀了

怀孕期间多余的水分会累积在较薄的组织下方,造成脸部肿胀,这是正常现象。如果你早晨醒来发现脸部(特别是眼睑)整个肿起来,不要太担心。到了白天,地心引力就会把脸部多余的水分排掉。但是如果伴随着眼睑肿胀,同时体重也快速增加,全身各处都有过度肿胀的现象,则应该立刻告知医生。

手、腿、足部也肿胀了

许多孕妇会遇到手掌、手指、脚踝轻度肿胀的现象,这与体内的水、钠潴留有关。此时,最好做一些手部活动,并多抬高手臂,直到胎儿出生,肿胀消退。

一般来说,如果一天中到了傍晚才出现水肿,多半为正常现象。因为活动了大半天,水分集中在下肢,产生水肿,是正常现象。但如在早晨起床后发现脸、手脚出现水肿,即有可能是不正常情形。一般孕妇的水肿常发生于小腿、脚踝,如有全身性水肿,则需考虑为异常情形。另外如又发现体重快速增加(正常孕期体重增加,一星期不超过500克),若一星期增加超过1000

克以上，即要考虑到可能不是单纯的发胖，而有可能是病理性水肿，需要及时去医院就诊。

孕中期，准妈妈睡觉时将小枕头或椅垫放在背部，会使身体感到舒适。孕后期，在侧腹下和两膝间放个枕头，也可增添睡眠时的舒适感。此外，准妈妈在睡觉时适当抬高下肢，可预防下肢静脉曲张，改善下肢水肿的现象。

笨拙感须小心

笨重的身体、松弛的韧带，再加上一颗健忘的脑袋，你可能很容易绊到路边的石头、踩到地上的玩具，或是饭吃到一半餐具就掉下来。你的失态不能完全归咎于你增加的体重。你摇摆笨拙的体态，也是因为手、骨盆、腿等关节的韧带松弛水肿所引起的。你要知道你会暂时性地失去足部和手指头的灵敏度，因此应特别小心。

胃灼热又回来了

到了孕中晚期，孕妇没有了早孕反应，胃口好了，但是每餐后，总觉得胃部有烧灼感，有时烧灼感逐渐加重而成为烧灼痛，尤其在晚上，胃灼热很难受，甚至影响睡眠。这种胃灼热通常在妊娠晚期出现，分娩后消失。

孕中晚期胃灼热的主要原因是内分泌发生变化，胃酸反流，刺激食管下段的痛觉感受器引起灼热感。此外，妊娠时巨大的子宫、胎儿对胃有较大的压力，胃排空速度减慢，胃液在胃内滞留时间较长，也容易使胃酸反流到食管下段。

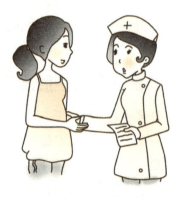

为了缓解和预防胃灼热，在日常饮食中应避免过饱；少食用高脂肪食物等，不要吃口味重或油煎的食品，这些都会加重胃的负担。临睡前喝1杯热牛奶，是减轻胃灼痛的好办法。特别提醒的是未经医生同意不要服用治疗消化不良的药物。

髋部也开始疼痛了

在怀孕的最后几个月内,你可能还会注意到在走路的时候,臀部和耻骨的地方不太舒服。为了准备让宝宝顺利分娩,你的髋部和骨盆的韧带会变得松弛,软骨也会软化。这种松弛和软化不但会造成走路时不舒服,也会让你的髋部松垮,这也就是为什么你走路会一摇一摆的了。

骨盆疼痛明显了

你可能会在骨盆附近出现剧烈的疼痛和压力感,尤其是你抬起腿准备下床或准备穿上内裤的时候,特别明显。这是因为宝宝的头会压迫到骨盆的神经和血管,可能会造成大腿抽筋,是怀孕激素影响到全身关节的韧带组织引起的骨盆发生变化,附着在这些骨骼上的韧带松弛所造成的现象。你怀孕的次数越多,这类的骨盆疼痛感觉会越明显。

腰背部疼痛可缓解

妊娠中期以后,准妈妈常感到腰背疼,引起腰背疼的原因很多。

(1)怀孕后,子宫迅速增大,胎儿也与日俱增,增加了腰椎的负担。准妈妈腹部隆起,为了保持平衡,站立时必须挺腰,时间一久,腰背肌肉疲劳引起腰背疼。

(2)怀孕以后,为了胎儿产出,准妈妈的骨盆韧带松弛,容易疲劳,造成腰背疼。

(3)增大的子宫压迫主动脉和下腔静脉,血液回流受阻,引起腰背疼。

准妈妈腰背疼痛是生理反应,不是病,只要注意自我保健,是可以减轻的。

(1)首先要注意保持良好的姿势,站立时骨盆稍向前倾,肩膀稍向后。避免较长时间站立、坐、走,要注意劳逸结合,姿势要常变化。

(2)不要穿高跟鞋,穿高跟鞋会加重腰疼。怀孕造成的生理性腰疼,分娩后就会消失。因此不用治疗,特别是不要服药、贴膏药,可以多散步,少站立,做做准妈妈操,适当休息。

（3）走路时要全身放松，坐时腰要舒服地靠在椅背上，不要长时间坐凳子。平卧睡觉时，可在膝关节后方垫个枕头或软垫，使髋关节、膝关节屈曲起来，帮助减少腰背后伸。

腹股沟也开始疼痛

在你笑、咳嗽、打喷嚏、转身、改变姿势，或是伸手拿东西的时候，你会感觉到一种突然的剧痛。这是由于联结子宫和骨盆的韧带拉扯所造成的。只要调整或改变姿势，就可以减轻疼痛。

准妈妈需要较长时间站立时，两只脚最好分开站立，身体的重心均匀地由两条腿支撑，既站得稳，又不容易引起疲劳。不要"稍息"状站立，长时间把身体的重心放到一条腿上。

溢着的幸福感

当你一摇一摆地走在街上，边走边展现你怀孕体态的同时，你会很自然地感觉到以前从不曾感受过的高昂情绪，觉得自己既特别又骄傲，恨不得全世界都了解你是多么重要。毕竟，人类就是靠着像你这样的女人延续下去的。有时候，甚至连续好几天，你会完全忘记过去几个月以来的不舒服，以及即将到来的分娩痛苦。

好好享受这段无忧无虑的时光，你本来就应该有段心灵的假期。

对分娩方式的选择犹豫不决

女人对怀孕和生产的认识，多来源于一些朋友和长辈的"经验之谈"。由此预知了很多怀孕的苦恼：孕早期的妊娠反应、孕中期的胎动、孕晚期的水肿、腰腿痛等。这样，生孩子在她们眼里就成了一件恐惧的事情。

你可能一直到分娩课程上了一半之后才开始认真思考自己的分娩方式，也才开始考虑到跟分娩有关的各种问题。你很可能已经被各式各样的选择搞得头昏脑涨，更何况还得做决定，真是一大压力。或者，你也许会发现自己到了半途，突然想更改分娩计划。

三 胎教进行时

胎宝宝在长，孕妈妈在变

第 25 周

胎宝宝：到了第 25 周，胎宝宝的身体已经非常敏捷了。胎宝宝可以轻松地抓住自己的脚，津津有味地吮个不停。胎宝宝第一次睁开眼睛，但子宫里太黑，什么也看不见。胎宝宝的大脑细胞正在迅速增殖分化，将会进入另一个发育高峰期。

孕妈妈：体重和肚子逐步增大，孕妈妈经常会感到疲惫，腰腿痛会更加明显。随着腹部的不断增大，孕妈妈脸上、肚子上和乳房上的斑纹会更加明显。不必过分担心，这些都会在分娩后逐步消失的。

第 26 周

胎宝宝：现在，胎宝宝的体重在 800 克左右，看上去更加饱满。虽然胎宝宝的肺部尚未发育完全，但已经有了呼吸动作。胎宝宝的听力系统完全形成，对声音更加敏感。现在已经能够看见胎宝宝头发的颜色和质地了，在出生后发色可能会有所变化。

孕妈妈：此时，孕妈妈的体重会比孕前增加约 8 千克。腹部逐步增大，孕妈妈的不适感会增多，如头痛、腰背痛、大腿痉挛和盆腔压迫感等。在这个阶段，睡眠的质量问题困扰着孕妈妈，饥饿、口渴、频繁地去卫生间会使孕妈妈的睡眠支离破碎。当孕妈妈睡的时候，胎宝宝不一定睡了，有时会踢踢小腿要孕妈妈跟他玩。因此，孕妈妈要注意调整一下精神状态，以获得充足的睡眠。

第 27 周

胎宝宝：本周，胎宝宝的体重约 900～1000 克。胎宝宝的听觉神经系统已经发育完全，对外界声音刺激的反应会更加明显。脑组织快速增长，大脑会发出命令来控制全身机能的运作和身体的活动。

孕妈妈：到了这周，孕妈妈的羊水量下降了一半。有时候，胎动会让孕妈妈大吃一惊，当胎宝宝踢腿或者转身时，孕妈妈的腹部可能会像波浪一样动起来。孕妈妈还可能出现了胸部、腹部的萎缩纹。孕妈妈想要自己洗脚、系鞋带已经十分困难，腿部抽筋会更加严重，乳房胀痛的感觉也会随之加剧。

第 28 周

胎宝宝：胎宝宝身长 37 厘米左右，体重在 1200 克左右，真的开始填满子宫了。现在，胎宝宝可以睁眼、闭眼，逐步形成了有规律的睡眠周期。通过胎动，胎宝宝的性格会直接体现出来，有的胎宝宝比较活泼，小手、小脚在妈妈的肚子里又踢又打，有的胎宝宝比较安静，动作相对少一些。

孕妈妈：到了 28 周，由于身体新陈代谢消耗氧气量加大，孕妈妈活动后容易气喘吁吁的。身体重心移到腹部下方，有时会觉得肚子一阵阵发硬发紧，这是假宫缩，不要过分紧张。孕妈妈的身体稍微倾斜就会失去平衡，心脏负担也在逐步加重，血压开始增高，静脉曲张、痔疮、便秘等麻烦会接踵而至。

本月成功胎教要点

思维游戏

孕妈妈在做思维游戏的时候，不要局限于哪一种形式，可以多种形式结合起来，比如文字游戏和逻辑游戏结合，图形游戏和数字游戏结合等。

孕妈妈在做思维游戏的时候，注意力要保持集中，可以先将规则默念给宝宝听，做完之后对照答案看看自己做得对不对。如果孕妈妈有耐心的话，可以给宝宝讲解一下如何得出正确的答案，胎教的效果会更好。

情绪胎教

第 26 周，孕妈妈的情绪波动可能会比较大，对孕期和宝宝的健康充满担忧，这是大多数孕妈妈都会发生的情绪变化，要学会主动进行自我调节。适当地进行一些业余活动，能缓解躁动的情绪。

营养胎教

现在，胎宝宝的肝脏发育对铁的需求量增多，孕妈妈在饮食上除了吃一些含铁的食物外，还要多吃一些含维生素C的食物，以促进身体对铁质的吸收。

孕妈妈要定期到医院进行产前检查，这段时间是孕期糖尿病、贫血高发期，应该密切关注相关的检测指标并依据医生的建议进行防治。

运动胎教

尽管孕妈妈容易感到疲劳，但不能因此而忘了运动，适当的运动有利于孕妈妈和胎宝宝的健康。即使实在是觉得笨重而不方便，也可以做一些简单的小动作。

孕妈妈可以擦擦桌子，洗洗菜，洗洗碗，步行去买菜，做做饭。适当的体力劳动能使人体气血通畅。家务劳动同样能起到运动效果，帮助孕妈妈顺利分娩。同时，运动能缓解很多身体和精神上的困扰，但要以适度为原则，不要勉强。

数字游戏

孕妈妈不要看到数字游戏就头疼，多做一些数字游戏，能帮助锻炼逻辑思维能力、抽象想象能力。除了能预防孕妈妈孕期思维变得迟钝，对胎宝宝的大脑发育也很有利。

1. 有两根不均匀分布的香，香烧完的时间是1个小时，你能用什么方法来确定一段15分钟的时间？

2. 有这样一列数字：1，11，21，1211，111221，312211，13112221，1113213211……下一个数字应该是多少？

3. 有两位盲人，他们都各自买了两对黑袜和两对白袜，八对袜子的布质、大小完全相同，而每对袜子都由一张商标纸连着。两位盲人不小心将八对袜子混在一起，怎样才能取回黑袜和白袜各两对呢？

4. 你有一桶果冻，有黄色、红色、绿色三种，闭上眼睛，抓取两个同种颜色的果冻。抓取多少个就可以确定你肯定有两个同一颜色的果冻？

答案：

1. 第一根香点燃一头，第二根香点燃两头。等第二根香烧完时，时间正好过去了 30 分钟。再把第一根香剩下的另一头也点燃。从这时开始到第一根香烧完的时间，正好是 15 分钟。

2. 31131211131221。下一行数字是对上一行的解释。

3. 将每对袜子拆开，一人一只。

4. 4 个。

数独游戏

数独是一种风靡世界的游戏，能锻炼人的逻辑思维能力和推理能力，孕妈妈以前玩过吗？即使没玩过也没关系，数独游戏的规则很简单：

1	4	6	5	2	
2		5	1	6	
6	2		4		
4	5	1		3	
5	6	2		4	1
	1	4			6

3	5			1	4
1	2		3		6
2		3		6	
6		5		3	2
	3	1	6		5
5		2		4	

答案：

1	4	6	5	2	3
2	3	5	1	6	4
6	2	3	4	1	5
4	5	1	6	3	2
5	6	2	3	4	1
3	1	4	2	5	6

3	5	6	2	1	4
1	2	4	3	5	6
2	4	3	5	6	1
6	1	5	4	3	2
4	3	1	6	2	5
5	6	2	1	4	3

语言胎教

想必孕妈妈还记得《荷塘月色》吧，那由朱自清描写的月光下的荷塘，平和、静谧，闪着粼粼波光，宛如人间仙境。孕妈妈可以带着胎宝宝再次复习一下这篇优美的文字，用温柔的声音念出来，同时在脑海中想象着令人艳羡的画面，能让孕妈妈和胎宝宝获得美的享受。

荷塘月色（节选）

曲曲折折的荷塘上面，弥望的是田田的叶子。叶子出水很高，像亭亭的舞女的裙。层层的叶子中间，零星地点缀着些白花，有袅娜地开着的，有羞涩地打着朵儿的；正如一粒粒的明珠，又如碧天里的星星，又如刚出浴的美人。微风过处，送来缕缕清香，仿佛远处高楼上渺茫的歌声似的。这时候叶子与花也有一丝的颤动，像闪电一般，霎时传过荷塘的那边去了。叶子本是肩并肩密密地挨着，这便宛然有了一道凝碧的波痕。叶子底下是脉脉（mò）的流水，遮住了，不能见一些颜色；而叶子却更见风致了。

月光如流水一般，静静地泻在这一片叶子和花上。薄薄的青雾浮起在荷塘里。叶子和花仿佛在牛乳中洗过一样；又像笼着轻纱的梦。虽然是满月，天上却有一层淡淡的云，所以不能朗照；但我以为这恰是到了好处——酣眠固不可少，小睡也别有风味的。月光是隔了树照过来的，高处丛生的灌木，落下参差的斑驳的黑影，峭楞楞如鬼一般；弯弯的杨柳的稀疏的倩影，却又像是画在荷叶上。塘中的月色并不均匀；但光与影有着和谐的旋律，如梵婀玲上奏着的名曲。

美学胎教

美学胎教主要培养的是孕妈妈和胎宝宝的想象力。绘画是一项轻松而又富有变化的艺术，孕妈妈不妨用手指作画，能获得画笔作画无法享受到的乐趣。

用手指印加上一些简单的线条画出一幅画，与用笔绘画一样，指印画照样可以陶冶身心，增进生活情趣，激发人的想象力和创造力。孕妈妈会发现，用指印也能画出无数生动而活泼、新奇有趣的画面。

【材料】印泥、记号笔、水彩笔、图画纸。

【步骤】

❶五根手指蘸上不同颜色的印泥，然后在图纸上印几下。

❷充分发挥自己的想象力，根据指印的样子想象可以画成什么事物，以及还可以添些什么，比如在花朵的柄上添画一片绿叶。

❸用水彩笔在合适的位置补充作画。

【小提示】指印画确实很好玩，有的孕妈妈担心会弄脏衣服，可以穿上容易清洗的衣服，也可以让准爸爸帮忙清洗。

（1）营养胎教：食谱推荐

孕7月的孕妈妈可能会出现下肢水肿。因此，孕妈妈要少吃盐，选择富含维生素的食物，增加食欲，促进消化，还能改善代谢。同时，还要多吃水果，少吃或不吃不易消化、油炸堵塞、易胀气以及刺激性的食物，不要饮酒、喝咖啡等。

早 餐	紫米粥1碗，蔬菜包子1个
加餐	鸡蛋羹1碗，时令水果适量
午餐	米饭1碗，素炒油菜、鲫鱼汤、鱼香猪肝各1份
加餐	牛奶1杯，坚果适量
晚餐	米饭1碗，素炒菜花、紫菜汤、炒鱿鱼丝各1份

（2）运动胎教

瑜伽狮吼式

瑜伽狮吼式简单易做，能使紧张的神经放松下来，适当地吼一吼还能缓解一下心中的抑郁。当然，"吼"之前和宝宝打个招呼，避免吓着他。

❶采取跪坐的姿势，让臀部坐在脚跟上。

❷上身稍微向前倾，两手掌自然放于膝部上方。张开双十指，指尖触地。尽可能较大幅度睁开双眼和嘴，伸出舌头。

❸想象自己是一头凶猛的狮子，喉部发出"啊——"的吼声，保持10秒钟左右。收回舌头，还原双眼，闭上嘴唇，放松面部肌肉。

腹式呼吸

孕妈妈可以开始练习腹式呼吸了，当习惯这个呼吸方法时，会加快母体的血液流动，为胎宝宝提供充足的营养。

练习方法：

❶背部挺直，紧贴椅背或者墙面，也可以采取坐姿。

❷保持全身放松，双手放在腹部，用鼻子吸气，直到腹部鼓起为止。

❸吐气时稍微将嘴撅起，慢慢地将体内的废气全部吐出。吐气时要比吸气时更为缓慢且用力。

这个动作要经常练习，每天至少做3次，可以早、中、晚各做1次。

第二篇
孕育新生活，如愿收获新生命

胎教故事会

小螃蟹找工作

一天，小螃蟹感到自己长大了，他对妈妈说："我想，我该去找一份工作啦。"

小螃蟹出发了。他爬呀爬，来到了小猫理发店。店里正需要一位理发师。

小螃蟹想："这个工作倒适合我。我的大螯就像两把灵活的剪刀。"

于是，他就干了起来。

这天，小狗来店里理发，小螃蟹举起钳子，咔嚓咔嚓地理发。一不小心，坚硬的钳子把小狗弄伤了，小狗痛得"汪汪汪"大叫起来。小螃蟹很难过，心想：看来，我不太适合这份工作，再去找找别的工作吧。他便上路了。

他来到了"小猪饭店"，小螃蟹决定试一试。他选择当一名服务员。这天，小兔来饭店吃饭，小螃蟹给他端来一杯啤酒，小兔一见就皱起了眉头：因为啤酒瓶的泡沫很像小螃蟹吐的泡泡，让人看了很不舒服。他冲着小螃蟹嚷嚷："我不要你端啤酒，你吐的泡泡会影响我的食欲。"小螃蟹听了真伤心，看来这份工作也不太适合自己，他只得继续上路了。

小螃蟹找呀找，找了好多地方，还是没有找到合适的工作，心里可真着急呀。这时，他来到了小猴老板洗涤用品商店，店里生意冷冷清清，小螃蟹决定要帮帮小猴老板。他坐在柜台上，当起了广告员，嘴里吐出了一串串像肥皂泡泡一样的泡泡。泡泡飘呀飘，被阳光照得五颜六色、闪闪发光，小动物们看到后都被吸引过来。大家争着买肥皂、买洗衣粉，店里生意一下子好起来啦！小螃蟹终于找到了合适的工作。

到了晚上，小螃蟹给妈妈写了一封信："亲爱的妈妈，我找到了自己最合适的工作，我真快乐！"

妈妈的童谣

小燕子

小燕子，真灵巧，
飞得低，飞得高，
尖尖的尾巴像剪刀。

喜鹊叫

喜鹊叫，尾巴翘。
叫一声，翘一翘。
翘三翘，喜事到。

高高山头一头牛

高高山头一头牛，
两个犄角一个头；
四个蹄子分八瓣儿，
尾巴长在身后头。

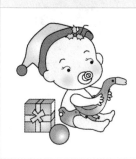 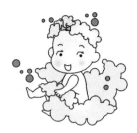 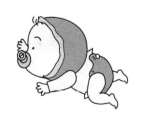

爸爸的唐诗

赠汪伦

李　白

李白乘舟将欲行，
忽闻岸上踏歌声。
桃花潭水深千尺，
不及汪伦送我情。

秋浦歌

李　白

白发三千丈，
缘愁似个长。
不知明镜里，
何处得秋霜。

黄鹤楼

李　白

故人西辞黄鹤楼，
烟花三月下扬州。
孤帆远影碧空尽，
唯见长江天际流。

四、优质营养配方

孕7月膳食原则

本月是孕中期的最后时期,各方面情况与前1个月相差不大。但是本月有的孕妇会出现妊娠高血压综合征,所以在饮食方面需要格外小心。

不宜多吃动物性脂肪,减少盐的摄入量,忌吃咸菜等盐分高的食品。水肿明显者更要严格控制盐的摄取量,每日2~4克。同时,要保证充足、均衡的营养。必须充分摄取蛋白质,多吃鱼、瘦肉、牛奶、鸡蛋、豆类等,忌用辛辣调料,多吃新鲜蔬菜和水果,适当补充钙元素。

另外,要注意增加植物油的摄入。此时,胎儿机体和大脑发育速度加快,对脂质及必需脂肪酸的需要增加,必须及时补充。因此,增加烹调所用植物油即豆油、花生油、菜油等的量,既可保证孕中期所需的脂质供给,又提供了丰富的必需脂肪酸。孕妇还可吃些花生仁、核桃仁、葵花子仁、芝麻等油脂含量较高的食物。控制每周体重的增加在350克左右,以不超过500克为宜。

> **孕期专家指导**
>
> 多吃冬瓜、萝卜等可以利尿、消水肿的蔬菜,多吃钙质、铁质、维生素E含量丰富的食物,如大豆、牛奶、猪排骨汤、胡萝卜、玉米等食品。

少吃或不吃难消化或易胀气的食物。如油炸的糯米糕、白薯、洋葱、土豆等,以免引起腹胀,使血液回流不畅,加重水肿。

鸡蛋虽好莫多吃

鸡蛋的营养价值丰富,许多身体虚弱、大病初愈者和孕产妇都喜欢多吃以用来补充营养和增强体质。事实上,补充过多的鸡蛋往往会出现副作用,准妈妈可能会感觉腹部胀闷、头目眩晕、四肢无力,更有甚者会导致昏迷。医学称这些症状为"蛋白质中毒综合征"。

准妈妈在孕期的肠胃机能会有所减退,若此期间食用大量鸡蛋,就会加重消化系统的负担,如果体内蛋白质含量过高,在肠道内会造成异常分解,从而产生大量的有毒物质氨,一旦氨溶于血液中,此时未完全消化的蛋白质也会在肠道中腐败,分解出有毒的化学物质,从而导致蛋白质中毒综合征。因此,准妈妈不宜多吃鸡蛋,每天吃2个即可。

绿豆——理想的食疗佳品

绿豆中赖氨酸的含量高于其他食品。赖氨酸是人体必需的氨基酸,是合成蛋白质的重要原料,可以提高蛋白质的利用率,从而增进食欲和消化功能,可促进发育、提高智力,长身高、增体重,故被称为营养氨基酸。

此外,绿豆还富含淀粉、脂肪、蛋白质、多种维生素及锌、钙等矿物质。中医认为,绿豆味甘性寒,有清热解毒、消暑止渴、利水消肿之功效,是孕妇补锌及防治妊娠水肿的食疗佳品。因此,孕妇不妨多吃绿豆做的食品。

准妈妈营养不良害处大

研究表明,采用合理膳食结构的试验白鼠所生出来的后代活得更健康、更长寿。研究结果还显示,那些在母体里得不到良好营养供给的白鼠在出生后死得早。研究人员表示,尽管他们的研究结果不能直接用于解释人类的健康问题,但是却可以充分证实那些"轻量级"的婴儿在长大成人后更容易患上心血管等疾病与其在母体中的营养供应有关。

孕期鱼肝油不可大量服用

鱼肝油的主要成分是维生素A和维生素D,孕期适量补充鱼肝油,有利于母体健康和胎儿发育,同时也有益于孕妇对钙的吸收。但如果片面地认为服用鱼肝油越多越好,则会对孕妇和胎儿造成危害。维生素A服用量过大,将会引起胎儿骨骼畸形、腭裂以及眼、脑畸形等的发生,而维生素D服用量过大,将会引起孕妇皮肤瘙痒、脱发以及胎儿主动脉发育不全、肺和肾动脉狭窄等缺陷。因此,孕期不宜长期大量服用鱼肝油。

胎儿在母体内长到5个月时,牙齿开始钙化,骨骼迅速发育,这时特别需要对钙质的补充。孕妇可以多吃些肉类、蛋类和骨头汤等富含矿物质的食物。此外，孕妇还应经常到户外活动，接触阳光，这样在紫外线的照射下，可以自身制造维生素 D，不需要长期服用鱼肝油，也完全可以保证胎儿正常发育。

孕期黄芪炖鸡不宜吃

黄芪是人们较为熟悉的补益肺脾之气的中药，用单味黄芪与老母鸡炖食，补养身体的功效更强，所以常被一些病虚体弱的人采用。一些孕妇为了增加营养，使胎儿更健壮、聪明，也常常吃黄芪炖母鸡，在某些地区甚至已成为习惯。其实这样做对孕妇是不利的。

一些孕妇尤其是临产的孕妇由于吃了黄芪炖鸡，引起过期妊娠，常因胎儿过大而造成难产，结果不得不做会阴侧切、产钳助产，甚至做剖宫产分娩，给孕妇带来痛苦，同时也增加了胎儿损伤的机会。

孕妇吃黄芪炖母鸡造成难产的原因：一是黄芪有益气、升提、固涩作用，干扰了妊娠晚期胎儿正常下降的生理规律；二是黄芪有"助气壮筋骨，长肉补血"的功用，加上母鸡本身是高蛋白食品，两者起滋补协同作用，使胎儿发育长势过猛，造成难产；三是黄芪有利尿作用，通过利尿，羊水相对减少，以致延长产程。因此，从利于健康角度考虑，孕妇不要吃黄芪炖鸡为好。

青椒宜适量多食

青椒是孕妇补充维生素 C 的理想食品。维生素 C 又名抗坏血酸，是人体不可缺少的重要维生素。它参与人体内氧化还原过程，分布于全身各组织，以肾上腺皮质、脑垂体等组织内含量最高，其次是肝、肾组织，脂肪组织内含量最少。它能够增强对

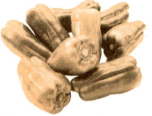

感染的抵抗力，促进骨骼正常发育及伤口愈合，特别能刺激造血机能，对红细胞的成熟起一定的作用。如果缺乏维生素 C，会患坏血病，出现皮肤、牙龈等部位出血及鼻衄、便血等症状。

青椒富含维生素 C。据测定，每 500 克青椒含维生素 C 525 毫克，比番茄

高 9 倍，比大白菜高 3 倍，比茄子高 35 倍，比白萝卜高 2 倍。它还富含蛋白质、脂肪、糖类、矿物质等。

青椒还含有一种叫辣椒素的物质，能够刺激唾液及胃液分泌，使胃肠蠕动加快，增进食欲及帮助消化。

芹菜虽小用处大

芹菜是一种可以增强精力的蔬菜，它受到人们广泛的喜爱。芹菜具有独特的气味，且含膳食纤维较多，有很好的通便作用，并可作为降血压的辅助治疗菜。

芹菜中含有较多的水溶性维生素，还有维生素 P，能降低毛细血管通透性，加强抗坏血酸作用。此外，芹菜还有清热、利湿、醒脑的作用，对于妊娠高血压综合征患者降低血压效果甚佳。同时，对于高血压引起的头昏眼花、肩酸、头痛等症也非常有效。而且它也有一定降低血清胆固醇的作用。

新鲜的芹菜榨汁喝，效果很好。在芹菜汁内放些蜂蜜更易饮用，孕妇特别是患有妊娠高血压综合征的孕妇可每日饮用芹菜汁 40 毫升左右，防治效果非常好。

冬日里吃芹菜，有利于补充营养，增强人体抵抗力。在数九寒天里吃些芹菜有助于防止口干舌燥、气喘心烦。芹菜中铁和钙对少年儿童以及孕妇、正在哺乳期的妇女更有益处。

多吃芹菜，有益于你的健康。

服用人参有办法

人参属大补元气之品，妇女怀孕后久服或用量过大，就会使气盛阴耗，阴虚则火旺，即"气有余，便是火"。体弱的孕妇在孕早期可适当进补人参，提高自身免疫力，抵御外来病菌的入侵，并能增进食欲。服人参不当，易致阴虚阳亢，大多数人出现兴奋激动、烦躁失眠、咽喉干痛刺激感和血压升高等不良反应。此外，服用人参过多可产生抗利尿作用，易引起水肿。孕妇滥用人参，容易加重妊娠呕吐、水肿和高血压等现象，也可促使阴道出血而导致流产。从胎儿来看，胎儿对人参的耐受性很差，孕妇服用过量人参有造成死胎的危险。所以孕妇不可滥用人参。

在孕早期，体弱的孕妇可适当进补人参，提高自身免疫力，抵御外来病菌的侵入，并能增进食欲。中医学主张服用红参，体质偏热者可服用生晒参。孕中晚期，如水肿较明显，动则气短，也以服红参为宜，体质偏热者可服西洋参。总之，应在医生指导下选择服用，千万不要服用过量。

红参、西洋参常用量为3～10克，生晒参为10～15克，蒸煮45分钟左右为佳，服时以少量多次为宜。服参时忌与萝卜同服，少饮茶。

在临近产期及分娩时，不提倡服用人参，以免引起产后出血，其他人参制剂也应慎服。当出现头胀、头痛、发热、舌苔厚腻、失眠、胸闷、憋气、腹胀、玫瑰疹、瘙痒、鼻衄等症状时，应立即停服。

孕期苦瓜宜少吃

苦瓜的营养价值极高，含有多种营养成分，富含维生素B_1，具有预防和治疗脚气病，维持心脏正常功能，促进乳汁分泌和增进食欲等作用。苦瓜所含的维生素C是菜瓜、丝瓜的10～20倍，具有预防坏血病，保护细胞膜，解毒，防止动脉粥样硬化，抗癌，提高机体应激能力，预防感冒，保护心脏等作用。苦瓜中含有类似胰岛素的物质，有降低血糖的作用。

因苦瓜性寒，故脾胃虚寒者不宜多食，而且由于苦瓜内含有奎宁，奎宁会刺激子宫收缩，引起流产。所以为了慎重起见，孕妇还是少吃苦瓜为好。

五、生活细节注意点

推荐几种适于准妈妈的舒适姿势

准妈妈的腹部增大以后，按照通常的姿势坐下或躺下可能会感到不舒适了，特别是在妊娠末期，如果准妈妈仍采用平躺的姿势一段时间，那么胎儿的重量将会使分布在背部的大血管受到压迫。

下面介绍几种舒适的姿势，供准妈妈在孕期选用。

（1）**躺下的姿势** 侧身躺下，大腿和手臂向上弯曲，另一只手臂放在体侧。如果在膝部和大腿下面垫上一个或几个软垫，那么，准妈妈会觉得这种姿势更为舒适。

（2）**减轻背部疼痛** 准妈妈只要感到舒适，可以平躺，在双膝下垫上些垫子，就是一种非常好的休息姿势，尤其是如果背部有些不适感更应如此。

（3）**抬高双脚** 平躺下，在臀部垫些软垫，离墙大约45厘米。伸起双腿，倒放在墙上。双腿伸直并尽量分开至觉得舒适为止。

（4）**斜靠的姿势** 准妈妈如果身体沉重侧身躺着还不能休息的话，那么可以用一种向后斜的姿势，需要多少枕头就用多少。把一些枕头放在膝部下面，这样有助于准妈妈双膝能柔和屈曲。

（5）**挺身坐起** 这一姿势有助于加强背部肌肉。你可能会发现，在腰背部垫上一块软垫会更舒适，特别是驾驶汽车时更是如此。为了在工作时得到休息，将双脚平放在与髋部等高的位置。准妈妈如果使双腿屈起，就可增强小腿背后的肌肉。

（6）**盘腿而坐** 盘腿而坐，或者将双脚放在一起，挺直背部，张开腹股沟，使大腿内侧绷紧。轻轻地将大腿向下压以增加这种伸展，能在分娩期间更好地使双腿张开。

（7）**叉开双腿** 肩膀和背部垂直，叉开双腿坐着，这对脊柱、大腿内侧和腹股沟都有好处。屈起双脚会感到沿着大腿有紧张感。你的双膝和脚趾一定要朝上。

（8）**站姿** 准妈妈正确的站姿是前腭不要向前突出。整个身体有被向上牵引的感觉。放松肩部，两足平行，外出时要穿舒适的平底鞋。

（9）**上下楼梯**

❶按照先脚尖、后脚跟的顺序将一只脚置于台阶上，同时挺直腰部。
❷将重心后移，用后脚向前推整个身体。
❸重复❶、❷的动作。

准妈妈不要在厨房久留

家庭的厨房是粉尘、有毒气体密度最大的地方，甚至超过一些工厂。液化气燃烧后，二氧化碳的浓度比室外高出许多倍；煤燃烧后，释放出大量二氧化硫、二氧化氮、一氧化碳，而且煤烟中还含有强烈致癌物——苯并芘。除此之外，煎炒食物也产生大量油烟。若厨房通风不良，二氧化碳平均浓度为国家标准的 5 倍，氢氧化物的平均浓度为国家标准的 14 倍，特别是苯并芘远远超过了室外空气中的浓度。

所以，准妈妈应少去厨房，或尽可能减少停留时间。要求家庭厨房要安装排风扇或排油烟机，以利于除烟除尘。有条件的可适当选些电炊具，如电饭煲之类。

准妈妈文胸怎样选

女性怀孕后乳房开始逐渐膨胀，这时有的准妈妈就会戴上很紧的乳罩，想限制乳房的膨胀，防止乳房的形态变化。这种做法不但不能使乳房正常发育，还会给准妈妈的健康带来隐患。当然完全不戴乳罩，乳房就会下垂，也影响美观。最主要的是，戴乳罩过紧，乳房发育受限，会影响分娩后泌乳，从而影响新生儿的喂养。

因此，准妈妈要选用不压迫乳房的肩带宽的大号文胸，以便有效拉起乳房重量，选择全罩杯包容性好的款式，最好有侧提，可以将乳房向内侧上方托起，防止外溢和下垂。

安然入睡有办法

好的睡眠是准妈妈最为重要的一件事情。睡眠不好的准妈妈怎么才能保证高质量的睡眠呢？

专家认为，缓解睡眠困扰、松弛精神状态是关键，因此，准妈妈可以试试以下方法，以帮助自己放松精神，睡个好觉：

（1）上床前冲个澡，或在 32～35℃的水中泡脚 20 分钟。

（2）选择一个最舒适的体位，放松全身肌肉。标准为感到身体的各部分都很沉重。具体做法：轻松呼吸，双眼闭合，眼球不要转动，固定注视一点，同时轻轻提示自己："我的胳膊好沉

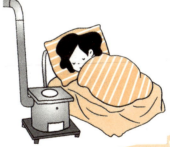

好没劲，我的腿和脚也没劲了，我要睡了。"

（3）避免上床后脑子里总想一些事，但控制不住时也不要着急，因为这时所想之事比较支离破碎，只要不把它们连起来完整化，往深、往细、往复杂去想即可。

（4）每天定时起床，即使只睡了很短时间也要起来。起床后先冲个澡，然后去户外活动。

教 你几套孕妇操

做孕妇体操的好处很多，能够防止由于增加体重和重心变化引起的腰腿疼痛；能够松弛腰部和骨盆肌肉，为分娩时胎儿顺利通过产道做好准备；还可以增强自信心，在分娩时能够镇定自若地配合医生，使胎儿平安降生。

做操时动作要轻，要柔和，运动量以不感疲劳为宜。每日都应坚持，如果出现流产先兆时，应询问医生后再决定是否坚持。做操之前应先排尽大小便。

(1) 脚部运动　在椅子上或床边，腿与地面呈垂直状，两脚并拢平放地面上。

❶脚尖使劲向上翘，待呼吸一次后，再恢复原状。

❷将一条腿放在另一条腿上。上面腿的脚尖慢慢地上下活动，然后换腿进行。

❸通过脚尖和踝骨关节的活动，增强血液循环和脚部肌肉，防止脚部疲劳。每次做3~5分钟。

(2) 盘脚坐

❶在床上坐好，盘好双脚。挺直背部，正视前方，两手放在膝盖上。

❷每呼吸一次，用双手下压膝盖至床面，反复进行。

这项运动可以松弛关节，伸展骨盆肌肉，使婴儿在分娩时顺利通过产道。每次可做5分钟左右。

(3) 扭动骨盆运动

❶仰卧在床，两腿与床成45°，双膝并拢。

❷双膝并拢带动大小腿左右摆动。摆动时两膝好像在画一个椭圆形，要缓慢地、有节奏地运动。双肩和脚底要紧贴床面。

❸左腿伸直，右腿保持原状，右腿的膝盖慢慢向左倾倒。

❹右腿膝盖从侧面恢复原位后，再向左侧倾倒，此后两腿交替进行。

这项运动可使骨盆关节和腰部的肌肉保持柔软，减少疼痛，每个动作各做 10 次。

（4）振动骨盆运动

❶仰卧在床，后背紧贴床面，两腿与床成 45°，脚心和手心放在床上。

❷腹部向上挺起，腰部呈拱状，默数 10 下左右，再恢复原来的体位。做 10 次。

❸呈趴卧体位，双膝和双手贴床，将头伏在双臂之中，后背双臂呈流线型。

❹抬头，上体向前方慢慢移动，腰部、臀部同时前移。每呼吸 1 次做 1 次，可做 10 次。

这项运动可以松弛骨盆和腰部关节，还可以使产道出口肌肉柔软，并增强下腹部肌肉力量。

做孕妇体操的时间宜选择在早晨起床后和晚上临睡觉前，同时注意不要受凉。习惯后，早、晚各做 10 次。

> **孕期专家指导**
>
> 准妈妈要了解什么是临产征兆，让自己心中有数。一旦出现"见红"、破水、规律宫缩，就说明出现临产征兆，应及时到医院待产。

准妈妈尽量少乘电梯

乘坐垂直升降电梯，在电梯启动或停止的瞬间，很多人都有一时性的眩晕等感觉，体质敏感的准妈妈感觉会更强烈，容易出现头晕、心慌、出汗等不适，因此还是应该尽量避免乘坐。其主要原因是，体内血液在垂直方向上产生了与电梯加速度方向相反的加速度，使血压特别是脑压随之变化所至。

当电梯向上运行开始启动及向下运行的"停车"瞬间，供应头部的血液突然减少，脑压瞬间下降，头部就出现了暂时性的脑贫血、缺氧，神经细胞的活动就受到了影响，所以会产生头晕等感觉。当电梯向下运行开始启动和向上运行"停车"瞬间，大脑会出现一时性的血液充盈，使脑压瞬间升高，眼压也随之升高，一些人会有一时性的头昏脑涨、视物不清等身体反应。

准妈妈怎样活动腰

活动腰和骨盆，可以减轻腰酸背痛，也可以为顺利分娩做好准备。

双手扶椅背，在慢慢吸气的同时使身体的重心集中在双手上，脚尖立起，抬高身体，腰部挺直，使下腹部靠住椅背，然后慢慢呼气，手臂放松，脚还原。每日早、晚各做5~6次，可减少腰部的酸痛，还可以增强腹肌力量和会阴部肌肉弹力，使分娩顺利。

(1) **骨盆与背部摇摆运动** 仰卧，双腿弯曲，腿平放床上，利用脚和臂的力量轻轻抬高背部。可以减轻怀孕时腰酸背痛。怀孕6个月后开始做，每日5~6次。

(2) **脊椎伸展运动** 仰卧，双膝弯曲，双手抱住膝关节下缘，头向前伸贴近胸口，使脊柱、背部及臀部肌肉呈弓形，然后再放松，每天练数次。这是减轻腰酸背痛的最好方法，怀孕4个月后开始做。

(3) **腰背肌肉运动** 双膝平跪床上，双臂沿肩部垂直支撑上身，利用背部与腹部的摆动活动腰背部肌肉，在怀孕6个月后开始做。

准妈妈预防难产的体操

过了容易流产的时期后，无论是体力还是精力，对于准妈妈来说，都是个活力四射的时期，因此，要做些预防难产的体操，为将来的分娩热热身。

(1) **防止骨盆充血的运动** 这个运动同时具有锻炼支持背部和骨盆肌肉的功能。

首先，趴在床上或地板上，两手和膝盖支撑身体，背部弓起保持圆弧的样子，头放低。

然后，头向上举，臀部不动，背部稍向下凹，做完一次呼吸后，恢复原来的样子。反复数次。

这个运动每天早晚各做1次就可以了。

(2) **强化骨盆肌肉的运动** 这项运动能够加强骨盆关节和腰部肌肉的柔软作用。

平躺在床或地板上，左腿伸直，右膝弯曲，并向左方慢慢翻倒，同时做1次呼吸，然后还原。接着，右膝向右外侧翻倒，尽量挨到地板为止，同时做1

次呼吸，再还原。

交换，右腿伸直，左膝弯曲，方法及要领如上。

做完上面一个回合后，接着将两脚并拢，膝盖弯曲，肩不要离开地板，再两脚交替倒向左右方向。

早上起床后、饭后，或睡前做效果会更好。

(3) **松弛骨盆和腰部关节的运动**　这项运动除了松弛骨盆和腰部关节外，还可使产道出口肌肉柔软，并强健下腹部肌肉。

仰卧，双膝直立，腿心与掌心平放床上，腹部呈弓形向上突起，约10秒钟，还原。

运动时间选在早晚最好，以5～10次为宜。

六、祛疾检查保健康

妊娠水肿巧应对

在妊娠期间，为了满足胎儿生长发育的需要，孕妇的血浆和组织间液体增多，如果劳累、行走和站立时间过长，下肢容易出现水肿。特别是到了妊娠后期，下肢更容易发生水肿，不过，一般经卧床休息后，这种水肿大多能自动消退，如经卧床休息后仍不能消退的，称为妊娠水肿。

轻度的下肢水肿属于正常的妊娠现象，但由于酸胀给孕妇带来一定的痛苦，所以通过建立良好的饮食和生活习惯来预防和缓解下肢水肿是必要的，主要有以下措施：

（1）调整工作和日常生活节奏，不能过于紧张和劳累。要保证充足的休息和睡眠时间，中午最好休息1～2小时，每晚睡眠保证在8小时以上。上班地点没有条件躺下休息的可以在午饭后将腿举高，放在椅子上，采取半坐卧位。

（2）注意均衡的营养，摄取高蛋白、低糖类的饮食。体重在整个妊娠期间增重11千克左右比较理想。

（3）食物不宜太咸，口味重的孕妇此时也要注意，多吃清淡食物，保持低盐饮食。但不是完全禁盐，因为妊娠后期体内增加了排钠的激素。

（4）每天做适当的散步，但不宜走路太多（最好不超过40分钟），或站立太久，因行走和站立时间长了，会加重下肢的肿胀。同时防止情绪激动和避免较剧烈或长时间的体力劳动。

（5）出现腿部肿胀酸痛的准妈妈，晚上睡觉前可请丈夫为自己做做腿部按摩，可减轻酸痛的感觉。

（6）孕妇睡觉的时候，腿脚部稍微抬高一点，有利于消除肿胀。

（7）定期产检，出现严重的肿胀现象就要检查血压和尿液，如发现异常，及时治疗。

此外，某些食物有助于预防和改善下肢水肿，如冬瓜、西瓜、赤小豆、黑豆、玉米须等都有利尿消肿的功效，民间也有一些食疗方对此有辅助疗效，有需要的准妈妈可以选用。

正常的下肢水肿在产后基本消失，准妈妈在做好日常保健的同时也不必过于忧虑。不过，准妈妈一定要留意，如果肿胀特别明显，可能是子痫的先兆症状，要尽快去医院请医生诊治。

孕期接种疫苗需慎重

孕期接种疫苗时需慎重，权衡利弊，决定是否接种。除非有明确接触某种疾病史，且预防接种对母婴无明显影响时才可接种。

准妈妈孕期可以接种的疫苗：

（1）**乙型肝炎灭活疫苗** 乙型肝炎灭活疫苗标准的接种方案是孕期接种3次疫苗。可分别于孕2、3、9月接种。资料表明，在完成免疫接种后，对孕妇的保护率在95%以上，母婴隔断率在85%以上。

（2）**甲型肝炎灭活疫苗** 人血或人胎盘丙种球蛋白适用于已经受到或可能受到甲型肝炎感染的孕妇。

（3）**破伤风类毒素** 适用于怀孕前从未接种过或近10年未再接受加强免疫者，接种方案也是在妊娠期进行3次正规的破伤风类毒素接种，时间可分别为孕2、3、9月。

（4）**狂犬疫苗** 孕妇若被狗或其他动物咬伤，则应注射狂犬疫苗。孕早期尽量避免注射狂犬疫苗。

(5) 流感病毒疫苗 在流感流行期间，孕妇可接种流感病毒疫苗，但应以妊娠中、晚期接种为宜，孕12周前避免接种。流感病毒疫苗主要接种对象是患有慢性疾病的孕妇。

孕期哪些疫苗不能打

为了保护孕妇的健康，孕期可以打预防针，但不是所有的预防针孕妇都能打。孕妇应该向医生介绍自己的健康情况、过敏史和怀孕情况等。让专科医生决定是否需要打预防针。

孕期最好不用活疫苗，因为活疫苗有直接感染胎儿的可能。虽然死疫苗无传染力，但可引起发热、头痛、无力等全身反应，从而诱发子宫收缩，可增加流产、早产的危险。胎盘球蛋白主要用来预防麻疹及传染性肝炎，有时可发生过敏反应，所以也不应作为增强孕妇体质的补药。

打预防针可以保证孕妇的健康，但下述的预防针孕妇不能打：

(1) 麻疹疫苗 麻疹疫苗是减毒活疫苗。孕妇接触了麻疹患者后，如果从来没有得过麻疹，也没有注射过麻疹疫苗，应马上注射丙种球蛋白。不过，在人的生长过程中，从未患过麻疹，也没有注射过麻疹疫苗，这种情况是少有的。

(2) 风疹疫苗 风疹疫苗也是减毒活疫苗，孕妇也是禁用的。未患过风疹的孕妇，在妊娠早期如果接触风疹患者，最好终止妊娠。因为风疹极易引起胎儿畸形，而免疫球蛋白的预防效果又不肯定。

水痘、腮腺炎、卡介苗、乙脑和流脑病毒性活疫苗，口服脊髓灰质炎疫苗和百日咳疫苗，孕妇都应忌用。

正确打预防针的方法是孕妇向医生介绍自己的怀孕史、以往及目前的过敏史等，让医生做具体处理。

妊娠瘙痒要忍住

妊娠瘙痒症多发于孕中后期，表现为突然觉得全身皮肤发痒、烧灼不适，皮肤上出现一块块的红斑或风疹块，尤其是夜间常因剧烈的皮肤瘙痒而难以入睡。

中医学认为妊娠皮肤瘙痒症的发生是由于孕妇感受风邪，或因精志内伤，气滞湿郁化热、胎气不和，外发皮肤所致。

妊娠期皮肤瘙痒的治疗，以外用药为主，局部使用温和止痒药和低浓度的皮质类固醇激素药物，尽量少用或不用全身性药物，以避免对母体及胎儿产生不良影响。平时准妈妈的饮食宜清淡，多食新鲜蔬菜、水果，少吃刺激性食品。居室内保持一定的湿度，防止皮肤干燥，对预防皮肤瘙痒也是有好处的。近年来，科学研究发现，穿由蚕丝制成的真丝织品衣裤对妊娠期皮肤瘙痒有一定的防治作用。如果瘙痒得难以忍受，可以服用苯海拉明、扑尔敏等抗组胺类药物。安太乐类药物有致畸的危险，应避免使用。一般准妈妈在分娩后1~2周内，瘙痒可自行消退。

孕期抗菌药使用有方法

随着优生优育的普及，准妈妈患病后的用药，特别是如何选用抗菌药，成为准妈妈及其亲属非常关心的问题。据目前研究所知，绝大多数抗菌药对胚胎及胎儿均有不良影响。调查资料表明，由于用药不当和其他因素造成胎儿各种畸形的约占胎儿总数的6%左右。准妈妈应用抗菌药后，药物从母体血液通过胎盘转运或散到胎儿体内。进入胎儿体内的多少取决于药物的理化性质、用药量的多少及胎盘血液供应情况。进入胎儿体内的药物越多，对胎儿影响就越大。

现就孕期禁用和可以使用的抗菌药介绍如下：

(1) 整个妊娠期禁用的抗菌药

❶链霉素、庆大霉素、卡霉素、新霉素、万古霉素等，对胎儿有耳毒作用。

❷多黏菌素、黏杆菌素等，对肾脏和神经系统有毒性作用，并能通过胎盘影响胎儿。

❸四环素能使胎儿牙齿变色和影响骨骼生长发育。在妊娠晚期准妈妈大剂量使用四环素引起肝脏脂肪变性和造成准妈妈死亡的案例。

❹两性霉素B、灰黄霉素等，对神经系统、血液、肝脏和肾脏有较大的毒性。灰黄霉素对胎儿有致畸作用，也可能引起流产。

(2) 妊娠某阶段禁用的抗菌药　　妊娠早期即妊娠前12周内禁用氯霉素、

乙胺嘧啶、利福平、磺胺药等；妊娠28周后禁用氯霉素、乙胺嘧啶、磺胺药和呋喃类等药物。因为氯霉素、利福平、乙胺嘧啶可致新生儿尿道和耳道畸形、耳聋、肢体畸形、脑积水、死胎及新生儿死亡。磺胺药可致新生儿核黄疸及溶血性贫血，呋喃类可致新生儿溶血。

(3) 整个妊娠期都可使用的抗生素　青霉素类、头孢菌素类、红霉素和洁霉素，这四类抗生素在妊娠期使用，不会对胎儿产生不良影响。需要注意，青霉素类药物在使用前必做作青霉素过敏试验，以免发生药物过敏反应。

哮喘病患者孕期须注意

绝大多数准妈妈的病情与孕前相似。哮喘的轻度或中度发作对胎宝宝影响不大，但若发作持续24小时以上或经积极治疗12小时以上没得到缓解，则会造成体内严重缺氧，全身功能紊乱，危害母体和胎宝宝的健康。

在妊娠期，要注意避免哮喘发作，减少接触引起发作的因素，消除紧张情绪，积极休息。如果哮喘发作，仍可使用孕前所使用的较有效的药物，但是同时要注意：

（1）避免用含有碘剂的药物，这类药可造成胎宝宝甲状腺肿或甲状腺功能减退。

（2）对一般的发作，最初可用舒喘灵气雾剂，这种药对全身的作用较弱，但心功能不全及高血压患者慎用。

（3）也可口服氨茶碱或麻黄素。但不能和肾上腺素同用，严重高血压、心律不齐者忌用，而且在妊娠早期及妊娠晚期也最好不用，会对胎宝宝产生不良影响。

（4）对严重的哮喘发作，可否使用皮质激素呢？国内外专家认为，严重哮喘发作或哮喘持续状态对母体及胎宝宝的危害性要比皮质激素引起的不良反应更严重，在关键时刻应尽早使用。但使用皮质激素，压制了准妈妈自身的垂体—肾上腺轴，需停药1年左右才能恢复。在此期间，准妈妈对分娩、出血、麻醉、手术的耐受性较差。

（5）适量的丙酸培氯松气雾剂对母体和胎宝宝都较安全，如在孕前已使用此药，妊娠期可继续使用，使母子安全渡过妊娠难关。

（6）哮喘伴有呼吸道感染者，可用红霉素治疗，不宜使用青霉素。

孕期脚肿巧护理

准妈妈在妊娠中后期,由于胎儿的增大而加重对腿部静脉血液回流的压迫,会出现不同程度的水肿与静脉曲张的现象。对于因工作环境的限制,以及需要长时间坐着工作的人来说,脚部肿胀的程度可能更严重。有些人不仅小腿,连大腿也会肿胀,这虽是正常现象,但带来的不适感却也实实在在。

为缓解这种情况,上班准妈妈可以采取以下方式缓解足部水肿的现象:

(1) 对那些需要长时间坐着工作的准妈妈来说,在脚下放一个小凳子或者小箱子,不时轮换着把脚放在上面,就能缓解子宫增大对腿部静脉压迫带来的不适。

(2) 将办公室的椅子调到舒服的高度,并在腰部、背部或颈后放置舒服的靠垫,以减轻腰酸背痛、颈部酸痛的不适。还要注意坐姿,避免弯腰驼背。

(3) 多喝水,可在办公桌上放一个大杯子,一次装满,以免因懒得走动而使自己缺水。

(4) 想上厕所时要马上去,千万不要憋尿。多排水有利于新陈代谢,从而减轻身体水肿。

(5) 长时间坐着工作后,最好要站起来走3~5分钟,或躺下休息一下,也对促进血液循环有好处。

(6) 那些需要长时间站立工作的女性,在久站之后要抬抬腿,最好买双准妈妈专用的弹力袜,再穿上舒服的低跟鞋,以帮助血液顺畅循环,避免出现更严重的水肿和静脉曲张。

除此之外,上班准妈妈还要注意:即使是在办公室内进行轻松的工作,也不要长时间保持一个姿势,隔一段时间休息一会儿,活动一下手脚。冬季室内暖气过热,空气不好,要经常打开窗户换气。同时还有尽量减少工作上的压力,工作之余听听音乐、练习生产时的呼吸法,让自己放松,或是找亲人好友倾吐一下怀孕心情。以上几点都是解压的好方法。

> **孕期专家指导**
>
> 准妈妈要学会辨认病变引起的水肿。因病引起的水肿多在妊娠7个月前开始,全身都肿,休息和卧床都不能减轻,同时还存在头痛、头昏和眼冒金光。检查血压时则会发现血压升高,检查尿则发现有蛋白。因病引起的水肿应及时治疗。

第八章　怀孕第8个月

——忐忑不安，学会自我调适

到了最后的冲刺阶段了，我们无论从心理还是生理上都会进入一个兴奋而吃力的时期。坚持到现在，准妈妈是伟大的，由于孕激素的作用，准妈妈的心情总是被幸福填得满满的，身体的疲惫也是可想而知的。这时，准妈妈就像一位长途旅行者，已经走过了整个孕程的一大半路程。眼看着离终点越来越近，更不能稍有懈怠、掉以轻心，需要谨慎小心，防止出现意外。

一、妈妈与宝宝的第8个月

胎儿的发育状态

胎儿的体重可达到1500～1700克，身长为40～44厘米。胎儿大脑皮质功能继续发育和活跃，味觉、嗅觉和视觉已经具备功能。肾、肺、胃等重要器官发育完成，但器官功能还比较差。从外表来看，胎儿脂肪继续蓄积，皮肤皱纹仍然较多，面部如同小老头。这个时候，胎宝宝已经具备一定的生存能力，即使早产，在良好的护理下也能存活。

从现在开始，羊水量不会迅速增加了。胎儿身体紧靠子宫，位置固定。母亲腹壁和子宫很薄，胎儿能听见母亲的声音，出生后能很快辨认。

准妈妈的身体变化

现在，子宫向前挺得更加明显，子宫底的高度已经上升到27～30厘米，上升到脐水平与膈肌的中间，孕妈妈挺着大肚子，身体笨重，活动不便，走路都有些困难。增大的子宫向下压迫肠及膀胱，向上压迫胃，孕妈妈会出现厌食、尿频、便秘和烧心感等症状。孕妈妈容易患肾盂肾炎以及妊高征等症状。到了这个阶段，孕妈妈面部、腹部的妊娠斑、妊娠线越来越明显，部分孕妈妈的耳朵、额头、嘴周围也可能会出现斑点。孕妈妈会觉得肚子偶尔会一阵阵地发硬发紧，这是假宫缩，属于这个阶段的正常现象。当然，出现不规则的宫缩应立即停下来休息，严重的需要尽早就医。

本月怀孕注意事项

孕妈妈身体沉重，行动不便，容易疲劳，应当注意多休息。孕妈妈重心不稳，视线受阻，行走时要慢、稳，避免摔倒、绊倒。这个时期容易出现妊娠高血压综合征，孕妈妈应减少盐的摄入，保证足够的睡眠，良好的睡眠能促进胎儿的成长。此时，应做好分娩的准备，包括物质、经济、精神和环境等多方面的准备，学习哺育、抚养婴儿的知识；保证休息和营养，储存体力。做好家庭自我监护，预防早产和其他异常情况，积极对胎儿进行胎教。

二、准妈咪可能有的感觉

踢得更有力了

最后的这2个月，你通常会感觉到宝宝踢的次数变少，但是更有力。在这最后的2个月，宝宝每踢一次都可能会造成疼痛，也许是在肋骨、肠、膀胱、腹股沟、背部，或是其他宝宝想伸展手脚的地方。而且开始感觉到宝宝的头和脚的移动。

出现腰酸背痛和妊娠斑

由于腹部向前挺得更为厉害，所以身体的重心移到腹部下方，只要身体稍失衡就会感到腰酸背痛，有时还会放射到下肢，引起一侧或双侧腿部疼痛。

乳房高高隆起，乳房、腹部以及大腿的皮肤上的一条条淡红色的花纹更为增多，乳头周围、下腹、外阴部的颜色日渐加深，有的孕妇耳朵、额头或嘴周围也生出斑点。

需要多多休息

本月子宫底的高度上升到肚脐之上，心脏负担逐渐加重，血压开始升高，心脏跳动次数增加，身体新陈代谢时消耗氧气量加大，孕妇呼吸变得急促起来，活动时容易气喘吁吁。由此开始，静脉曲张、痔疮及便秘这些麻烦可能会接踵而至。子宫顶压膈肌和胃，使饭量减少，会觉得胸口上不来气，甚至需要肩来协助呼吸，食欲开始减退，尿频更加明显。

开始心神不宁

即使你一向不迷信，这时候还是可能会开始留意于各种所谓的不祥预兆。假如刚好有只黑猫经过你面前，你可能会担心有不好的事要发生。你应该学会保护自己，别让这些无谓的烦恼打扰了你的平静。

随着怀孕的进行，你的各种想象会越来越显得真实。这些想象通常是由胎动激发出来的，有时候宝宝踢得惊天动地，你的想象也跟着快速驰骋。

夜里睡不安稳

怀孕最后几个月夜间醒来有几个原因，一个是睡眠周期的改变，你会出现更多快速动眼期的浅睡，也就是做梦较多，较容易出现苏醒的状态。同时，子宫变大会让你难以入睡，子宫向上压迫到胃而引起胃灼热，向下压迫到膀胱，使你夜间频繁地跑厕所。而且就算变大的子宫不会造成你半夜醒来，里面的小房客也会让你不得不醒来。有时候你醒来只不过为了翻个身，移动身体换个舒适的睡眠姿势。大部分的孕妇都认为侧睡用枕头垫着肚子最舒服。如果胃灼热得厉害，试试用几个枕头微微垫高身体来改善一下。不要忘了在白天尽量多找机会小睡片刻，以补充夜晚睡眠的不足。另外，在床边准备一瓶果汁或水，半夜口渴的时候可以随手取用。

睡眠不好的准妈妈，心里常常感到很焦急，越焦急越睡不好，越睡不好越焦急，形成恶性循环。其实，准妈妈这时大可不必过于焦虑担心，因为在整个妊娠期间，准妈妈都有失眠的可能，尤其到了孕晚期。胎儿踢你的肚子、不断上厕所、日益膨胀的腹部等因素都会令你感到不舒服，从而造成失眠。关键是准妈妈应该摸索出一种适合自己、能帮助自己入睡的方法，比如睡前翻几页轻松的读物，做缓和的松弛运动，洗个温水澡，在两腿间夹一个枕头等。

担心体形的恢复

孕期，为了满足胎宝宝发育的需要，准妈妈的食量会大增，过多的脂肪就会囤积在腹部和其他部位，造成体形的改变。加上工作量降低、家务劳动减少、运动量也减少，累积的脂肪无处消耗，积累起来，身体发福也就在所难免了。

如果你对体重耿耿于怀，每月测完体重都会很沮丧，那你就不要再关心自己的体重多少了。只要你的身体状况良好，宝宝的成长也很正常，你就不用担心体重的增加。

担心宝宝的健康

到目前为止，你一定听到不少告诫，以及医生告诉你的各种可能性。但是在解释问题时，却可能在不经意间加重了你的忧虑。你应该这么想：这些情况既然很少见，应该不太可能发生在我或是宝宝的身上。别让对健康方面的担忧剥夺了你怀孕和当妈妈的喜悦。担心是难免的，你不过是想些做妈妈的人都会想的问题罢了。

准妈妈会常常想象自己腹中的孩子，希望他身体健康，活泼可爱，希望自己能顺产。从另一方面，也提示了母亲对孩子的担忧，所以，应该多学习一些生儿育女的知识，通过多途径了解孩子的情况和相关的知识，这样有助于你的思想放松，减轻担忧。

担心早产

如果你一直担心自己早产,你应该知道即使宝宝现在出生,虽然需要许多医疗协助,但是应该可以存活,所以你大可放心。尽情地享受怀孕最后2个月的美好时光吧!

三、胎教进行时

胎宝宝在长,孕妈妈在变

第29周

胎宝宝:从本周开始,胎宝宝可以睁开双眼了。当子宫外有光亮时,胎宝宝会转头去寻找光源。他的睫毛也已经完全长出来了。胎宝宝的大脑组织发育迅速,头也在增大,听觉系统发育完成,对外界刺激的反应更为明显。脂肪层继续积累,为出生后的生活做准备。

孕妈妈:孕妈妈似乎又回到了孕期的前3个月,频繁地上厕所,甚至在笑、咳嗽或者轻微运动时,都有尿排出。在孕期的最后3个月,大多数孕妈妈都会有鼻塞或者鼻出血的情况,都很正常,分娩后会逐步痊愈,不会留下后遗症。

第30周

胎宝宝:胎宝宝头部还在增大,且大脑发育非常迅速。胎宝宝的骨骼、肌肉和肺部发育正日趋成熟。现在,胎宝宝的眼睛可以开闭自如了,能看到子宫内的大致景象,皮下脂肪继续增长。随着胎宝宝身体的增长,胎动会逐步减少。

孕妈妈:孕妈妈的身体越发沉重,肚子大到看不到脚,行动更加吃力。部分孕妈妈会出现妊娠高血压综合征、静脉曲张、贫血等症状,应该及时就医。一旦出现不规则的宫缩，孕妈妈应立即停下来休息。孕妈妈最好在中午睡个午觉，以保存体力。

第31周

胎宝宝：胎宝宝的肺部和消化系统基本发育完成，身长增长逐步放缓，体重仍在迅速增加。胎宝宝周围约有0.85升羊水，随着胎宝宝不断长大，占据子宫的空间越来越大，羊水会相应地有所减少。胎宝宝的眼睛开始有了颜色，但出生后6~8个月才会显示出真正的颜色，主要是因为眼睛里的色素需要见光才会显出真正的颜色。

孕妈妈：孕妈妈的子宫底已上升到了横膈膜处，感觉到呼吸越发困难，喘不上气。进食后总会觉得胃里不舒服。孕妈妈肚脐周围、下腹以及外阴部的颜色越来越深，妊娠纹和妊娠斑也更加明显。孕妈妈的睡眠会更加不好，肚子越来越大，起、卧、翻身都有困难，浑身感觉不舒适。

第32周

胎宝宝：胎宝宝的身体和四肢继续长大，体重能达到2000克，皮下脂肪积累得较为丰富了，皱纹越来越少，更像一个婴儿了。胎宝宝能把头从一侧转向另一侧了，等宝宝出生后，他对动作的理解速度会让你吃惊。

孕妈妈：孕妈妈体重会增加1.3~1.8千克，而体重增加是很正常的，因为胎宝宝的生长发育非常快，正在为出生做最后的冲刺。到了34周左右，胎宝宝的头部开始下降，到达子宫颈，为分娩做好准备。这个时候，孕妈妈会感觉呼吸和进食舒畅多了。

本月成功胎教要点

语言胎教

孕妈妈的腹壁被撑得很薄很薄了，外界的声音会很容易就传到胎宝宝灵敏的小耳朵里，要多跟胎宝宝对话，让他多听听爸爸妈妈的声音，出生后会很快辨认出父母的声音。

运动胎教

孕妈妈会感到后背、臀部以及大腿部的疼痛,主要是腹部肌肉受到拉伸,韧带变得更加松弛造成的,增大的子宫会压迫到一些神经。疼痛和疲惫或许会让你感觉不想动,为了能够顺利分娩,还是要适当地做一些运动。

英语胎教

到了第8个月,胎宝宝是一个真正的小人了,孕妈妈的兴趣、爱好、修养,以及与准爸爸的融洽关系,都会影响到胎宝宝。孕妈妈和准爸爸要多听一些欢快的英文歌曲,看一些英文电影,对胎宝宝产生一些潜移默化的影响。

情绪胎教

近期,孕妈妈的睡眠质量欠佳,要注意情绪的调节,手工素材的颜色鲜艳,孕妈妈平时要多做做手工,能调节情绪,使烦躁的心情平静下来。

(1) 语言胎教:《千字文》 在古代,孩子们的语言学习都是从《千字文》《百家姓》《三字经》开始的。《千字文》构思精巧,语句平白如话,易诵易记,且知识丰富,条理清晰,音韵谐美,文采斐然,是孩子们千百年来的启蒙书。如今,韩国已将《千字文》列入胎教内容了,中国的孕妈妈更不要落后,带着胎宝宝一起朗读《千字文》吧!

《千字文》节选

天地玄黄 宇宙洪荒 日月盈昃(zè)辰宿列张
寒来暑往 秋收冬藏 闰馀成岁 律吕调阳
云腾致雨 露结为霜 金生丽水 玉出昆冈
剑号巨阙 珠称夜光 果珍李柰(nài)菜重芥姜
海咸河淡 鳞潜羽翔 龙师火帝 鸟官人皇
始制文字 乃服衣裳 推位让国 有虞陶唐
吊民伐罪 周发殷汤 坐朝问道 垂拱平章
爱育黎首 臣伏戎羌 遐迩一体 率宾归王
鸣凤在竹 白驹食场 化被草木 赖及万方

盖此身发 四大五常 恭惟鞠养 岂敢毁伤
女慕贞洁 男效才良 知过必改 得能莫忘
罔谈彼短 靡恃己长 信使可复 器欲难量
墨悲丝染 诗赞羔羊 景行维贤 克念作圣
德建名立 形端表正 空谷传声 虚堂习听
祸因恶积 福缘善庆 尺璧非宝 寸阴是竞
资父事君 曰严与敬 孝当竭力 忠则尽命

(2) 运动胎教：瑜伽蹲式　这个阶段，孕妈妈容易出现痉挛、腿部水肿等症状。瑜伽蹲式动作十分简单，能显著锻炼腿部肌肉，孕妈妈现在开始练习吧！做练习的时候，可以靠着墙，或者在前面放一把椅子，把手搭在椅背上，注意臀部不要低于膝关节。

❶保持基本站立式，在感到舒适的情况下，将两腿宽阔地分开，脚尖指向外侧。两手十指相交，两臂轻松下垂。

❷两膝弯曲，慢慢向下降低身躯，约降 30 厘米后伸直双腿恢复挺身直立的姿势。

胎教故事会

小企鹅的梦想

一 只叫奇巧的小企鹅在冰面上慢慢地走着，它低垂着脑袋在想些什么。由于全球气候变暖，企鹅家族陷入了生存危机，亲人们适应不了这种气候，都相继离它而去了……想着想着，它忍不住低声抽泣起来，用双翼捂住了小脸。

以前的它，有一个幸福的家，爸爸天天带它在冰面上玩耍，妈妈常陪它看书、讲故事。从妈妈口中，它知道了外面的世界很精彩，可是企鹅无法适应那里的温度，过热的天气会把企鹅变成"烤鹅"的。它觉得非常的惋惜，不能出去旅行，也不能领略到世界的精彩。可是现在，别提出去旅行的梦想了，就连生存都变得如此困难。眼里噙着泪的小企鹅奇巧看着融化的冰川想：

我的心也快融化了。

经过很多个日夜的思索后，小企鹅奇巧决定离开企鹅群，它要去寻找南极的出口。为了实现心中旅行的梦想，它决定豁出去了，就算变成"烤鹅"也不怕了。奇巧在冰面上走了两天，最近刚好是极昼期间，南极的阳光苍白无力地照射在冰面上，这没什么温度的光线居然把一小块冰化成了水，奇巧看到这摊水后加快了脚步，生怕阳光也把自己变成了一摊水。

奇巧摇摇晃晃地前进着，突然"哎哟"一声叫了起来，原来是冰面上趴着的一团东西把它给绊倒了。奇巧笨拙地爬了起来，对着绊倒它的"家伙"没好气地说道："你干嘛要绊倒……咦？你怎么长得那样奇怪？你该不会是书里说的变异斑海豹吧？"

那个"家伙"很快回答它："才不是呢，瞧把你给吓的。我叫花朵，祖籍在外面的世界里，我是一种会发出香味的漂亮植物。花朵也分许多种类，就像你们企鹅家族里有国王企鹅、帽带企鹅等等。我是宝石冰花，有特异功能哦！"

"你有什么特异功能？"奇巧好奇地盯着宝石冰花。

"我能看透别人的内心，我知道你有旅行的梦想，要不要帮你实现？带你飞出南极。"

听完这话，奇巧的眼睛里瞬间迸发出亮晶晶的光芒。"你说的都是真的？"奇巧又犹豫了一下，"那么……那么我会很快变成'烤鹅'吗？"

"放心吧，别忘了我有特异功能，你只要把我从冰层里拔出，抱紧我就可以了。"

"噢，太棒了，我真的要去旅行了！"奇巧轻易地拔出了宝石冰花。"嗖"的一下，还没等奇巧反应过来，宝石冰花已经把它带到了天上。

在云端，宝石冰花闪耀着蓝色光芒，那神奇的光芒把奇巧包裹着，就像一个巨大的冰圈，奇巧感觉舒适极了，看着绒毯般的云朵、湛蓝的天空，小企鹅奇巧忍不住热泪盈眶。它知道身上承载着亲人们的希望，还要为大家实现共同的梦想——去远方旅行！

飞啊飞啊，小企鹅奇巧正飞向未知的远方。能实现自己的梦想，真好！

妈妈的童谣

两只羊

东边一只羊，
西边一只羊，
一起来到小桥上。
你也不肯让，
他也不肯让，
"扑通"掉到河中央。

小老鼠上灯台

小老鼠，上灯台，
偷油吃，下不来。
咪咪咪，猫猫来，
叽里咕噜滚下来。

蛤蟆歌

蛤蟆哈，叫呱呱，
莫懒惰，莫贪耍。
靠墙墙会倒，
靠娘娘会老，
自己学出本领才叫好。

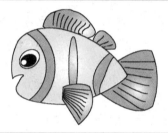
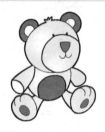

爸爸的唐诗

早发白帝城

贺知章
朝辞白帝彩云间，
千里江陵一日还。
两岸猿声啼不住，
轻舟已过万重山。

独坐敬亭山

李 白
众鸟高飞尽，
孤云独去闲。
相看两不厌，
只有敬亭山。

清平调

李 白
云想衣裳花想容，
春风拂槛露华浓。
若非群玉山头见，
会向瑶台月下逢。

第二篇 孕育新生活，如愿收获新生命

四、优质营养配方

孕8月膳食原则

孕晚期胎儿生长最迅速，需要的营养素最多。同时准妈妈的食量增加，体重增长加快。由于胎儿长大，压迫母体，使准妈妈常有胃部不适或饱胀感，胃容量相对减少，消化功能减弱，因此饮食宜少吃多餐（每日可进5餐），清淡可口，易于消化，减少食盐，不吃过咸的食物。准妈妈的膳食应注意以下几点：

（1）首先应增加蛋白质的摄入，此期是蛋白质在体内储存相对多的时期，其中胎儿约存留170克，母体存留约为375克，这就要求孕妇膳食蛋白质供给比未孕时增加25克，应多摄入动物性食物和大豆类食物。

（2）除了增加蛋白质的摄入外，必须供给充足的必需脂肪酸。此期是胎儿大脑细胞增殖的高峰，需要提供充足的必需脂肪酸如花生四烯酸，以满足大脑发育所需，多吃海鱼可利于DHA的供给。增加核桃、芝麻、花生等食物以补充必需脂肪酸的摄入。

（3）胎儿体内的钙一半以上是在孕后期储存的，因此也要增加钙和铁的摄入。增加豆奶、豆浆、豆腐等豆制品，以补充钙的需要；在摄入含钙高的食物时，应注意补充维生素D。维生素D可以促进钙的吸收，含维生素D的食品有动物肝脏、鱼肝油、禽蛋等。

> **孕期专家指导**
>
> 要多吃富含蛋白质的豆制品，如豆腐和豆浆等；多食海产品，如海带、紫菜等；多食坚果类食品。

（4）胎儿的肝脏在此期以每天5毫克的速度储存铁，直至出生时达到300~400毫克的铁质，孕妇应每天摄入铁达到28毫克，且应多摄入来自于动物性食品的血红蛋白型的铁。动物的肝脏和血液含铁量很高，利用率高，应每周进食2次左右。

（5）孕晚期需要充足的水溶性维生素，尤其是维生素B_1，如果缺乏则容易引起呕吐、倦怠，并在分娩时子宫收缩乏力，导致产程延缓，维生素B_1主要存在于粗粮里，所以，主食要粗细搭配。

孕晚期莫营养过剩

孕晚期大量进补，孕妇的过度肥胖和巨大儿的发生对母子双方健康都不利。如果准妈妈每天进食过多的话，尤其是过食糖类和脂肪食品，就会出现营养过剩，导致准妈妈血压偏高和胎儿长成"巨大儿"。我国目前产妇死亡率为0.488‰，主要是妊娠高血压所致；另一个原因就是"巨大儿"造成的难产，分娩期延长，子宫收缩无力，引起产后大出血；也有的是因产妇过胖，造成哺乳困难，不能及时给孩子喂奶，乳腺管堵塞，引起急性乳腺炎。

所以，准妈妈在孕晚期要合理饮食，既不能营养不足，也不要营养过剩，要做到营养适度，荤素搭配，注意活动，防止由于营养过剩造成的高血压和"巨大儿"的出现。

缓解孕期水肿好滋味

孕妇易患水肿和高血压，因此人们主张妊娠期内应忌多吃盐，特别是在妊娠期最后几个月内应该忌盐。可盐是百味之首，怎样在缺少盐分的情况下烹制出美食呢？可借助甜、酸来调剂食物味道，或是充分发挥食材本身的鲜香。这里为准妈妈推荐几款用甜味和酸味来调剂的美食：

（1）**番茄山楂炖牛肉** 山楂和番茄中含有的有机酸，不仅可以调剂低盐对食物口味的影响，还有助于让纤维粗大的牛肉变得软烂易熟。准妈妈每餐进食1克食盐，全天不超过3克，即可满足孕妇水肿时对低盐饮食的要求。

（2）**醋烹翅中** 醋烹的方法能让餐桌上荡漾着诱人的醋香，可很好地弥补低盐使食物味道不足的缺憾，也同样适用于其他食材的烹制。

（3）**酸辣冬瓜汤** 夏天孕妈咪胃口较差，低盐酸辣冬瓜汤兼有消暑开胃、补水利水的功效，是孕妈咪的理想选择。

荤素搭配助好孕

孕妇的生理代谢与普通人不同，为了适应这一系列的变化，孕妇会有不同的营养需要。

怀孕晚期，即7个月以后，胎儿的体重增加很快，如果营养跟不上，孕妇往往会出现贫血、水肿、高血压等并发症。这一时期孕妇需要补气、养血、滋阴，营养增加总量为孕前的20%～40%。

要想达到以上标准，孕晚期孕妇就要注意平衡膳食。植物性食品——也就是我们所说的素食，一般含维生素较多。但是这类食品普遍缺乏一种叫牛磺酸的营养成分。人类需要从外界摄取一定量的牛磺酸，以维持正常的生理功能。如牛磺酸对儿童的视力有重要影响，如果缺乏牛磺酸，儿童视网膜电图检查会出现异常。动物性食品则大多含有牛磺酸，为保证充足的摄入，应吃一些动物性食品。

因此，孕妇所吃的食物品种应多样化、荤素搭配、粗细粮搭配、主副食搭配，且这种搭配要恰当。副食品可以选择：牛奶、鸡蛋、豆类制品、禽类、瘦肉类、鱼虾类和蔬果类。总而言之，孕妇不能挑食；还要适当补充铁，防止贫血；补充钙、磷等有助于胎儿骨骼及脑组织发育；补充钙质可经常吃些牛奶、豆制品、骨头汤和小虾皮等。

好孕食物宜多吃

妊娠晚期，即8～10个月，胎儿体重增加最快，并要在体内储存一定量的营养物质（如铁）为出生后新生儿独立生活做好准备。所以要求准妈妈在此期间食物要更丰富，质量要更好。

此时可多吃核桃、葵花子、黑芝麻、花生仁等。这类食物不饱和脂肪酸和锌的含量比较丰富，可减少皮肤病的发病率，锌还能促进胎儿生长发育。

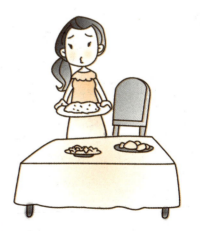

为防止准妈妈和新生儿贫血，准妈妈在怀孕晚期要多吃含铁、维生素B₁₂、叶酸丰富的食物，如肝、蛋黄、黑木耳、紫菜、海带、豆制品、青菜等。牛奶、水果、核桃还可以使新生儿皮肤细腻白嫩。

通过饮食还可能矫正遗传的缺陷，如父亲身体矮小，在孕期宜多吃含钙及维生素D丰富的食物，如牛奶、肝、虾皮、鱼汤、骨头汤、豆制品等，可使胎儿发育快，有利长高。

美"栗"食物宜多吃

栗子,素有"干果之王"的美称,它不仅含有较多的淀粉,而且还含有蛋白质、脂肪、钙、磷、锌以及多种维生素等营养成分,这些营养成分对孕妇和胎儿都是有很大的好处的。主要的好处体现在:可以健脾补肾,提高抵抗力;可以预防流产、早产;可以缓解孕期胃部不适的症状;可以帮助准妈妈消除水肿,缓和情绪,缓解疲劳;还可以预防妊娠纹的出现;可以促进宝宝的发育,特别是促进宝宝神经系统的发育。事实上栗子除了这些功效以外,还具有很高的药用价值,具有健脾养胃、益气补肾、活血止血的作用。

微量元素的"富矿"——绿茶

绿茶是微量元素的"富矿",对胎儿发育作用突出的锌元素就是其中一种。据测定,在食谱相同的情况下,常饮绿茶的孕妇比不饮者每天多摄取锌达 14 毫克之多。此外,绿茶含铁元素也不少,故常饮绿茶可防贫血。

传统的观点却是孕期不宜饮茶,主要原因是茶叶中的鞣酸可干扰食物中锌、铁等元素的吸收。但有一个两全其美的办法,那就是把握好饮茶的时机。一般说来,准妈妈在进餐后 30~60 分钟,食物中的铁质已基本吸收完毕,此时再饮茶便无干扰铁质吸收之弊而尽收补锌之利了。

营养丰富的"长寿菜"

孕妇在孕晚期应保证每周吃一次海带。海带富含碘、钙、磷、硒等多种人体必需的微量元素,其中钙含量是牛奶的 10 倍,含磷量比所有的蔬菜都高。海带还含有丰富的胡萝卜素、维生素 B_1,有美发及防治肥胖症、高血压、水肿、动脉硬化等功效,故有"长寿菜"之称。

海带不仅是孕妇最理想的补碘食物,还是促进宝宝大脑发育的好食物。

最适合孕妇的海带吃法是与肉骨或贝类等清煮做汤,清炒海带肉丝、海带虾仁,或与绿豆、大米熬粥,还有凉拌也是不错的选择。

在用海带煮汤时需注意,海带要后放,不加锅盖,大火煮 5 分钟即可。炒海带前,最好先将洗净的鲜海带用开水焯一遍,这样炒出来的菜才更加脆嫩鲜美。

准妈妈可以吃甲鱼吗

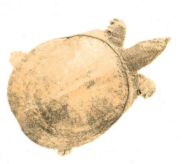

甲鱼,又称鳖,不仅含有优质丰富的动物蛋白质,具有很高的营养价值,味道鲜美,而且甲鱼壳还是名贵的中药材。但是,甲鱼并非人人都能吃,尤其是孕妇。中医理论认为,甲鱼具有滋阴养血、软坚散结的作用,最适用于阴虚内热的人食用。而久病体虚、阳虚怕冷、消化不良、食欲不振者均应慎食;脾虚、湿重、孕期及产后泄泻的人也不宜食用,因食后易引起胃肠道不适。有的人吃了甲鱼后还会产生过敏反应,出现皮肤瘙痒和风疹块,重者还会出现胃肠道平滑肌痉挛,引起腹腔痛、腹泻。如果吃甲鱼的同时还喝酒,易使甲鱼中的蛋白质分解产生的蛋白胨通过肠黏膜而引起全身性的过敏反应。妊娠合并慢性肾炎、肝硬化、肝炎的孕妇如果服用甲鱼,还有可能诱发肝昏迷。所有这些都说明,孕妇绝对不宜多吃甲鱼,更不能一次吃得太多,在孕晚期时也不宜食用,以免使消化功能受到损害。

吃零食选对时间很关键

准妈妈吃零食选对时间很关键。午餐和晚餐之间是吃零食的最佳时刻,因为这样既补充了营养,又没有耽误正常的午餐、晚餐。

孕晚期一天的零食该如何搭配呢?准妈妈可以参考以下安排:

(1) 8:30~9:30 麦片、奶茶 在选择饮品时,可考虑麦片、奶茶。但这类饮品中往往含有对心血管有害的反式脂肪酸,所以每天食用1包即可。在选择麦片时,要选择低糖的,并且在冲泡时适量加入一些牛奶,保证营养的同时还改善了味道。

(2) 9:30~10:30 苏打饼干 饼干是被选择最多的零食,但饼干分为酥性饼干、苏打饼干,而苏打饼干因为含有的油脂相对少一些,所以食用起来更健康。

(3) 12:30~13:00 解暑饮品 餐后半小时才能喝酸梅汤等解暑饮品,否则会引起胃酸。

(4) 14：00～14：30 新鲜水果 它是不可缺少的健康零食，因其含有丰富的维生素C、矿物质和膳食纤维，既能补充营养还可提高身体的免疫力。同时，还可增进食欲、助消化，解决便秘等疾病。

(5) 15：00～16：00 蔬果干或坚果等

果干不但低热量，而且对身体健康非常有益。不过现在的果干也分油炸型和脱水型，所以购买时一定要仔细辨认，只选脱水型的蔬果干。而坚果，因为其含有微量元素及矿物质，是健康零食，同时研究也表明，坚果中含有的不饱和脂肪酸和低胆固醇，可大大降低患心脏病的概率。

> **孕期专家指导**
> 睡前的半小时内准妈妈不应该再吃零食，以免增加肠胃负担引发危及孕育的身体疾病。

一日三餐不如少食多餐，吃零食每次只吃少量，一天中分多次吃，既能及时补充准妈妈的体能，又不会导致体重过快增长。

五、生活细节注意点

准妈妈日常注意事项

从妊娠28周开始，直到分娩前的时段为妊娠晚期。随着妊娠期的逐渐增长，母体各种与产科有关的并发症都会出现，形成对母婴的最大威胁。在这个阶段，产科医生除了会继续观察胎儿的发育外，还会观察胎盘功能和胎儿宫内情况，结合可能并发的高危因素（如妊娠高血压综合征、心脏病、甲亢、过期妊娠等症状）作综合分析，决定是按计划正常分娩或引产。

妊娠晚期准妈妈的自我监护尤其重要，特别要注意：

（1）按时去医院做产前检查，以便及时发现异常情况，及时采取措施治疗。

（2）多吃营养丰富的菜肴，尤其要注意摄入蛋白质、钙、铁以及微量元素。

（3）妊娠后期汗腺分泌旺盛，要勤洗澡、勤换衣。要洗淋浴，不宜洗盆浴。每天要清洗外阴、换内裤。

（4）在妊娠8个月后要停止性生活，以防早产和产后感染。

准妈妈"三伏"天生活要当心

妇女在妊娠期，由于生理变化和胎儿生长发育的需要，血液循环量增加，最高峰可比未孕时增加30%～40%；心跳加快，心搏出量也增加，可比未孕时增加25%～30%；饮食量和废物排泄量增多，新陈代谢旺盛，甲状腺、甲状旁腺增生肥大，功能增强，基础代谢率可比正常人高出20%～30%；同时，妊娠期肾上腺皮层激素分泌增加，蛋白质分解合成加速，糖原和脂肪积聚增多，于是准妈妈体内热量增多。此外，准妈妈体内妊娠黄体素和胎盘分泌的卵泡素、黄体素和绒毛膜促性腺激素能刺激体温中枢升温，所以，准妈妈的基础体温可较正常时高出0.3～0.5℃。加上准妈妈的膈肌被增大的子宫上推，而胎儿又需要氧气，于是，准妈妈不但怕热，而且热得有点"气喘吁吁"了。

根据以上所说的准妈妈的生理特点，暑期在生活上应注意控制温度，忽冷忽热都不利于身体健康。为此，应注意以下几个方面：

(1) **衣着凉爽宽大** 准妈妈最好选择轻软舒适、容易透湿吸汗的真丝或纯棉布料做贴身的衬衣和内裤。衣着款式宜宽松，胸罩和腰带不宜束得过紧，以免影响乳腺增大和胎儿的发育。衣服要经常换洗，清洁卫生，以利透气，增加凉爽条件。

(2) **多用温水洗浴** 准妈妈皮肤的汗腺分泌增多，毛孔扩张，出汗较多，应该经常用温水擦洗或淋浴，以保持皮肤清洁，预防生痱子或皮肤长疖子。最好每两天洗浴一次。洗浴时不要用冷水，以免皮肤汗垢不易消除，且易受凉感冒。

(3) **切莫贪图凉快** 有的准妈妈经不起伏热，便想尽办法为自己清凉解暑，结果健康受损。准妈妈从高温中走入冷气较足的房间，不宜待得过久，防止腹部受凉；乘凉时也不宜坐在风口；睡觉不能露天躺卧，也不要睡在水泥地的草席上使用风扇。此外，准妈妈也不要贪食冷饮，以免寒伤肠胃，影响胎儿。

准妈妈怎样安全过冬

据医学统计，冬季妇女妊娠畸形儿的发病率为四季之首，故冬季孕妇应加强自身保健。医学研究表明，我国每年出现的无脑儿和脊椎裂儿多为冬季妊娠的孕妇所生，究其原因，主要与营养不足有关。

(1) 准妈妈冬季要注意保暖 寒冷刺激可引起孕妇脑血管收缩，导致大脑供血不足，从而使孕妇体内的酚胺类物质分泌有所增多。这种酚胺类物质可以通过胎盘进入胎儿体内，会影响胎儿生长发育。因此，准妈妈在冬季要注意保暖。

(2) 准妈妈冬季要注意加强营养 冬季孕妇要加强营养，饮食要多样化，不偏食，要多吃绿叶蔬菜、水果，以补充胎儿所需的营养物质。

(3) 准妈妈冬季要保证心情舒畅 在加强冬季保暖的同时，孕妇还应做到心情舒畅，情绪稳定，胸襟豁达，进行自我心理调节，保持良好的精神状态。

(4) 准妈妈冬季要注意适量运动 散步是孕妇最适宜的运动，不要因天气冷就不外出，应该在阳光充足、气候比较温暖的下午坚持散步，使肌肉筋骨活动，血液流通畅快，又可呼吸新鲜空气。

(5) 准妈妈冬季要注意防止路滑摔跤 下雪天孕妇外出时应有伴同行，且穿上防滑的鞋，以免滑倒。

(6) 准妈妈冬季要注意预防感冒 寒冷的冬天空气干燥，容易感冒，孕妇应特别注意预防感冒，不要去人多拥挤的地方，特别是感冒流行的区域，以免被感染。

(7) 准妈妈冬季要注意居室空气流通 因天寒怕冷，人们常将门窗紧闭，不注意通风，造成室内空气污浊，氧气不足，孕妇会感到不适，还会对胎儿产生不良的影响。

(8) 准妈妈冬季要避免病毒感染 冬季是各种病毒感染性疾病流行与高发的季节，一般来讲，冬季孕妇病毒感染次数越多，症状越重，病程越长，其畸形儿的发病率就越高。因此，冬季孕妇应适时添衣，注意防寒，保持居室空气流通，坚持户外锻炼，提高机体耐寒及抗病能力，增强免疫力，抵御疾病的入侵。

结束"电视婆"时代

电视机的普及可让人们欣赏到自己喜爱的电视节目，但彩电发出的射线和微波辐射会对孕妇和胎儿产生影响。

有关专家曾经对长期在电视机前工作的工人进行过详细调查，发现他们的健康状况比一般人要差。尤其是长期在电视机前工作的孕妇有的会出现某种不良反应。

电视机的显像管在高压电源激发下，向荧光屏连续不断地发射电子流，从而产生对人有影响的高压静电，并释放大量的正离子。正离子可以吸附空气中带负电的尘埃和微生物，附着在人的皮肤上，会使孕妇的皮肤发生炎症。

荧光屏还能产生波长小于 400 微米的紫外线，由此产生臭氧，当室内臭氧浓度达到 1% 时，可导致咽喉干燥、咳嗽、胸闷、脉搏加快等，就会影响孕妇和胎儿的健康。

准妈妈要注意防滑

(1) 洗澡防滑　在卫生间，地面要铺上防滑地垫，准妈妈的拖鞋也要有深深的防滑纹，墙壁上最好有可抓握的扶手。

(2) 走路防滑　准妈妈的鞋子有讲究，不要穿高跟鞋、塑料底鞋、系带子的鞋，应穿布鞋、软底鞋，以防扭伤和滑倒。当去一些大商场或是餐厅时，要注意是否刚擦过地，如果没干，建议先不要走过去。

(3) 雨雪天防滑　在我国南方的城市，雨水较多，雨后路面湿滑，尤其是一些大商场前的空地上，因此，走路要特别小心。在北方，由于冬季气温低，风雪大，地上往往结冰路滑，准妈妈身体笨拙，行动不便，极容易摔倒和扭伤。所以风雪结冰季节，准妈妈尽量不要外出。

注意睡觉时的体位

怀孕 8 个月后，准妈妈的腹部明显增大，仰卧时巨大的子宫还会压迫位于脊柱两旁的大静脉和大动脉，阻碍下肢、盆腔脏器以及肾脏的血液回流入心脏，造成回心血量减少，从而导致心脏向全身输出的血量减少，会造成准妈妈全身各个脏器的供血量不足，引起头晕、胸闷、心慌、恶心、呕吐、发冷、出汗、血压下降等症状，严重时甚至会出现神志不清和呼吸困难。由于肾脏的血流量减少，可以影响肾脏的排泄功能，导致下肢水肿或妊娠高血压综合征的发生或加重；当下腔静脉受压时，下肢及盆腔内静脉的压力增加，可出现静脉曲张或发生痔疮；仰卧位时子宫还可以压迫输尿管，使尿液排出不畅，准妈妈易患肾盂肾炎。因此，孕晚期准妈妈睡觉时最好不要采用仰卧位。

怀孕后的子宫往往会有不同程度的向右旋转，如果经常采取右侧卧位，可使子宫进一步向右旋转，为了改变子宫的右旋，可采取左侧卧位。

但长时间左侧卧位，孕妇会有不舒服的感觉，也可以短时间右侧卧。最好不平卧。

从现在开始做助产运动

生产的恐惧感会导致准妈妈的筋肉收缩绷紧，这样就更加深了疼痛，因此，怀孕期间做一些准备生产的练习，有助于宝宝的顺利生产。

(1) **放松的方法** 所谓放松，就是解除身体上的绷紧状态。如果能够放轻松些，产道就会展开，不会绷得很紧，生产自然就会比较顺利，精神上对于生产的不安也会消失。紧张的时候，筋肉会绷紧；放松的时候，就会很柔软。可以试着全身用力，再放松；也可以手、脚、脸、肩膀等部位用力，再放松，这样反复练习，习惯之后，届时自然就顺利了。

(2) **呼吸的方法** 正确的呼吸，不仅可以消除筋肉的紧张，供给宝宝充分的氧气，并且可以防止二氧化碳积存在体内，还可以使情绪安定放松。

(3) **腹部按摩** 在感到非常痛的时候，可以配合腹部呼吸来按摩腹部。吸气时，两手在腹部外侧轻轻按摩；吐气时，手移至腹部上面轻轻按摩。

(4) **如何用力** 宝宝头部已压到直肠和肛门附近时，就必须使劲用力，来帮助宝宝顺利通过。这时候，你必须深深地吸一口气，以你所能控制的限度吐出来，就像排便时一样，尽量憋足气再使劲用力吐气出来。但是，在练习时，不必像实际的情形那么逼真，只要憋住15~20秒之后再吐出气来就可以了。

> **孕期专家指导**
>
> 孕晚期的"助产训练"主要是为平安分娩做准备，练习一些有利于分娩的辅助动作，其目的在于分娩时缓解宫缩的痛苦，减轻分娩时发生的肌肉疲劳和疼痛。

孕晚期运动时的注意事项

自孕 7 个月起，子宫已过度膨胀，宫腔内压力已较高，子宫口开始渐渐地变短，准妈妈身体负担逐渐加重。甚至可能出现如水肿、静脉曲张、心慌、胸闷等情况。孕晚期开始，应适当减少运动量，以休息和散步为主。过于频繁的活动会诱发宫缩，导致早产。

在运动过程中一旦出现头晕、气短；宫缩频率增加；某个部位疼痛；阴道突然有血丝或大量流血等情况，要立即停止运动，向专家咨询情况是否正常，是否适合再继续做运动。

如果是平时不经常运动的准妈妈，散步这种运动方式比较适合。散步可以促进小腿及脚的肌肉收缩，促进血液循环，减轻下肢水肿，减轻便秘，增进食欲，锻炼体力，活动关节和肌肉，有利于分娩。但准妈妈散步的时间不能太长，以不感到疲劳为宜。

六、祛疾检查保健康

孕晚期的常规检查包括哪些

怀孕晚期检查与怀孕中期检查的内容基本差不多，主要有以下几个方面：

（1）**检查胎儿的发育情况** 多普勒检查。测定胎儿的心跳强度和频率，检查胎位是否正常，判断胎儿发育是否良好。

（2）**常规检查**

❶称体重：体重一般增加 12.5～15 千克属于正常范围。

❷量血压：留意有无突然的血压变化。尿检有无感染，测定蛋白质含量。

❸测量子宫：通过 B 超或内诊检查，测定子宫的大小。

❹检查脚跟：观察有无静脉曲张及肿胀情况，程度如何。

（3）**询问孕妈妈的身体情况** 询问孕妈妈有无懒倦、头痛、头晕现象，饮食及睡眠如何；有无便秘情况，每天的排尿次数等。

孕期几大误区

(1) **误区一：怀孕后不能吃药** 有的孕妈妈得了感冒、发热、便秘、腹泻等疾病时，硬撑着不吃药，认为怀孕期间吃药对胎儿不好，一味地拒绝服药。结果病情越来越重，甚至引发严重的后果。此时，应当听从医生的建议，适当服药。

(2) **误区二：产前检查没用** 很多孕妈妈忽视常规产前检查，有的仅检查了几次，发现正常后就认为没有检查的必要了；有的人虽然发现了问题，但认为不要紧，心怀侥幸而不做检查；有的人即使做了检查，但对一些非正常症状没有引起足够的重视，延误了治疗。这些做法都是非常危险和错误的。

产前检查的主要目的就是为了保证孕妈妈和胎儿的健康。如妊娠期高血压、贫血、糖尿病等，通过产前检查和自我监护是完全可以做到早发现、早治疗的，所以产前检查是非常有必要的。

(3) **误区三：剖宫产好** 很多孕妈妈在心理上过分依赖剖宫产。其实，自然分娩是一种正常的生理现象，创伤小，较为安全，虽然宫缩时会有阵痛，但一般是可以忍受的，而且产后能很快恢复健康，有利于形体恢复。尤其是对宝宝有很大的好处，自然分娩时，宝宝的大脑受到挤压，对今后的智力发育会更好。如今，很多医院都会开展无痛分娩，能有效缓解分娩时的痛苦。

测量骨盆，推测分娩方式

(1) **骨盆影响分娩方式** 自然分娩时，胎宝宝必须经过骨盆。除了由子宫、子宫颈、阴道和外阴组成的软产道外，骨盆就是产道的最重要组成部分了。因此，骨盆的大小和形态对分娩的快慢和顺利与否起着至关重要的作用。狭小或畸形骨盆均可引起难产，如果经骨盆分娩异常困难，则只能进行剖宫产了。

(2) **骨盆测量的方式** 骨盆测量时首先进行骨盆外测量，如果骨盆外测量各径线或某径线异常，则在临产时应进行骨盆内测量。

①骨盆外测量

髂棘间径：取伸腿仰卧位，测量两髂前上棘外缘间的距离，正常值为23～26厘米。

髂脊间径：取伸腿仰卧位，测量两髂脊外缘最宽的距离，正常值为 25~28 厘米。

骶耻外径：取左侧卧位，右腿伸直，左腿屈曲，测量第 5 腰椎棘突下至耻骨联合上缘中点的距离，正常值为 18~20 厘米。

出口横径（骨结节间径）：取仰卧位，两腿屈曲，双手抱膝，测量两坐骨结节内缘间的距离，正常值为 8~9.5 厘米。

耻骨弓角度：用两拇指指尖斜着对拢，置于耻骨联合下缘，左右两拇指平放在耻骨降支上面，测量两拇指的角度，正常值为 90 度，小于 80 度为异常。

②骨盆内测量

对角径（骶耻内径）：耻骨联合下缘至骶岬上缘中点的距离，正常值为 12.5~13 厘米。

骨盆入口前后径：正常值为对角径的数值减去 1.5~2 厘米。

坐骨棘间径：两坐骨棘间的距离，正常值约为 10 厘米。

怎样预防早产

一般来讲，对于分娩已经发动的早产是没有办法阻止的。早产应从预防着手，对可能引起早产的因素都应充分重视，并予以纠正。

（1）**纠正一般情况** 研究资料表明，孕妇的营养状况与早产的发生有一定联系，故孕期应注意增加营养。另外，妇女应避免年龄过小或过大时怀孕。

（2）**防止精神创伤** 突然发生的精神创伤可以激发早产，所以，孕期应注意身心平稳健康，如果遇到特殊情况，要注意给予孕妇精神安慰。

（3）**卧床休息** 双胎、羊水过多等高危早产者，在怀孕晚期应多卧床休息，且以左侧卧位为宜，这样可以有效改善子宫—胎盘血流量，防止或减少子宫收缩。

（4）**防止感染** 重度阴道炎和宫颈炎症者可以感染胎膜，发生胎膜早破而出现早产，应加以治疗。

（5）**禁止性交** 性交可发生胎膜早破及羊膜腔感染。此外，精液中的前列腺素和性交动作会促进子宫收缩，所以妊娠晚期应该禁止性交。

（6）**宫颈松弛应手术矫治** 有流产和早产史的孕妇应定期检查子宫颈，

如果已经确定宫颈机能不全或内口松弛者，应行手术治疗，手术时间一般选择在妊娠第12~20周。

什么是胎位不正

正常的胎位应该是胎头俯曲，枕骨在前，分娩时头部最先伸入骨盆，医学上称之为"头先露"。至于那些身体其他部位（如臀、脚、腿部甚至手臂）朝下，这种状况就属于胎位不正。在异常胎位中，臀先露（即臀部朝下）的比例最高。有些胎宝宝虽然也是头部朝下，但胎头由俯曲变为仰伸或枕骨在后方，广义上说也属于胎位不正。

这些不正常的胎位，等于在准妈妈的分娩通道中设置了障碍，因而容易导致难产。通常，在孕7个月前发现的胎位不正，只要加强观察即可。一般而言，在怀孕8个月之前，胎位不正是颇为常见的现象，准妈妈无须过于担心。随着孕周的增加，多数胎位不正的胎宝宝会自动转位，呈正常胎头在下的产位。在产科的处理方面，一般是以9个月怀孕仍为胎位不正的，才确定诊断。当准妈妈在怀孕9个月时确诊为胎位不正的，就必须与医师讨论采用何种分娩方式作为最佳的选择。

一般来说，胎位不正主要是由以下原因造成的：

（1）羊水过多、经产妈妈腹壁松弛等，使胎宝宝在宫腔内的活动范围过大，其在子宫的位置不易固定。

（2）子宫形状异常、胎宝宝畸形、多胎、羊水过少等，使胎宝宝在宫腔内的活动范围过小。

（3）骨盆狭窄、前置胎盘、巨大胎宝宝等，使胎头衔接受阻。

胎位不正的纠正

怀孕7个月前若发现胎位不正，不必处理，如妊娠7个月后胎头仍未向下，也就是说臀位、横位、足位时，应予以矫正。

在生活中要避免这些行为，如久坐、久卧；忌寒凉性及胀气性食品，如西瓜、螺蛳、豆类、奶类等。

可进行适当的运动，如散步、揉腹、转腰等轻柔的活动。

另外，胎位不正是常事，不必焦虑愁闷。可以在医生的指导下进行胎位矫正：

(1) **膝胸卧位** 排空大小便，换上宽松、舒适的衣服。小腿与头和上肢紧贴床面，在床上呈跪拜的样子，但要胸部贴紧床面，臀部抬高，使大腿与床面垂直，这种体位保持15分钟，然后再侧卧30分钟。每天早、晚各做1次，连续做7天。禁忌：心脏病、高血压患者忌用本法。

(2) **桥式卧位** 准备工作如前，然后用棉被或棉垫将臀部垫高30~35厘米，准妈妈仰卧，将腰置于垫上。每天只做1次，每次10~15分钟，持续1周。

如果通过上述方法，胎位依然不正，那么，一定要请医生在腹部进行按摩帮助胎位转位。即使依然无效，也别着急，到分娩时，可进行剖宫产。要注意保持心情愉快，别因为这件事影响你的情绪，这样反倒对孕育不利。

羊水过多过少都有害

(1) **羊水的作用** 羊水是维持胎儿生存的要素之一，从胚胎开始形成之前，就必须先由羊水将厚实的子宫壁撑开来，提供胎儿生长发育所需的自由活动空间。

它还是子宫遭受外力冲击时的缓冲剂，能维持稳定的温度，可以通过分析其成分来了解胎儿的健康情况与成熟度等，而且阵痛时借着水囊传导压力亦可协助宫颈扩张。

(2) **羊水过多** 正常妊娠羊水量随孕周的增加而变化，妊娠16周时约250毫升，妊娠38周时约1000毫升，此后逐渐减少，过期妊娠时可减少到约500毫升。妊娠期羊水量超过2000毫升者，称为羊水过多。羊水过多的原因常常与胎儿畸形，如消化道畸形、无脑儿、脑脊膜膨出、多胎妊娠、胎盘血管吻合支增多及妊娠并发症（如糖尿病、妊娠高血压疾病、母婴Rh血型不合）等因素有关，也有原因不明的情况。

一般来说，羊水量超过3000毫升时准妈妈才会出现症状，羊水量越多，增加越急剧，症状越明显。如果几天内子宫迅速胀大，一旦过度膨胀，横膈上升，可引起准妈妈行走不便、呼吸困难及不能平躺等情况。

在多数情况下羊水缓慢增多，症状也比较缓和，压迫症状不明显，准妈妈能逐渐适应。产前检查时，胎位常常摸不清，胎心音遥远或听不清。遇到羊水过多时，应及早进行B超检查，看胎儿有无畸形，如果胎儿畸形则应及早终止妊娠。如果有其他原因，则应进行治疗。

(3) **羊水过少** 怀孕足月时羊水量少于300毫升，称为羊水过少。准妈妈常无自觉症状，只有医生做腹部触诊，并进行B超检查后才能诊断。引起羊水过少的原因可能有以下情况：

❶胎儿畸形。如先天性肾脏缺损、肾脏发育不全、输尿管或尿道狭窄等泌尿器官畸形，致使胎儿尿少或无尿。因为胎儿尿液是羊水的组成部分，所以，羊水量也就少了。

❷过期妊娠。由于胎盘缺血缺氧、功能减退，引起胎儿血液重新分配，使胎儿的血液主要供给脑和心脏，使肾的血流量减少，从而使胎儿尿液减少，因此羊水量减少。

❸胎膜本身病变。羊水过少如果发生在孕早期，使胎膜和胎体发生粘连，可造成胎儿严重畸形，如肢体缺损。如果发生在孕中、晚期，子宫四周压力直接作用于胎体，易引起胎儿斜颈、曲背、手足畸形及肺发育不全等，也会导致胎儿宫内窘迫、新生儿窒息及围产儿死亡等。

第二篇 孕育新生活，如愿收获新生命

第九章　怀孕第9个月

——望眼欲穿，胜利即将到来

进入孕9月，随着临产日期的临近，许多准妈妈喜悦与焦虑不安的心情交替出现，对宝宝的即将到来既期待又害怕。不要焦急，现在的你更需要耐心等待，学会放松压力，这样才可以让宝宝加速成长。一条脐带，连接了母子两颗心。对于准妈妈来说，今后要承担的任务会更重、更困难，而战胜种种不适，腹中的新生命带来的那种喜悦和幸福感，也只有自己能体悟到。

一、妈妈与宝宝的第9个月

胎儿的发育状态

胎儿重2500克以上，身长为45～48厘米。胎儿大脑发育良好，听觉逐步敏感，意识进一步发展，能有喜怒等表情，内脏发育完全，更加成熟，性器官发育完成，男性睾丸下降，女性大阴唇隆起。从外面来看，皮下脂肪增加，全身变得圆润，皮肤皱纹减少，肤色淡红，毳毛减少，指甲很快长出。

这个时期，大脑皮质发育得更好，胎儿具备呼吸、吸吮等基本生活能力，即使早产也能存活。

准妈妈的身体变化

这段时期是孕妈妈妊娠以来最为烦恼的时期，子宫底高28～30厘米，上升至心脏正下方。增大的子宫对胃和心脏的压迫更加严重，孕妈妈会表现出

气喘、胃胀、呼吸困难等不适症状。阴道分泌物增多，主要是为了适应分娩，保护阴道。子宫压迫膀胱更甚，尿频现象严重。

本月怀孕注意事项

到了这个月，妊娠高血压发生的危险依然很大，孕妈妈不要吃太多产生脂肪的食物，注意防止肥胖和体重剧烈增加，避免其发生。这个月的主要任务是预防早产，如突然大出血、羊水流出或多次宫缩疼痛时，应立即入院。

二 准妈咪可能有的感觉

更易疲倦

本月准妈妈常常感到气短，并且心跳加快，食欲减退、尿频。由于腹部还在向前挺进，加之身体变得沉重，所以准妈妈行动笨拙。

很多准妈妈在这个月觉得身体很疲倦。你可能因为要拖着前凸、沉重的身躯，上下楼都觉得很累，甚至要从沙发上爬起来都会让你喘不过气来。有些孕妇喜欢一直忙到接近分娩，但是多数孕妇在最后1个月会想放慢脚步或是干脆辞职待产。

大多数孕妇不管有多累，总是觉得睡不好，没办法好好休息，这是因第9个月沉重的身心负担造成的。

肚子变得更大了

准妈妈从这个时期开始，进入了怀孕过程中最累最烦的时期。子宫继续在往上、往大长，子宫底的高度达28~30厘米，心脏被挤得不能像以前那样自由自在地活动，胃被挤得消化液分泌减少，而且越来越沉重的子宫压在膀胱上。

你会发现腹部肌肉因为要辛苦地支撑你的肚子而疼痛。你也会发现你的胯部或大腿骨在你走路的时候会痛。你甚至会觉得要这样一摇一摆地走到停车的地方都很累人。庞大的身躯会造成全身的问题，甚至连你的双腿都觉得沉重。

胎动也会变花样

宝宝在第9个月动得比第8个月少，不过频率虽然减少，力道却增加了。你可能会觉得肋骨被踢、骨盆被捶。有时候你甚至会觉得宝宝的手脚伸进了阴道——这是种非常奇特的感觉。

全身酸痛为哪般

有些孕妇在本月会觉得全身僵硬，那种感觉就像是老年人得关节炎一样。宝宝的头会压迫到骨盆的神经和血管，可能会造成大腿抽筋。这些新的变化就跟骨盆的疼痛一样，是怀孕激素影响到全身关节的韧带组织所引起的。全面性的韧带松弛一般认为是造成膝盖和手腕无力的原因。

一旦你开始每天散步，这些疼痛就会慢慢消失。千万别瘫在沙发椅上，要不然你的肌肉、心血管、呼吸、消化等系统就会容易失调。

心情切莫太急切

因为你已经进入最后冲刺阶段了，所以你比以前更加迫不及待地想要见到宝宝。对许多孕妇来说，第9个月是怀孕期当中最长的一个月。你在告诉自己、亲友们预产期的时候，应该尽量模糊，或是故意延后1~2周。给自己的这段"宽限期"可以让你获得平静，而且如果宝宝没有"准时"报到，你也不至于那么烦躁。

忧虑心态要缓解

你已经做好所有计划，宝宝的衣物也都买好了，不过偶尔晚上你还是会躺在床上睡不着，一件一件地回想有没有遗漏什么。为了做万全的准备，你把所有的事都记在纸上，以免自己老是担心会忘了什么。可是，你现在又开始担心，不知道自己会不会一开始就漏记了。

孕晚期，准妈妈特别担心孩子发生意外，如早产。因此，孕晚期以后，特别是临近预产期时，孕妇的丈夫应留在家中，使妻子心中有所依托。做不到这一点的话，丈夫也应该按时回家，有要事外出时能随时与妻子保持联系；不要让妻子担忧，更不要让妻子在发生情况时处于孤立无援的境地。

三、胎教进行时

胎宝宝在长，孕妈妈在变

第33周

胎宝宝：第33周的胎宝宝身长约48厘米，手指甲和脚趾甲已经完全长出来了，但不会超过指尖。胎宝宝各个器官继续发育完善，肠胃和肺的功能接近成熟，具有呼吸能力，还能分泌消化液。有的胎宝宝已经长了满头的头发，有的只长出了淡淡的绒毛。但是，这些并不完全代表宝宝出生后头发的情况。胎宝宝胎动的次数逐步减少，幅度也减弱了。

孕妈妈：到了这个月，孕妈妈的胃部仍会有挤压感，每餐的进食不会太多。此时，孕妈妈的手、脚、腿等部位开始出现水肿，如果水肿严重的话，孕妈妈要及时到医院进行相关检查。

第34周

胎宝宝：胎宝宝已经为分娩做好了准备，将身体转为头位，头朝下，头部已经进入骨盆。胎宝宝的骨骼还很柔软，头骨之间还留有空间，主要是为了在分娩时使胎宝宝的头部能够顺利通过狭窄的产道。但是，胎宝宝身体其他部位的骨骼已经变得结实起来，皮肤也不再又红又皱了。这个阶段，医生会格外关注胎宝宝的胎位，一旦出现臀位或者有其他姿势的胎位不正，医生会依据情况采取措施进行纠正。因此，孕妈妈务必要在医生的指导下进行胎位纠正。

孕妈妈：孕妈妈的腿脚肿得更厉害了，但也不要限制水分的摄入量。如果发现手或脸突然肿起来，要及时看医生。

第 35 周

胎宝宝：现在的胎宝宝已有约 2500 克重了，听力也发育完全。他越长越胖，变得圆滚滚的。孕妈妈可以看到胎宝宝在腹中活动时的手脚，手肘在腹部突显的样子，宝宝到了晚上也会休息，逐渐建立起每日规律的活动周期。

孕妈妈：由于胎宝宝增大并逐渐下降，大部分孕妈妈会觉得腹坠腰酸，骨盆后部肌肉和韧带变得麻木，有一种牵拉式的疼痛，行动变得更加艰难。平时很简单的事情，现在会觉得很累，甚至出现心慌、气短或者呼吸困难的情况。

第 36 周

胎宝宝：到了第 36 周，胎宝宝大约有 2800 克重。覆盖在胎宝宝全身的绒毛和在羊水中保护宝宝皮肤的胎脂正在逐步脱落，皮肤变得柔软细腻。胎宝宝的指甲又变长了，可能会超过指尖。两个肾脏已经发育完全，肝脏也能够处理一些代谢废物。胎宝宝会吞咽这些脱落的物质和其他分泌物，积聚在肠道里，直到出生。

孕妈妈：现在，孕妈妈体重的增长逐步接近最高峰，增重约有 11～13 千克。同时，还会发现自己的肚脐变得既大又突出。如果胎宝宝已经下沉到骨盆，孕妈妈烧心的情况反而会有所好转，呼吸也变得更容易了。现在，孕妈妈会更加频繁地去卫生间，压力的变化会让你感到腹股沟和腿部非常疼。

本月成功胎教要点

营养胎教

即将面临分娩，孕妈妈的饮食还是要注意营养，保持良好的饮食方式和饮食习惯。少食多餐，注意饮食卫生，尽可能减少因吃太多或者饮食不洁造成的肠胃道感染等，避免给分娩带来不利影响。

英语胎教

孕妈妈可以读一些押韵的英语顺口溜给胎宝宝听，跟着他一起练习，从朗朗上口的韵律中学到知识。也可以选择一些具有教育意义的故事读，比如英文成语故事等，即使胎宝宝听不懂，孕妈妈在阅读过程中产生的想法也会传递给胎宝宝。

音乐胎教

音乐胎教的重点就是选择悦耳舒服的音乐，能让孕妈妈感到舒服、愉快。每天起床后，开启轻柔的音乐，以愉悦的心情迎接新的一天。

语言胎教

胎宝宝的听力已经发育完全，孕妈妈和准爸爸要多和他说话，他就能记住你们的声音。准爸爸要多抚摸胎宝宝，通过语言和抚摸与胎宝宝传递信息，不仅能传达对胎宝宝的关爱，还能有效舒缓孕妈妈的情绪。

(1) 营养胎教：食谱推荐　　在第9个孕月里，孕妈妈要补充维生素和足够的钙、铁以及水溶性维生素，尤其是维生素 B_1（硫胺素）。如果维生素 B_1 不足，容易引起呕吐、体乏、倦怠，还可能会影响分娩时子宫的收缩，使产程延长，造成分娩困难。

早　餐	牛奶1杯，芝麻烧饼1个
加　班	鸡蛋羹1碗
午　餐	米饭1碗，小炒牛肉、清炒荷兰豆、鲫鱼汤各1份
加餐	坚果适量
晚　餐	玉米饼1个，清炒菜花、炒鳝鱼丝、凉拌木耳各1份

(2) 英语胎教：顺口溜

The moon is in the sky,
It is far and high,
Let's go to the moon,
Let's ride a rocket and fly.
月亮在天上，
它又远又高，让我们一起去月球，
让我们乘火箭飞过去。
There was a lady from Rica,
who rode with a smile on a tiger,
they returned from a ride,
with a lady inside,
and the smile on the face of the tiger.
有一位女士从哥斯达黎加来，
她骑着一只微笑的老虎，
他们从旅程归来，

一位女士在那里,
和一只微笑的老虎。
Good, better, best,
never let it rest,
till good is better,
and better is best.
好,更好,最好,
不让它休息,
直到好的变得更好,

更好的是最好的。
Evening red and morning gray,
Send the traveler on his way,
Evening gray and morning red,
Bring the rain upon his head.
晚上是红的,早晨是灰的,
这旅行的路上,
晚上是灰的,早晨是红的,
带来雨水落在他头上。

(3) 语言胎教:《大海》节选

听着《大海》的音乐,孕妈妈再给胎宝宝读一读挪威诗人亚历山大·基兰写的《大海》,也许会让胎宝宝有更加直观的印象。

大海(节选)

世界上,最宏大的是海,最有耐心的也是海。海,像一只驯良的大象,把地球微不足道的人驮在宽阔的背上,而浩瀚渊深的、绿绿苍苍的海水,却在吞噬大地上的一切灾难。如果说海是狡诈的,那可不正确,因为它从来不许诺什么。它那颗巨大的心——在苦难深重的世界上,这是唯一健康的心——既没有什么奢望,也没有任何留恋,总在平静而自由地跳动。

人们在海浪上航行的时候,大海唱着它那古老的歌儿。许多人根本不懂得这些歌儿,不过,对于听到这种歌声的人来说,感觉是各不相同的,因为大海对每一个迎面相逢的人,用的是各种特殊的语言。

对于正在捕捉螃蟹的赤足孩子,绿波闪闪的大海露出一副笑脸;在轮船前面,大海涌起蓝色的狂涛,把清凉的、咸味的飞沫抛上甲板;在海岸边,浓浊的灰色的巨浪碰得粉碎;人们困乏的眼睛久久地望着岸旁灰白色的碎浪时,长条的浪花却像灿烂的彩虹,正在冲刷平坦的沙滩。在惊涛拍岸的隆隆声中,有一种神秘的意味,每一个人都想着自己的心事,肯定地点一点头,似乎认为海是他的朋友——这位朋友什么都知道,什么都记得。

然而谁也不明白,对于海边的居民来说,海究竟是什么,——他们从来没有谈到过这一点,尽管在海的面前过了一辈子。海既是他们的人类社会,也是他们的顾问;海既是他们的朋友,又是他们的敌人;海既是他们的劳动场所，又是他们的坟墓。因此，他们都是沉默寡言的。海的态度起了变化，他们的神色也跟着变化——时而平静，时而惊慌，时而执拗。

可是，让这样一个海滨居民迁到山里或者异常美妙的峡谷里，给他最好的食物和十分柔软的卧铺——他是不肯尝这种食物，也不愿睡这种卧铺的。他会不由自主地从一座山岗攀上另一座山岗，直到很远很远的地平线上露出一种熟悉的、蓝色的东西。那时候，他的心会愉快地跳动起来，他会盯住远处一条亮闪闪的蓝色带子，直到这条带子扩大成为碧蓝的海面。

——亚历山大·基兰（挪威）

胎教故事会

萤火虫和小星星

天上，白云边，一颗小星星在一闪一闪。地上，小河边，一群萤火虫在一亮一亮。

"喂，上来吧，我们来玩藏猫猫好吗？"天上的小星星把半个脸躲进白云里，向地上的萤火虫眨着眼睛。

"好啊，你等着吧！"地上的萤火虫忙起来了，提着盏小灯笼，在草丛里走来走去。

"你在干什么？"天上的小星星从白云后面走出来，把眼睛睁得大大的。

"在找针线呢。"萤火虫回答说，头也不抬。

"找针线干什么？"小星星又问。

"缝航天衣。"

"缝航天衣干什么？"

"咦，你不是邀请我到天上去玩儿吗？"

"那好，我帮你一起来找吧。"小星星"呼"的一下，从天上落下来，帮萤火虫找针线。

小妹妹在院子里，听到了小星星和萤火虫的谈话，出来一看，只见草丛里，瓜棚下，到处一闪一闪的。小星星呢？它和萤火虫在一起飞来飞去，怎么也认不出来。小妹妹想：天上多美啊。

第二天晚上，小妹妹来到小河边，可再也看不见萤火虫了。原来，萤火虫找到了针线，缝好了航天衣，穿在身上，跟着小星星一起飞上天去了。

它们在天上眨着眼睛，哪是萤火虫，哪是小星星，小妹妹看来看去分不清。

妈妈的童谣

萤火虫

萤火虫，夜夜明，
飞到西，飞到东，
替我做盏小灯笼。

坐花轿

花大姐，坐花轿，
花蕊里面甜甜笑。
风不吹，树不摇，
香香美美睡一觉。

小蝌蚪

小蝌蚪，水里游，
细细的尾巴，
大大的头。

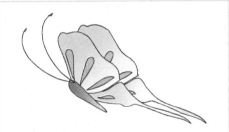

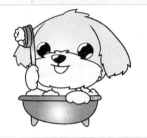

爸爸的唐诗

别董大

高适

千里黄云白日曛，
北风吹雁雪纷纷。
莫愁前路无知己，
天下谁人不识君。

绝句

杜甫

两个黄鹂鸣翠柳，
一行白鹭上青天。
窗含西岭千秋雪，
门泊东吴万里船。

八阵图

杜甫

功盖三分国，
名高八阵图。
江流石不转，
遗恨失吞吴。

四、优质营养配方

孕9月膳食原则

进入孕9月，孕妇的胃部仍会有挤压感，所以每餐可能进食不多。这时，可以适当加餐，以保证营养的总量。

(1) **应树立科学的营养理念**

❶热量均衡，摄取适量的优质蛋白质。

❷营养全面，摄取怀孕时所需的维生素和矿物质。

❸摄取充足的必需脂肪酸、亚麻油酸、次亚麻油酸，以帮助宝宝脑部的发育。

❹摄取适量的纤维素，以促进肠道正常蠕动。

❺摄取充足的叶酸，以减少胎儿神经管缺陷的发生。

(2) **应增加维生素摄取量** 晚期需要充足的水溶性维生素，特别是维生素 B_1，这是因为准妈妈需要维持良好的食欲与正常的肠道蠕动。妊娠晚期维生素 B_1 摄入不足，准妈妈容易发生呕吐、倦怠、机体无力，还会影响分娩时子宫收缩，使产程延长，分娩困难，产生危险。

此期间准妈妈维生素的摄取量也有要求：维生素 A 每天需4200国际单位，维生素 B_1 需1.2毫克，维生素 B_2 需1.0毫克，烟酸需16毫克，维生素 C 需30毫克。

(3) **素食者怎样补充营养** 纯素食者的准妈妈，尤其是在蛋白质需求量很高的临产时期，如果单以一种不完全的植物性蛋白质作为蛋白质源，必定会缺乏某几种氨基酸，严重影响胎儿的生长发育。所以，饮食中包含多种不同的植物性蛋白质，可以使氨基酸的组成更趋于完全。

> **孕期专家指导**
>
> 适合本月食用的食物：富含维生素 K 的食物有菜花、白菜、菠菜、莴苣、番茄、瘦肉、肝脏等；富含维生素 B_1 的食物有小米、玉米、葵花子、猪肉、肝脏、蛋类等；富含脂肪的食物有核桃、芝麻、果子、桂圆、黄花菜、香菇、虾、鱼头、鹌鹑、鸭等。

例如，谷类与豆类加以调配，像黄豆糙米饭等；豆类与核果类或种子类一起食用，像豌豆果仁饭；也可以多种食物互相弥补各自的不足，像豆干腰果芝麻蔬菜饭，也可全面补充营养。

(4) 补充蛋白质与补铁的重要性　植物性蛋白质的食物来源：

❶五谷类：糙米、胚芽米、小麦、米饭以及面食等。

❷豆类：黄豆、青豆、扁豆、蚕豆等。准妈妈多吃大豆，则母乳中的DHA会增加。

❸黄豆制品：豆腐、豆浆、豆花等。

❹面筋制品：面筋、面汤等。

❺核果类及种子：腰果、芝麻、莲子等。

❻蔬菜：土豆、胡萝卜、莲藕、芋头等根茎菜。

海洋动物食品宜多吃

海洋动物食品被营养学家称为高价营养品。它们富含脂肪、胆固醇、蛋白质、维生素A和维生素D，与眼睛、皮肤、牙齿和骨骼的正常发育关系非常密切。据研究，海鱼中含有大量的鱼油，而且这种鱼油有利于新陈代谢的正常进行。海鱼还可以提供丰富的矿物质，如镁、铁、碘等元素，对促进胎儿生长有良好的作用。

除此之外，海洋动物食品还具有低热量、高蛋白的特点。100克鱼肉可提供成人每日蛋白质供应量的1/3～1/4，却只提供低于420千焦的热量，因此多吃高蛋白的海洋动物食品是有益无害的。

控制体重可多吃黄瓜

黄瓜含有相当丰富的钾盐、胡萝卜素以及维生素、糖类、钙、磷和铁等矿物质。鲜黄瓜含有抑制糖转化为脂肪的丙氨酸、乙酸等成分，有抑制糖转化为脂肪的作用，故对防止孕期增重过多有益。黄瓜中还含有较多的水溶性维生素和纤维素，能促进胃肠蠕动，加速体内粪便的排泄，并有降低胆固醇的作用。黄瓜富含水分，可以当做水果食用，既补充维生素，防治便秘，又可以减少糖分的摄入，是适宜孕妇食用的果蔬。

准妈妈宜喝新鲜的果汁

很多准妈妈喜欢喝果汁，并习惯在饮用时再加些糖、蜂蜜或柠檬等其他水果汁。但家庭自制果汁时，一定要注意果汁需现榨现喝。因为水果在正常情况下，果肉被果皮包裹，这层果皮对果肉中的许多营养素具有一定的保护作用，特别是可以保护水果中的维生素C，避免它们被空气中的氧气所氧化。水果一旦榨成果汁，果肉的细胞膜就会被破坏，营养素就会因为氧化而失去其功能。另外，果皮除了能保护果肉中的营养素不被氧化外，还有一个作用，就是防止空气和环境中的细菌污染。当水果被榨成果汁后，空气中的细菌随时都会进入果汁；水果在榨汁的过程中，如果榨汁机清洗不干净，同样会有污染发生。这样有可能产生两种结果，一种是会产生肠源性青紫病。因为水果与蔬菜一样，也含有一定量的硝酸盐，在细菌的作用下，也会产生亚硝酸盐；另一种是当细菌的数量及毒素的浓度达到一定的含量后，会造成人体中毒，引起早产。

准妈妈最好吃新鲜水果，如果喜欢喝果汁，要现榨现饮，还要保持榨汁机的清洁。

高锌食物助顺产

锌是人体必需的微量元素，对人的许多正常生理功能的完成起着极为重要的作用。据专家研究，锌对分娩的影响主要是可增强子宫有关酶的活性，促进子宫肌收缩，把胎儿驱出子宫腔。当缺锌时，子宫肌收缩力弱，无法自行驱出胎儿，因而需要借助产钳、吸引等外力，才能娩出胎儿，严重缺锌则需剖宫产。

所以说，含锌食物有助于准妈妈自然分娩，而缺锌则会增加难产的概率。

> **孕期专家指导**
>
> 含锌食物推荐：肉类中的猪肝、猪肾、瘦肉等；海产品中的鱼、紫菜、牡蛎、蛤蜊等；豆类食品中的黄豆、绿豆、蚕豆等；硬壳果类中的花生、核桃、栗子等。特别是牡蛎，含锌最高，每百克含锌为100毫克。

孕 晚期按时用餐很重要

用餐不规律，不但对胎儿没有好处，对孕妇也同样没有好处。在怀孕期间，胎儿完全依赖孕妇来获得热量。如果孕妇不吃饭，胎儿将得不到需要的营养，就会吸收孕妇自身所储存的营养，使孕妇的身体逐渐衰弱下去。如果孕妇不按时用餐，这一顿不吃，下一顿吃得多，那么多余的热量就会转化为脂肪储存起来。所以孕妇要避免过饥或过饱，要按时用餐并少吃零食。

准 妈妈傍晚以后少饮水

水，维持着人体机能正常运作，怀孕后由于肾血流量和肾小球滤过率增加，排尿次数增多，如不及时补充水分，容易造成缺水。但由于体内水分增多，准妈妈容易出现尿频和夜尿增多的现象，为减少夜间起床上洗手间的次数，最好在上午多喝水，下午和晚上相应减少水的摄入量。

五、生活细节注意点

准 妈妈本月注意事项

9个月过去了，对于准妈妈来说，这是艰辛的9个月，也是充满幸福的9个月，眼看着宝宝就要降临在世上，你可不能松懈，还是有许多问题需要注意的。

越来越大的腹部，可能会使你感到心慌气喘、胃部胀满，所以要注意一次进食不要太多，少食多餐，把吃零食也算作饮食的一部分。

你的饮食，这个时候最好以蛋白质为主，适当限制脂肪、糖类、淀粉类食物，要保证营养，但又不能过分强调营养，如果吃高糖高脂食品过多，又不运动，就可能造成胎儿过大，给分娩带来困难。这个时期如发生水肿、高血压的症状，还应限制食盐量和饮水量。但如果膳食中蛋白质供应不能满足你与孩子的需要，就会使你体力衰弱，胎儿生长缓慢，产后恢复迟缓，乳汁稀少。

随着腹部的膨大，消化功能继续减退，更加容易引起便秘。因此，孕妇要多吃些薯类、海藻类及含纤维多的蔬菜。

沉重的身体加重了腿部肌肉的负担，腿会抽筋、疼痛。你睡觉前可以按摩腿部或将脚垫高。许多准妈妈会腰痛，不必太介意，分娩后会自然痊愈。

这个时期的你，为了宝宝的安全和你的安全着想，最好不要作长途旅行。上下班尽量不挤公共汽车，不骑自行车，短途者以步行为安全。而且这个时期你的身体重心继续后移，下肢静脉血液回流受阻，往往会引起脚肿，所以应避免穿高跟鞋，否则因脚重心不稳摔跤，形成早产，将危及胎儿的生命和你本人的健康。

在怀孕晚期，精神上的疲劳和不安以及胎动、睡眠姿势受限制等多种因素都可能会让你经常失眠。不必为此烦恼睡不着，干脆看一会儿书，心平气和之后自然能够入睡了。

这个时期的你，性生活是被严格禁止的，预防胎盘早破、感染和早产。仍需继续保护好乳房，每天用肥皂水或温水洗奶头，如奶头短小，应每天用手轻轻向外牵拉。

离预产期还很远却多次出现宫缩般的疼痛或者出血，这就是早产的症状，应立刻到医院检查。这个时期的你，还应去医院继续接受培训，尤其重要的是坚持自己数胎动，每日3次，每次1小时。这个时期应该每隔1星期就去1次医院做例行检查。如有异常或特殊情况，应该听从医生的嘱咐增加检查次数。有个别准妈妈可能会认为"查来查去都正常，何必再复查？"殊不知，胎位、血压等许多情况在不断地变化，妊娠晚期各种并发症发生的可能性增加，按时检查，及早发现异常，积极处理，对母婴有利。

孕9月的准妈妈必须时刻有分娩的准备，正常的准妈妈一般无须提前入院，当出现产前迹象即可入院，有异常情况时如胎膜早破、妊娠高血压综合征、产前出血、胎心与胎动异常等应立即入院。此外，尚有不少情况应提前入院，如狭窄、胎位不正、双胎、前次剖宫产、宫内生长迟缓、肝内淤积症、妊娠并发心脏病、糖尿病、肾病、甲亢、贫血等。总之，要遵医嘱，准妈妈及亲属不能自作主张、过分急躁紧张或麻痹大意、满不在乎。

就要到冲刺的时候了，不要以肚子为借口放纵自己酣吃酣睡，适量运动有助于你顺利分娩。

准妈妈做家务的安全技巧

在妊娠期间，准妈妈坚持做一些适宜的家务劳动，既可增加活动量，又可防治孕期最容易出现的便秘，这样不但能增进准妈妈的食欲，还可以改善准妈妈的睡眠。同时有助于预防准妈妈发胖。然而，如果准妈妈在做家务时不注意安全，其危险也是巨大的。

(1) **做饭时的安全技巧** 准妈妈淘米、洗菜时尽量不要将手直接浸入冷水中，因着凉受寒有诱发流产的危险；厨房最好安装抽油烟机，油烟对准妈妈尤为不利，可危害腹中胎宝宝；炒菜、炸食物时，油温不要过高；烹饪过程中注意不要让锅台直接压迫肚子，以免伤害胎宝宝；早孕反应较重时，不要到厨房去，因油烟和其他气味可加重恶心、呕吐。

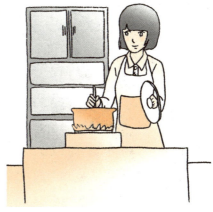

(2) **打扫卫生的安全技巧** 准妈妈可从事一般的擦拭家具和扫地、拖地等劳作，但不可登高打扫天花板，不可上窗台擦玻璃，不要搬、抬笨重家具，更不可让家具压迫肚子。妊娠晚期更不可弯腰干活儿，拖地板不可用力过猛。打扫卫生时，也应避免直接接触冷水。

(3) **购物时的安全技巧** 准妈妈应分担家庭中的部分购物工作，因为上街买东西可以离开小家庭，到更广阔的空间去，这样会使准妈妈心胸开阔，感到轻松些。同时，走路等于散步，也是一种很好的锻炼。但也应注意下面这几点：不宜行走过多，每次最好不超过1000米，行走速度不宜快，更不要穿高跟鞋散步；去商店购物不宜提重物，不要超过5千克；不要在城市人流高峰时间出去挤公共汽车，不宜到人群过于拥挤的市场去，以免被挤着；在气候恶劣（寒潮、大风）时不要上街，特别是在流感和其他传染病流行时，更不要到人群密集的地方去。

不要忽视嘴唇卫生

空气中不仅有大量的尘埃，而且其中还混杂着不少有毒物质，如铅、氮、硫等元素，它们会落在准妈妈的嘴唇上，而一旦进入准妈妈的体内，会使胎儿无辜受害。所以，准妈妈要做到保持嘴唇的清洁卫生。外出时，最好在嘴唇上涂上能阻挡有害物质的护唇膏。如果要喝水或吃东西，一定要先用清洁湿巾擦净嘴唇。回到家后，洗手的同时别忘了清洁一下嘴唇。

准妈妈运动要当心

到了怀孕晚期，准妈妈的行走、睡眠等日常活动都会受到宝宝的影响，为了保证孩子的健康成长和维护准妈妈自身的健康，怀孕以后应当注意保持正确的活动姿势。

怀孕期间，适量的运动对于保持健康来说是非常重要的。在条件允许的情况下，妊娠期间几乎任何正常的运动都可以做，只要在运动后觉得全身舒服就可以继续。但要注意，运动要适可而止，不要搞得筋疲力尽，要自我掌握运动度，限制运动量及运动强度。

如果怀孕前，你就是一名运动爱好者，那么怀孕后如果没有什么特殊情况，可以继续进行，运动时要有限度，不要运动到令自己感到疲劳或上气不接下气的地步。注意不要尝试那些剧烈的运动，要避免任何有损伤腹部危险的运动。

以下示范几种呼吸法配合产前运动一起进行，有助分娩顺利之余还可减轻腰痛、痔患及产后失禁的情况。

（1）**自我放松法**　仰卧于床上，放一个枕头，双手平放于身旁。两眼微闭，全身放松，呼吸频率慢，每吸一口气，身体就放松一下。持续进行约10分钟。可起到舒缓肌肉和精神紧张的功效。

（2）**腹肌运动**　仰卧于床上，双手放于腰下，腿屈起，脚掌贴地。吸气时腰部微微向手上压下，呼气时放松全身。反复做10次。可减轻腰痛，增强腹背肌力，帮助分娩过程顺利进行。

（3）**腹式呼吸运动**　仰卧于床上，放一个枕头于膝下，双手平放于身旁。吸气时腹部胀起，呼气时腹部收缩，切勿使劲，要自然松弛。每做5~6次就停下稍作休息。

（4）**会阴肌肉运动**　仰卧于床上，双手放于腰旁，腿屈起，脚掌贴地。吸气时收紧肛门、会阴和尿道口，维持5~6秒后，放松再做。做10次。能增强会阴肌肉的耐力和控制能力，帮助分娩，亦可避免产后出现大小便失禁的情况。

做 骨盆操有利于顺产

怀孕第 36 周以后，准妈妈感觉到胎儿向下坠，此时大腿部位和耻骨周围受到压迫，有疼痛感。这是由于胎儿进入产道对骨盆产生压力所致。为了缓解这种疼痛，准妈妈可以做一些骨盆体操。

同时，由于怀孕、临产阵痛以及分娩都会给准妈妈的身体增加很大的负担，如果在这时做一些适应性的练习，就能帮助准妈妈顺利度过这 1 个月。

（1）左右运动骨盆　准妈妈采用站立姿势，双腿张开与肩同宽，膝盖自然弯曲，手放于腰间，一边呼气一边左右运动骨盆。

（2）前后运动骨盆　准妈妈坐在床上，两腿最大限度地张开，双臂分别向左右伸展，整个身体向前倾，然后向后仰，如此反复，前后运动骨盆。

（3）拓宽骨盆　准妈妈坐在床上，端正身体，一条腿向旁边伸直，另一条腿向同一方向弯曲，手自然地握住腿，上身慢慢向下弯，以能弯曲的最大限度为限。

（4）推球运动　准妈妈坐在小球上，张开两腿，将小球向后推，同时身体向前倾，程度以不压迫腹部为宜。

不 宜进行长途旅行

旅行，尤其是长途旅行，是一件十分辛苦的事情，人的身体容易因气候、地点的变化而出现不适，正常人均有可能旅途生病，对于准妈妈，特别是孕晚期的准妈妈，就更为辛苦。妊娠晚期，由于身体的变化，准妈妈活动能力会明显下降，适应环境的能力也远远不如从前，加上此时胎儿已临近生产，如果进行长途旅行，长时间的颠簸、作息时间的打乱、环境的变化无常，极易使准妈妈精神紧张、不安，身体疲惫；由于旅途条件有限，车船中人员高度集中，准妈妈免不了受到碰撞或拥挤。另外，由于交通工具内人员杂聚，空气相对浑浊，各种致病细菌比其他环境要多，准妈妈清洗比较困难，容易感染疾病。在这种条件下，准妈妈往往还易发生早产、急产等意外情况，旅途中由于当地的医疗条件不一定好，当地的医务人员也不了解准妈妈的情况，在处理紧急情况时难免会有偏差。因此，妊娠晚期旅行对准妈妈来说是不可取的，最好能避免。

制订详细的分娩计划

对于准妈妈来说，现在既有早产的危险，预产期也有可能发生变化，因此建议最好事先制订详细的分娩计划。检查准妈妈的健康状况，了解能否实施妊娠初期计划的分娩方式。如果必须改变分娩方式，那么究竟选择何种方式也需要进行慎重考虑。

同时，应认真做好经济上的规划。不仅自然分娩和剖宫产的费用相差许多，而且不同分娩病房的费用同样千差万别，因此在制订计划时，方方面面都要考虑到。

小宝宝的必备物品

（1）卧室条件 小宝宝降生后睡在什么样的卧室里好？这是首先要考虑的事。

新生儿卧室最好保持比较稳定的温度与湿度。条件允许的话，最好把室温调节在21～24℃之间，湿度为60%～65%。

新生儿卧室最好有充足的阳光。阳光中的紫外线可以促进维生素D的形成，有利于预防小儿佝偻病。但不要使阳光直射新生儿的面部。如果卧室不易见到阳光，最好每天抱着小宝宝出去晒晒太阳，当然也要避免阳光直射面部。

新生儿卧室必须通风、清洁。因为新生儿需要呼吸新鲜空气。但注意不要使室内空气对流强烈，以免伤风着凉。

（2）婴儿床铺 婴儿床铺的安排可以根据家庭的经济情况和住室而定。新生儿要和母亲同住一个房间，但最好给他单独准备一个小床铺。床铺的大小，以足够供婴儿睡到五六岁为好。婴儿睡单床可以减少感染，有利于正常生活规律和习惯的形成。床铺四周栏杆之间的距离要小，避免婴儿的头部通过。栏杆的起落要方便，用钩子扣住的栏杆，要检查挂钩是否安全，在孩子出生时来不及准备安全的婴儿床铺，可以使用简易的摇篮。

（3）**婴儿尿布** 尿布是新生儿和婴儿时期最为重要的用品之一，要用柔软、易吸水的布做成。最好选用颜色比较浅的布来制作，以便观察大便的颜色。如果家中有旧床单或旧的棉布衬衣、裤，也可用来制作尿布，但必须认真洗净，用开水烫后在太阳下曝晒以消毒。尺寸为50厘米长、50厘米宽，呈方形，应当准备40块左右。还应再制作一些棉尿垫，棉尿垫放在尿布和褥子之间，以减少褥子被大小便弄脏弄湿的次数。棉尿垫的尺寸为30厘米见长，外用棉布做套，内用腈纶棉或涤纶棉做絮。要准备6块左右。

（4）**衣着** 内衣：新生儿的衬衣，一定要用柔软、手感好、通气性和保暖性好、易于吸水的棉织品做，颜色宜浅淡，这样容易发现污物，式样可选用我国常用的斜襟衣式。衣服要宽大一些，否则不易给新生儿穿脱。至少准备3件以上。

棉衣：可采用衬衣式样，要用棉布制作里子和面子，用新棉花做絮，但不要弄得太厚，要保证柔软。

棉裤：可用同棉衣相同的材料制成。可制成平脚裤式，也可将鞋与棉裤连为一体制作，一般以后一种为宜。

鞋子：婴儿出生3个月内不用穿鞋。如果为了保护脚不受凉，可用毛线织成软鞋，也可用棉线织成软鞋，鞋的长度可以8厘米为准。

（5）**帽子、袜子、手套、围嘴** 冬天要给婴儿准备一顶帽子，可用细毛线织成，要能够盖到脸部。袜子和手套要棉质或毛线的，准备一两双即可。围嘴用于接婴儿流的口水，可围在胸前，并用带子固定在身后，最好多准备几个。

为宝宝准备哺喂所需物品

（1）**喂奶器具** 大奶瓶4～6只，宝宝喝奶时用；小奶瓶2只，其中一只喂糖水，另一只喂果汁；奶嘴2～4个，选择时注意大小适中。

（2）**消毒器具** 奶瓶消毒锅/器1个，想节约时间的妈妈可选蒸汽式的，选铝质锅在消毒时勿加热过头；奶瓶夹1个，奶瓶消毒后用奶瓶夹既卫生又安全。

(3) 出行器具　奶瓶奶嘴刷 1 个；保温奶瓶 1 个，便于夜间或外出时使用；温奶器 1 个，选择免水式并能自动调温 37℃的为宜；外出奶粉携带盒 1 个，选有四层结构的较宜；吸奶器或吸喂乳两用瓶 1 个，以备喂母乳时用。

(4) 加工器具　果汁压榨器 1 个，食物研磨器 1 个，母乳冷冻机 1~2 个，适合喂母乳的上班族妈妈用。

(5) 储藏器具　食物箱 1 个，放置所有的哺喂用品，不仅卫生且使用时方便易找。

准备去外地分娩的注意事项

许多准妈妈与丈夫或父母分居两地，希望在亲人身边分娩，以便亲人照顾，个人也会感到安全。但是，临产前去外地需要注意以下几个问题：

(1) 准妈妈在外出前要到医院最后一次进行检查，并将去外地分娩的事告诉医生，请医生确定动身日期和提醒注意事项。

(2) 长途旅行可能发生早产，加之进入第 10 月中期（38 周），随时都有可能分娩。因此，准妈妈最迟应在怀孕第 9 个月末（36 周）以前动身，这样比较安全。

(3) 准妈妈换地区分娩，要预先在异地找好医院，并带好全部妊娠材料，以便到新的医院及时护理。

六、祛疾检查保健康

高龄初产妇应重视宫内检查

高龄初产妇（35 岁以上初次怀孕的妇女）应做产前宫内诊断，因为"先天愚型"的畸形痴呆儿大多是高龄产妇所生。除此以外，其他染色体异常胎儿的出生率也同样随着产妇年龄的增大而增高。

为了保证高龄初孕妇的孕期健康安全，同时避免生出有先天性畸形的孩子，高龄初孕妇应从确诊怀孕时起，每半月检查 1 次，要特别注意血压和尿的检查，以便及时发现妊娠中毒症。自第8个月起，每周应检查1次，发现胎位异常或胎儿畸形，应及时采取措施。这里所说的检查是对高龄初孕妇的一般常规检查，并非指每周都要进行1次宫内检查。宫内检查最好在妊娠第4~5个月时进行，因为此时羊水量在170毫升左右。羊水量多，能在胎儿周围形成较宽的羊水带，胎儿在内浮动，不易伤及胎儿，对孕妇及胎儿均无害。

高龄初产妇由于骨骼、肌肉的弹性有所下降，在分娩前一定要认真做好产前检查，看看产道是否正常，胎儿能否在产道顺利娩出。如果胎儿大小适宜在产道自然娩出，这当然更好。如果胎位不正、胎儿过大或产道不正常，一般应采取剖宫产为好，以防止因难产、滞产对产妇及胎儿造成的严重危害。高龄初孕妇、初产妇要特别注意孕期、产期的心理卫生，不要过于紧张或忧虑不安，应该相信在现代医疗条件下，高龄妇女在怀孕及分娩中出现的问题都是可以解决的，高龄孕妇同样会获得如意的孩子和幸福的家庭。

四肢水肿如何保健

在傍晚和炎热的时候，水肿现象会严重一些，甚至有发麻的症状。当手水肿和发麻的时候，反复攥紧和松拳，症状就会有所减轻。

腿麻、肿的时候，最好泡泡脚，再进行按摩，坐着或躺的时候，要将腿、脚垫高一些。这种方法能促进血液循环，缓解水肿症状。

此外，还可以进行短时间的散步等不剧烈的运动，注意走路时间不宜太长，也不要长时间站立，这样会加重水肿和腰、腿的疼痛。

尿频如何保健

这段时间，孕妈妈去洗手间的次数会明显增多。这主要是因为即将出生的胎儿的头部下降到骨盆里，膀胱受到子宫挤压，无法顺利地行使自己的机能而出现的尿频症状。

这一时期也是最容易感染上细菌性膀胱炎和肾盂肾炎的时期。避免感染的重要措施就是：一有尿意就马上去洗手间，千万不要嫌麻烦或者认为尿不多而忍着不去。

另外，要经常清洗外阴部，注意保持外阴清洁。不要吃太咸的食物，避免增加肾脏和膀胱的负担，导致尿频或其他不适症状的发生。

警惕胎膜早破

正常情况下，胎膜在临产期破裂，羊水流出，胎儿也在数小时内娩出。如果胎膜在临产之前（即有规律宫缩前）破裂，这就叫胎膜早破。

胎膜早破是妊娠晚期的常见异常现象之一，如果被忽视，常常会给准妈妈和胎儿造成严重的后果。首先，细菌可沿着阴道上行进入羊膜腔内感染胎儿，使胎儿发生缺氧；其次，细菌也可经胎盘进入母体血液循环，引起菌血症、败血症，还会增加产后出血、产褥感染和羊水栓塞的概率，使准妈妈的生命受到威胁。除此之外，羊水外流致使子宫变小，刺激子宫发生收缩，如果此时尚不足月，就会引发胎儿早产，由于器官功能不全，因此生活能力差，对胎儿生存很不利；另外，还可造成严重威胁胎儿生命的脐带脱垂。

胎膜早破时，准妈妈可突然感到有水从阴道内流出，时多时少，连续不断地往外流。如果胎膜破口较小，或破裂的地方较高时，则羊水的流出量少，如果从阴道内往上推动先露部时有羊水流出，即可确定是胎膜早破；反之，推动先露部但并不见流液增多，往往可能是尿失禁。胎膜早破对母子二人都有危险，必须赶快去就医。胎膜早破在产科中的发生率为2.1%~10.7%，大多发生于家中。由于胎膜早破没有什么痛苦，准妈妈往往不予重视，因而常延误了诊治，以致造成悲剧。

胎盘早剥怎么办

从妊娠20周后到分娩期，胎盘在胎宝宝娩出前就从子宫壁上剥离下来，叫作胎盘早剥。胎盘早剥是妊娠晚期的一种严重并发症。往往起病急、进展快，若处理不及时可危及母婴生命。该病在国内的发生率是0.46%~2.1%。

(1) 胎盘早剥分轻型和重型2种

❶轻型的以阴道出血为主，胎盘剥离面一般不超过胎盘的1/3，可伴有轻度腹痛，在胎盘早剥面相应的腹部有轻压痛。胎心率多正常，对母婴危害较轻。

❷重型以胎盘与子宫之间的内出血为主，往往有较大的胎盘后血肿。这时准妈妈因出血多有恶心、呕吐、面色苍白、出冷汗、脉弱等症状。如胎盘剥离面超过 1/2 以上，胎宝宝往往因严重缺氧而死亡；准妈妈若得不到及时抢救也会有生命危险。

（2）**为什么会发生胎盘早剥**

❶妊娠高血压综合征、慢性高血压或慢性肾脏疾病会导致胎盘血管病变。

❷准妈妈外伤，主要是腹部直接受撞击或摔倒时腹部直接触地等造成的。

❸长时间仰卧使巨大的子宫压迫下腔静脉，导致回心血量减少，而子宫静脉压升高，导致胎盘淤血以致静脉破裂。

（3）**怎样避免发生胎盘早剥**

❶准妈妈出门一定要注意交通安全，避免摔倒，尽量减少腹部意外伤害的可能。

❷孕晚期准妈妈应取左侧卧位，一方面可增加胎盘血流量，有利于胎宝宝生长，同时也预防了胎盘早剥的发生。

❸患有妊娠高血压综合征、慢性高血压或慢性肾脏疾病的准妈妈在孕晚期更要谨遵医嘱，按时去医院检查，如有不适，立即住院，以防不测。

区别真假宫缩

（1）**分娩前假宫缩**

❶不规则，连续几个小时都没有明显的规律出现。

❷没有进展，强度、持续时间、频率都没有增加。

❸大部分出现在前面、腹部下方。

❹从无痛到轻微的不舒服，比较像是压力，而不是痛。

❺如果你改变姿势，走动、躺下、泡个热水澡，或淋浴，反应就不那么剧烈，也不那么难过。

❻感觉子宫好像一个很硬的球。

（2）**分娩真宫缩**

❶有规律（虽然不至于分秒不差）。

❷有进展；越来越强、持续更久、次数更多。宫缩的时间变长（持续 20～30 秒），间隔则缩短（5～6 分钟）。

❸大部分出现在腹部下方,但是会扩散到背部下方。

❹从不舒服的压力到紧绷、拉扯的痛。但是通过有意地放松其他部分的肌肉,这种痛是可以克服,甚至可以减轻的。

❺如果你是躺着的,维持这个姿势;如果不是,就改变姿势。走动可能会更痛。通常会见红。

频繁宫缩要注意

宫缩和准妈妈的活动量有很直接的关系,随着妊娠的进展与宝宝的变大,准妈妈的身体负担也越来越重,子宫变得比平时敏感,微弱的刺激就会引起腹部发硬。宫缩大多数为生理现象,如果频率在正常范围就没有问题,但次数太多,1个小时以上也不见缓解,就要从日常生活着手,为防止宫缩的出现,注意以下各项:

(1)不要走太多的路程和搬重物。走路过多光宝宝的体重就是对母体很大的负担。另外,搬重物会导致腹部用力,很容易引起宫缩。

(2)疲倦时躺下休息,保持安静,会很有效。

(3)不要积存压力。精神疲劳和身体疲劳一样会导致各种问题的发生,压力积攒后也容易出现腹部变硬,最好能做到身心放松。

(4)防止着凉。空调使下肢和腰部过于寒冷,也容易引起宫缩,可以穿上袜子,盖上毯子。

第二篇 孕育新生活，如愿收获新生命

第十章　怀孕第 10 个月

——瓜熟蒂落，小宝宝如约而至

马上就要与肚子里的宝宝见面了，心情是何等的激动啊！等待了 9 个月，历经了太多的艰辛，此时，准妈妈的心情既紧张又开心。在这激动人心的时刻，请站好孕期的最后一班岗，做好自我监护，按时进行产前检查，为即将来临的分娩做好充分的准备，抱以平和的心态积极应对，是度过临产前这段时间的关键。保持自信心，使自己和胎宝宝都能顺利渡过分娩关。

一、妈妈与宝宝的第 10 个月

胎儿的发育状态

胎儿已经达到新生儿标准长度和重量，身长约为 50 厘米，体重可达到 3000～3200 克。此时，胎儿头盖骨变硬，内脏和神经系统的功能健全，手和脚部肌肉发达。从外表来看，胎儿外形、模样已经形成，头发长 2～3 厘米，指甲超过指端，皮肤粉红色，皱纹消失，皮下脂肪蓄积完成，体态圆润。胎儿的头部已经进入骨盆中。

准妈妈的身体变化

随着胎头入盆，胎位下降，子宫底也有所下降，子宫对胃、心脏的压迫减轻，呼吸、食欲好转。但是，子宫对膀胱和盆腔器官的压迫却加重了，便秘、尿意更加明显。阴道分泌物增多，变得湿润，阴道和会阴部皮肤、黏膜变厚、肿胀、柔软而有弹性。

孕妈妈常常会感到子宫收缩，腹部皮肤发胀，将手放在腹部上，会感到腹部发硬。当子宫收缩每天反复出现数次时，即为临产前兆。

本月怀孕注意事项

保证充足的营养和优质的睡眠，坚持午睡的习惯，以蓄积体力，避免劳累。行走时宜慢且稳，一个人不要去太远的地方，最好有家人陪同。分娩前注意保持身体清洁，洗澡时要有人陪同，时间不要太长。孕妈妈临产期间，尽可能避免独处，丈夫要多陪伴妻子，孕妈妈夜间睡觉也必须要有人陪伴。

二、准妈咪可能有的感觉

体重减轻了

宝宝要出生的各种信号越来越清晰，准妈妈也开始感觉到有些坐立不安了。最后1个月，体重减轻了，这是因为激素开始转移你的体液，使得羊水减少的缘故。你制造的羊水减少，再加上尿频，使体内的水分含量整体下降，因此体重会跟着减轻，这种现象就是身体在排出它不需要的多余的体液。

新的骨盆压力不断袭来

由于宝宝下降到骨盆腔，你的尾骨或是骨盆的中间可能会出现强烈刺痛感，因此走路时会很不舒服。有些孕妇的子宫颈本身还会有很难受的针刺感觉或是一阵一阵的刺痛。你可能每次想要抬起腿穿上内裤或是下床时，都会感觉到骨盆附近有压力或是刺痛感。有时候这些疼痛还会扩散到你的背部或是大腿。

新增加的这些骨盆疼痛和这个月中所体会到的其他疼痛，很可能都是因为骨盆周围的韧带组织在为即将来临的工作做准备时，不断地拉扯和放松所引起的。你可以利用姿势的改变来减轻这些不适症状。每天还是要做些温和的运动,例如慢而长的散步。

从梦境中了解自己的忧虑

许多准妈妈都会做各种各样的梦,有些是快乐的,有些则是噩梦。随着分娩的接近,你的梦境也开始有了主题——通常跟分娩有关。你可能会梦到阵痛和分娩过程,或是照顾宝宝的情况。你也许会梦到一些诡异、恐怖、混杂的梦境,而且每个梦都带着各种奇特的感觉。这些梦可能反映了你激动的心情以及对未来的不确定,但你完全不必为之担忧。这有可能是睡眠模式的改变,使你更易记起晚上的梦境。你可以把记得的梦境写下来,这样可以帮助你了解你潜意识中的恐惧和忧虑。

紧张情绪要缓解

你可能很难感到舒服——不管在什么地方都一样。你会发现自己坐也不是,站也不是,甚至用同一个姿势躺着也维持不了几分钟,而且也很难找到舒服的睡姿。工作的时候你可能会很不舒服,在家又得不到充分的休息。你可能会跟多数妇女一样,觉得自己太累,恐怕没办法挨过分娩的痛苦。

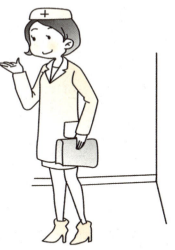

准妈妈临产时的心理负担不容忽视,准妈妈的情绪对能否顺利分娩起着相当重要的作用,所以我们要特别重视产妇的心理保健。这个工作需要医务人员去做,讲解分娩的知识和安全性,同时,更需要家属的积极配合。尤其是准妈妈的丈夫,应该给予即将分娩的妻子以无微不至的关心和照顾,针对妻子思想上存在的一些不必要的顾虑,耐心地解释,特别是在妻子分娩期间,尽量不要外出,要守在妻子身边,做好妻子的心理安慰工作。

矛盾心理要调节

没错,你好想怀抱小宝宝,而且恨不得立刻终结怀孕,恢复往日的身材。不过,你可能同时也会偶尔闪过一丝丝遗憾,因为自己就快要丧失怀孕和大肚子的特殊身份了。其实有许多孕妇甚至不希望孕期结束。到了这时候,你会觉得和宝宝之间有一种独特的亲近感,没有人能分享你与宝宝的这种关系。而你以后也不会和宝宝再有这么亲密的关系了。

如果你本人对角色转换一向处理不好,那么怀孕即将结束的矛盾情绪,会让你对怀孕到当妈妈的转变感到不安。

克服分娩恐惧感

分娩前,许多孕妇不仅焦急,而且紧张。其实大可不必多虑,对于你的"高血压怎么办""心率过速怎么办",医生自会处理。对于你"能否顺利分娩"的问题,更用不着去担心,还没有发生的事,想它又有什么意义呢?况且你并不一定会难产啊。让还没有发生的事,徒然增添你的精神紧张,这多可笑。

如果这是你的头胎,对未知的害怕会让你自然产生畏惧。所以尽可能在第9个月初就把这些问题想透彻,好让你的身体可以迎接接下来相当吃力的工作。你越信任自己的身体,相信它能发挥功能,你的心情就越能好好放松。

三、胎教进行时

胎宝宝在长,孕妈妈在变

第37周

胎宝宝:现在,胎宝宝的体重约3000克。不过,胎宝宝之间的体重差距还是很大的,有的瘦一些,有的胖一些,只要超过2500克就是正常的。此时的胎宝宝头会是朝下的,如果不是,医生会根据实际情况采取一些措施进行纠正。

孕妈妈:现在,孕妈妈已经进入怀孕的最后阶段,母子很快就要见面了。

可能会感到腹部阵阵发紧和有坠痛感,不规则宫缩频率增加,最好多做呼吸练习,保持心态放松。不管做什么,慢节奏都是非常有益的,也能够应付气短,让你的呼吸更加顺畅。

第38周

胎宝宝:胎宝宝已经发育完全,为在子宫外的生活做好了充足的准备。胎宝宝体重在3200克左右,头已经完全入盆。孕妈妈不要担心,胎宝宝的头虽然在盆内摇摆,但周围有骨盆的骨架保护,很安全。

孕妈妈:孕妈妈会感觉到上腹部的闷胀有所缓解,食欲也会逐渐好起来。这时候的孕妈妈既紧张又焦急,热切盼望宝宝降生,同时也对分娩的痛苦有些恐惧。现在,孕妈妈要密切关注身体的变化,即临产征兆的出现,随时做好入院准备。进入第38周,孕妈妈的体重仍然会增加约0.45千克。在孕期的最后几周,孕妈妈的脚依然会非常肿胀,也都是正常的现象。

第39周

胎宝宝:胎宝宝的体重已达3200~3400克。随着人们营养条件的改善,3500克以上的新生儿也很常见。不过,胎宝宝还在继续长肉,脂肪的储备有利于宝宝出生后的体温调节。到了这个时候,宝宝的抓握已经很有力了。

孕妈妈:孕妈妈会感到腹部的隆起有点撑不住了,活动更加不便,会产生很多不舒服的感觉和思想负担。尽管孕妈妈可能很想见到宝宝,但他反倒特别沉得住气,安静了许多,不太爱活动了。这主要是因为胎宝宝的头部已经固定在骨盆中,他更多地将会是向下运动,压迫你的子宫颈,想把头伸到这个世界上来。

第40周

胎宝宝:这时的胎宝宝平均体重在3300~4000克左右,所处的羊水环境有所变化,由清澈透明变成乳白色。这主要是由于胎宝宝身体表面的绒毛和胎脂脱落,以及其他分泌物的产生造成的。胎盘的功能也逐步退化了。即使40周的胎宝宝还没有出生的迹象,也不要担心,比预产期推迟2周是正常的。

孕妈妈:到了第40周,孕妈妈的宫高约36~40厘米。羊水变得有些浑浊,呈乳白色。胎盘功能逐步退化,直到胎宝宝娩出即完成使命。

本月胎教成功要点

音乐胎教

临近预产期，孕妈妈适合欣赏一些中国古典音乐，不仅对胎宝宝有益，也能舒缓孕妈妈的忧虑情绪。越是临近预产期，越是不能松懈，要不断地向胎宝宝传递一些良好的信息。

思维游戏

到了孕晚期，孕妈妈可以做一些有趣的思维游戏，活跃思维，平静心绪。

语言胎教

孕妈妈要放松，适当地活动。读一些优美的诗词，诗词句式短小，韵律平整，能让孕妈妈和胎宝宝都觉得愉悦，陶冶母子情操。

英语胎教

宝宝马上就要来到这个世界了，他对外面的世界肯定充满好奇。孕妈妈可以通过自己的手、眼触摸和观察世界，把自己的感受用英语告诉他。

(1) 营养胎教：食谱推荐

到了孕晚期，有的孕妈妈会感觉胃口大开，但也有不少孕妈妈胃口变差了，每次吃饭的量变少了。胃口变得不好，不是胃肠道有什么毛病，而是由于子宫的膨大，压迫了胃，使胃容量变小，吃一点就感觉饱了。

早 餐	牛奶1杯，杂粮馒头半个，蒸鸡蛋羹1碗
加 餐	全麦面包1片，樱桃若干
午 餐	米饭1碗，炒苋菜、酱汁猪蹄、冬瓜排骨汤各1份
加 餐	黄瓜半根
晚 餐	清蒸鱼、红烧豆腐各1份，蔬菜水饺10个

(2) 音乐胎教：《高山流水》

读了俞伯牙和钟子期的故事，孕妈妈是不是为两人的友谊感慨不已？《高山流水》是中国十大古曲之一，原是古琴曲，现代人多用古筝弹奏。孕妈妈可以和胎宝宝一起听听古筝，回味一下这个耐人寻味的故事吧。

❶孕妈妈来欣赏。古筝曲《高山流水》，音乐与琴曲迥异，有很多流派谱本。但流传最广，影响最大的则是浙江武林派的传谱，旋律典雅，韵味隽永，颇有"高山之巍巍，流水之洋洋"貌。《高山》短些，《流水》长些，都不分段，所辑很可能是唐代的曲谱，指法也有晚唐和宋初的痕迹。

❷胎宝宝来感受。浙派的《高山流水》曲调优美。刚开始，右手跨三个八度同时表现山的庄严和水的清亮。曲中部右手如水般流畅，左手在低音位置的配合如山耸立其间。后半部不断划奏出流水冲击高山的湍急。最后用泛音结尾，如水滴石般的柔和清脆。胎宝宝听着这样的曲子，犹如置身于高山流水的山林中，让人心旷神怡。

(3) 思维游戏：真花和假花

孕妈妈来做一个关于花儿的思维游戏吧，要充分发挥自己的想象力。

有一个养蜂人，住在一个开满鲜花的山谷里。每到春天来临，各种野花就会竞相开放，引来无数的蜜蜂和五彩斑斓的蝴蝶。有一天，养蜂人的妹妹带着送给哥哥的礼物来到了哥哥的家中。她站得远远地对哥哥说："哥哥，我手上的两支花是完全一样的，其中一支是真花，另一支是假花。如果你能猜出哪一支是真花，就能得到我送给你的礼物。你不能用手摸，也不能用鼻子闻。"

面对妹妹的小伎俩，养蜂人很快就分辨出了真花和假花。聪明的孕妈妈，你知道他是怎么分辨出来的吗？

答案：只要打开窗户，让蜜蜂飞进来就行了，蜜蜂停在哪朵花上，哪朵就是真花。

(4) 语言胎教：描写花儿的宋词

现在，孕妈妈可以放松一下，读一些关于花儿的优美宋词吧。宋词描写了许多美好的事物，在读宋词的时候，孕妈妈可以忽视词中表达的伤感，而要想象风花雪月，如同在欣赏美景一样，让自己感到愉悦。

❶扬州慢（南宋）姜夔（kuí）

淮左名都，竹西佳处，解鞍少驻初程。过春风十里。尽荠麦青青。自胡马窥江去后，废池乔木，犹厌言兵。渐黄昏，清角吹寒，都在空城。

杜郎俊赏，算而今、重到须惊。纵豆蔻词工，青楼梦好，难赋深情。二十四桥仍在，波心荡、冷月无声。念桥边红药，年年知为谁生？

❷浪淘沙令（北宋）欧阳修

把酒祝东风，且共从容。垂杨紫陌洛城东，总是当时携手处，游遍芳丛。

聚散苦匆匆，此恨无穷。今年花胜去年红。可惜明年花更好，知与谁同。

(5) 英语胎教：《how dose this feel》（这个感觉怎么样）

孕妈妈可以教教胎宝宝各种东西的触感是怎么表达的。在吃核桃的时候，孕妈妈可以告诉胎宝宝这个感觉是坚硬的，摸到衣物和毛巾的时候，可以告诉宝宝这个感觉是柔软的。胎宝宝会非常认真地通过你的触感和语言去感受各种事物。

How Does This Feel?

Some things feel different.

How does this feel?

This feels bumpy.

How does this feel?

This feels rough.

How does this feel?

This feels hard.

How does this feel?

This feels smooth.

How does this feel?

This feels wet.

How does this feel?

This feels dry.

How does this feel?

This feels oily.

How does this feel?

This feels sticky.

How does this feel?

This feels soft.

How does this feel?

This feels furry.

Not everything feels the same!

这个感觉怎么样？

有些事物感觉不同的。

这个感觉怎么样？

这个感觉崎岖不平的。

这个感觉怎么样？

这个感觉粗糙的。

这个感觉怎么样？

这个感觉坚硬的。

这个感觉怎么样?
这个感觉平滑的。
这个感觉怎么样?
这个感觉湿湿的。
这个感觉怎么样?
这个感觉干燥的。
这个感觉怎么样?
这个感觉油腻的。

这个感觉怎么样?
这个感觉黏黏的。
这个感觉怎么样?
这个感觉柔软的。
这个感觉怎么样?
这个感觉毛毛的。
不是每一样事物的感觉都是一样的。

胎教故事会

爱吹牛的小花狗

从前有一只小花狗,它很爱吹牛。

有一天,小花狗在山上玩得正起劲,忽然一只老狼朝它蹿了过来,老狼嘴里还叼着一只兔子呢。小花狗见了吓得"汪汪汪"地大叫起来,那只老狼听到狗的叫声还当是猎人带着猎狗来了,扔下兔子慌忙就逃。

小花狗见老狼逃走了,连忙叼起老狼扔下的兔子朝山下跑去。一路上呀,这小花狗心里想:"嘿,我的运气还不坏,捡了一只兔子。"

小花狗回到家里,它的朋友黄牛、白马、山羊看见它嘴里叼着一只兔子觉得很奇怪。小花狗神气活现地说:"瞧我本事多大,在山上捉到了一只兔子。"

过了几天,小花狗又上山去玩,它看见一个猎人举起猎枪朝天空开了一枪,打中了一只老鹰。

那只老鹰"嗖"的从天空掉了下来,正巧落在小花狗的跟前。小花狗心想:"嘿! 好运气又来了,一只老鹰白白送上门来。"小花狗叼起老鹰回家去。

黄牛、白马、山羊看见了更觉得奇怪。小花狗也就更加神气了:"瞧! 我的本事多大,在天上捉到了一只老鹰。哼! 捉老鹰还不算稀奇,我还会打老虎呢。"黄牛、白马、山羊听了你看看我,我看看你,没有做声。

过了几天小花狗又上山去玩,忽然树林里刮来一阵风,树叶吹得哗啦直响,接着跳出了一只大老虎。

哎呀，我的妈呀，小花狗吓得魂都飞了。小花狗飞快地逃，老虎飞快地追。

小花狗逃到山崖边，朝下面一看，哎呀！

很深，很深，它的腿都发抖了。小花狗心里想："这下子再也逃不掉了。"它只好把眼睛一闭，等老虎来吃它。"呼"的一声老虎朝小花狗猛扑了过去。谁知道老虎使的劲太大了扑过了头，从山崖上掉了下来。小花狗也吓昏了，它也跟着掉了下来。

这座山很高很高，小花狗和老虎掉呀掉呀，一直往下掉，呼的一声老虎给摔死了，四脚朝天躺在地上。小花狗接着也掉下来了，叭的一声，只觉得软绵绵的，摔得一点儿也不疼。小花狗睁开眼睛一看，呀！原来它正好掉在老虎的肚子上，一点儿也没有受伤。

小花狗心里想："嘿！我的运气实在是太好了。我快把黄牛、白马、山羊叫来，让它们瞧瞧。"

小花狗回到家，把黄牛、白马、山羊叫来了，对它们说："瞧我本事多大，我说要打死一只老虎就打死了一只老虎，哼，过几天我再打一只狮子给你们瞧瞧。"

黄牛、白马、山羊听了小花狗的话，你看看我摇摇头，我看看你摇摇头。他们怎么也不相信小花狗会有这么大的本事。

又过了几天小花狗在山上，忽然听见了一声大吼，远远的奔来了一只大狮子，这下子真的没命了。小花狗吓得冷汗都出来了。它转身就逃，小花狗飞快地逃，大狮子飞快地追。"扑通"一声小花狗掉到一个泥坑里去了。

它吓得大叫："救命呀！救命呀！"大狮子追过来说："小花狗我听说你的本事很大，捉到兔子、老鹰，还打死了大老虎。你说还要打死我狮子是吗？"

小花狗哭着说："不，这些都是我吹牛的，狮子饶了我吧！"

狮子把身子一抖，抖下了一张皮来。喔，原来狮子是白马装扮的。这时，黄牛和山羊也都从树丛里走出来，把小花狗从泥坑里救上来了。爱吹牛的小花狗羞得低下了头。

妈妈的童谣

柳树

小柳树,
满地栽;
金花儿谢,
银花儿开。

月亮像什么

初一初二一根线,
初三初四看得见,
初五初六像眉眼,
初七初八像小船,
到了十五和十六,
光光亮亮圆又圆。

九九歌

一九二九不出手,
三九四九冰上走,
五九六九河边看柳,
七九河开,八九雁来,
九九加一九,
耕牛遍地走。

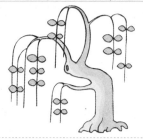

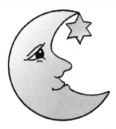

爸爸的唐诗

早春

韩 愈

天街小雨润如酥,
草色遥看近却无。
最是一年春好处,
绝胜烟柳满皇都。

枫桥夜泊

张 继

月落乌啼霜满天,
江枫渔火对愁眠。
姑苏城外寒山寺,
夜半钟声到客船。

渔歌子

张志和

西塞山前白鹭飞,
桃花流水鳜鱼肥。
青箬笠,绿蓑衣,
斜风细雨不须归。

四、优质营养配方

孕10月膳食原则

在这个月应该限制脂肪和糖类等热量的摄取,以免胎儿过大,影响顺利分娩。为了储备分娩时消耗的能量,应该多吃富含蛋白质的食品。在这个月里,由于胎儿的生长发育已经基本成熟,如果孕妇正在服用钙剂和鱼肝油的话,应该停止服用,以免加重代谢负担。

这时候,保证足够的营养,不仅可以供给宝宝生长发育的需要,还可以满足自身子宫和乳房的增大、血容量增多以及其他内脏器官变化所需求的"额外"负担。如果营养不足,不仅所生的婴儿常常比较小,而且孕妇自身也容易发生贫血、骨质软化等营养不良症,这些病症会直接影响临产时正常的子宫收缩,容易发生难产。

因为此时孕妇胃肠受到压迫,可能会有便秘或腹泻。所以,应坚持少吃多餐的饮食原则,一定要增加进餐的次数,每次少吃一些,而且应吃一些容易消化的食物。越是临产,就越应多吃些含铁质的蔬菜(如紫菜、芹菜、海带、黑木耳等)。

催生粥品巧选择

为了有足够的精力完成分娩全过程,在临盆时可吃些有利于催生的粥品,比如:

(1) **陈皮白糖海带粥** 将海带100克,温水浸泡后洗净切末,陈皮2片,粳米100克均洗净,将三者一同放入锅内,煮粥,粥成,再加白糖调味。

(2) **紫苋菜粥** 将紫苋菜250克洗净切丝;粳米100克洗净,加水煮粥,粥将成时加入适量猪油、精盐、味精、紫苋菜,粥熟即可食用。

(3) **空心菜粥** 将空心菜150克洗净切碎,粳米100克洗净,加水煮粥,粥半熟时放入空心菜、精盐、猪油、味精各适量,煮至粥成。

分娩前储备充足的体力

最后阶段孕妇往往因为心理紧张而忽略饮食，许多孕妇会对分娩产生恐惧心理，觉得等待的日子格外漫长，这时丈夫应帮助爱妻调节心绪，做一些妻子爱吃的食物，以减轻心理压力，正常地摄取营养。如果营养不足，不但所生的婴儿常常比较小，而且孕妇自身也容易发生贫血、骨质软化等营养不良症，这些病症会直接影响临产时的正常子宫收缩，容易发生难产。

分娩前期必须充分进食，以摄取各种营养，积蓄体力，满足分娩时的各种消耗，同时为新生儿哺乳做好准备。

临产时由于一阵阵的宫缩痛，会影响产妇的胃口。所以产妇应根据自己的爱好，选择蛋糕、面汤、稀饭、肉粥、牛奶、巧克力等多种食物。每次宫缩间歇期进食，少食多餐，补充机体所需要的水分，如饮用果汁、糖水及白开水等。

临产期间，由于宫缩的干扰及睡眠的不足，产妇胃肠道分泌消化液的能力降低，蠕动功能也减弱，极易存食。因此，最好不吃难以消化的油炸或肥肉类等油性大的食物。

姜饭、姜茶为生产打气

孕妇在临盆前一至两星期，可吃一碗姜饭或姜茶，使生产时更有力气；由于孕妇产后阳气虚，容易在生产时入风，所以，产前或坐月子期间，食姜饭、饮姜茶都有助祛风，减少孕妇患感冒的机会。

分娩时选择什么食物好

当前很多营养学家和医生推崇巧克力，认为它可以充当"助产大力士"，并将它誉为"分娩佳食"。理由一是它营养丰富，含有大量的优质糖类，而且能在短时间内被人体很快消化、吸收和利用，产生出大量的热量，供人体消耗。据测定，每100克巧克力中，含有糖类50克左右，脂肪30克左右，蛋白质15克以上，还含有较多的锌、维生素B_2、铁和钙等。它被消化、吸收和利用的速度是鸡蛋的5倍、脂肪的3倍。二是巧克力体积小，发热多，而且甜香可口，吃起来也很方便。准妈妈只要临产前吃上一两块巧克力，就能在分娩过程中产生出很多热量。因此，让准妈妈在临产前适当多吃些巧克力，对母亲和婴儿都是十分有益的。

五、生活细节注意点

本月注意事项

到了第 10 个月，准妈妈便进入了一个收获"季节"。同时也是妈妈和宝宝的最后一关，准备好了吗？要冲刺了！

这个时候的准妈妈要避免在人多的地方出入。处于孕晚期的你不宜出远门去太远的地方旅行。如必须外出，要有人陪同，并选择安全的交通工具，尤其不要乘坐颠簸大、时间长的车子，因为随时可能分娩。每周去做 1 次产前检查，一定要坚持接受复查。

在 36 孕周后严禁性生活，否则易发生宫腔感染和胎膜早破。

这个时候子宫已过度膨胀，宫腔内压力已较高，子宫口开始渐渐地变短，准妈妈负担也在加重：如水肿、静脉曲张、心慌、胸闷等。此时开始，应减少运动量，以休息和散步为主，妊娠已达足月，准妈妈时刻准备着一朝分娩时刻的到来。这段时间准妈妈可以经常散散步，或者进行一些适合于自然分娩的辅助体操。

这时候，补充足够的营养，不仅可以供给宝宝生长发育的需要，还可以满足自身子宫和乳房的增大、血容量增多以及其他内脏器官变化所需求的额外负担。如果营养不足，不仅所生的婴儿常常比较小，而且准妈妈自身也容易发生贫血、骨质软化等营养不良症，这些病症会直接影响临产时的正常子宫收缩，容易发生难产。因为此时准妈妈的肠受到压迫，可能会出现便秘或腹泻。所以，一定要增加进餐的次数，每次少吃一些，而且应吃一些容易消化的食物。

预产期越来越近，你最好提前为入院和分娩做一些物质准备，如换洗的内衣、内裤及加长加宽的卫生巾，或加药的卫生巾。还要准备一些鸡蛋、红糖、巧克力（分娩时吃）、脸盆及洗漱用具。

此外，还要准备婴儿用品。许多医院为婴儿配备了衣服被褥和尿垫，你最好到你计划分娩的医院打听清楚，以免重复。住院期间，宝宝需要被褥1~2套，针织衬衣2~4件，睡袍2件，小方巾、小毛巾各2条，脸盆1个，爽身粉1瓶及婴儿奶具、一次性尿垫等。

为宝宝准备的衣服应该是纯棉的，式样宽松、穿脱方便。衣服的后背和腋下不要有纽扣和暗扣等，没有领子的衣服较好。

如果你对分娩感到紧张，可以在家人的陪同下到准备分娩的医院去熟悉环境。在出现临产信号时，你就可以在家人协助下把入院所需的东西准备好，以免临产时手忙脚乱。

平时休息时，做些清闲的事，慢慢地做松弛训练，听听柔和的音乐，看看书或杂志，或者为小婴儿准备些东西。在如此平和的心态下，静静等待孩子的降临。

准妈妈特别容易出汗，所以最好坚持每天用温水洗澡或擦身。还要注意洗浴安全，洗澡时间不宜过长，水温不宜过高，保护好自己和胎儿。因为分泌物增多，所以准妈妈每天要更换内裤。

做好分娩的充分准备

随着预产期的临近，必须准备的事情不止一两件，需要顾及到方方面面。如产后护理、生产的医院、需要准备的物品等。在宝宝出生前，应抱着万事俱备，只欠"分娩"的心态去做好充分的准备。

（1）**决定产后的护理事宜** 随着预产期的临近，必须着手的事情很多，其中一件就是应当事先确定负责产后护理的人选。一般来说，拜托娘家、婆家、亲戚中具有产后护理经验的人进行产后护理的情况较多。近年来，利用产妇护理中心和月嫂的情况也逐渐多起来。

对产妇护理中心的设施和费用等条件要进行仔细地比较和选择，可以直接进行实地考察，选定一个设施及服务完善的场所。另外，选择产妇护理中心时，如果可以，最好向曾经在这里护理过的人了解服务水平。

请月嫂进行登门服务时，应根据产妇的情况商定合理的服务时间，并要尽量挑选经验丰富的护理员。

(2) **选定生产的医院** 准妈妈生产的医院通常就是平时接受产前检查的场所，但是有些准妈妈因为在外地工作就近做产检，或者打算回娘家或婆家附近生产后顺便坐月子，可于预产期之前1~2个月告知产检医师，并且要求在准妈妈手册上详细填写之前产前检查的相关资料。若经诊断为高危妊娠者，应该选择较大规模的医院，母子俩才能都得到万全的照顾。

(3) **准备好住院时的物品** 悉数备齐分娩必备物品，包括住院时必需的物品、新生儿用品、住院过程中产妇必要的用品、出院用品等。怀孕后期发给准妈妈的《待产须知》上，除了列举即将生产的各种征兆外，还应注明住院待产时应携带的物品，包括挂号证、夫妻双方身份证、健保卡、准妈妈健康手册，以及个人日常用品、换洗衣物、产垫等，提早准备妥当才不至于临时手忙脚乱。将这些物品统统装入大旅行袋里，并将旅行袋放置在准妈妈和家人都知道的地方。

一般在自然分娩的情况下，产妇需住院3天；实施剖宫产手术的情况下，产妇需要住院5~7天，因此这期间的必需品和出院时婴儿的必需品都应准备齐全。

注意保持身体清洁

孕晚期，由于汗腺和皮脂腺分泌旺盛，准妈妈头部的油性分泌物会增多，阴道的分泌物也会增多，因此，应该经常洗头、洗澡、换衣服。清洁掉头上的油性分泌物能保持头发清洁、光亮和柔软，全身清洁可以促进血液循环和皮肤的排泄作用。会阴部也应每天清洗，保持清洁，可预防感染。这些措施可以使准妈妈保持良好的心境。

孕期专家指导

怀孕期间，准妈妈的新陈代谢旺盛，身体容易流汗，另外因激素的作用，阴道分泌物增加，容易感染疾病，因此必须特别注意清洁。

准妈妈应避免噪音

越来越多的研究表明，噪音会严重影响人类优生，导致畸形胎儿增多。因此，专家们呼吁孕妇要警惕身边的噪音。

(1) **噪音会损伤胎儿的听觉器官** 噪音对胎儿危害极大,因为高分贝噪音能损坏胎儿的听觉器官。研究证明,那些曾经接受过85分贝以上(重型卡车音响是90分贝)强噪音的胎儿,在出生前就丧失了听觉的敏锐度。

有关专家对131名4~10岁男女儿童(他们的母亲怀孕时曾在声音极为嘈杂的工厂里工作)进行了检查,结果表明,那些出生前在母体内接受最大噪音量的儿童对400赫兹声音的感觉是没有接受过噪音儿童的1/3。

(2) **噪音会影响胎儿智力** 研究指出,构成胎儿内耳一部分的耳蜗从孕妇妊娠第20周起开始成长发育,其成熟过程在婴儿出生30多天时间内仍在继续进行。

由于胎儿的内耳耳蜗正处于成长阶段,极易遭受低频率噪音的损害,外环境中的低频率声音可传入子宫,并影响胎儿。研究表明,胎儿内耳受到噪音的刺激,能使脑的部分区域受损,并严重影响大脑的发育,导致儿童期出现智力低下。

(3) **噪音会导致胎儿畸形** 有关专家对万余名婴儿做了研究,结果证实,在机场附近地区,婴儿畸形率从0.8%增至1.2%,主要属于脊椎畸形、腹部畸形和脑畸形。有关资料表明,在噪音污染区的新生儿体重平均在2000克以下(正常新生儿体重为2500克以上),相当于早产儿体重。

(4) **噪音会导致流产或早产** 噪音能使孕妇内分泌腺体的功能紊乱,从而使脑垂体分泌的催产激素过剩,引起子宫强烈收缩,导致流产、早产。

防辐射服要一直穿着吗

防辐射服对所有的射线包括有益射线都有阻挡作用,所以除了一些辐射环境中要穿以外,其他时间最好还是不要穿。

准妈妈防辐射服的原理就是把金属丝织进衣料里,依靠金属丝的屏蔽作用防辐射,这就好像将物体扣入一个不锈钢碗,不锈钢碗将物体完全覆盖起来,从而达到防辐射效果。这样一来,一些对身体有益的东西也同时被拒绝了,一些自然界的射线照射,如阳光中的紫外线,适度的照射对身体有益,可以帮助胎儿健康发育。

因此,用电脑的准妈妈,只在使用电脑的时候穿着就可以了。

临产前的准备运动

产妇一般都忽略产前运动，她们可能以为产后运动才是最重要的，才能帮助身体早日恢复苗条的身段。其实，适量的产前运动可帮助产妇松弛肌肉和关节，而呼吸控制的练习，可减少分娩时的痛楚及促使产程顺利。

女性怀孕期间常感到腰背痛楚，这是因为体内激素改变，导致盆骨及韧带放松。孕期适度运动，不仅对准妈妈和胎儿都有好处，而且准妈妈将来分娩时间会比不运动时的时间缩短，疼痛也会减轻。研究表朋：女性在怀孕期间如果保持适度运动，将使她们的分娩时间缩短3小时。怀孕时坚持运动的产妇，除了可较快分娩，产后恢复也比不运动的产妇要好些。不难看出，适度运动助分娩，好处多多。

（1）怀孕期间，准妈妈会发生很多身体上的变化，有规律地运动，不仅能使准妈妈很快适应这些变化，而且可以为艰难的分娩过程做好准备。

（2）运动强健肌肉、增强耐力、增加血液循环，帮助准妈妈应付身体承受的额外负担，使身体逐渐适应妊娠和分娩的需要。

（3）适当的产前运动，有助"准妈妈"松弛肌肉，减轻分娩时的痛楚，使得分娩过程更加顺利，更能预防怀孕期间出现的身体不适，例如抽筋、水肿和腰疼，等等。

（4）适当且合理的运动能促进准妈妈的消化、吸收功能，不仅可以给腹中的宝宝提供充足的营养，而且也为准妈妈补充了体力，以利于分娩。

（5）运动可以控制孕妇体重，不至于使体重增加过多。孕期保持合适的体重，会使分娩更容易、更轻松，产后也可在短期内恢复。

（6）孕期的适度运动会消耗母体多余的血糖，降低患糖尿病的危险，而且对宝宝的生长发育有良好的促进作用。

下面介绍几种产前运动方法：

（1）**腰部运动**　目的：分娩时加强腹压及会阴部之弹性，使胎儿顺利娩出。

动作：手扶椅背慢吸气，同时手臂用力，脚尖立起，使身体向上，腰部挺直，使下腹部紧靠椅背，慢慢呼气，手臂放松，脚还原，早、晚各做5~6次。

（2）**腿部运动**　目的：加强骨盆附近肌肉及会阴部弹性。

动作：以手扶椅背，右腿固定，左腿做360°转动（划圈），做毕还原，换腿继续做，早、晚各做5~6次。

(3) **闭气运动**　目的：在分娩时子宫口开全后做，此运动可加强腹压、助胎儿较快娩出。

动作：平躺深吸两大口气，立即闭口，努力把横膈膜向下压如解大便状（平时在家练习时勿真的用力）。每日早、晚各做5~6次。

一般而言，只要在本身状况一切安全的情形下，准妈妈是不会有太多限制的，不过，对于过于激烈、较费力的运动，以及高危险性、容易受伤的活动等最好避免，或者可以在想尝试新的运动之前，先请教医生的意见。

准妈妈要坚持进行产前运动

怀孕、临产阵痛及分娩都会给孕期女性的身体增加很大的负担。如果在孕期经常量力而行地做适当的运动和练习，不仅能帮助孕期女性顺利度过妊娠期，而且对分娩过程和产后体形恢复有好处。

(1) **锻炼骨盆底的肌肉**　目的：骨盆底肌肉有支撑并保护子宫内胎宝宝的作用。女性怀孕后这些肌肉会变得柔软且有弹性，由于胎宝宝的重量，一般会感到沉重并且不舒服，到了怀孕后期，甚至可能会有漏尿症状；在产后，由于下腹部肌肉的松弛，也会影响体形。为了避免发生这些问题，孕期女性应经常锻炼盆底肌肉。

方法：仰卧位，头部垫高，双手平放在身体两侧，双膝弯曲，脚底平放于床面，像要控制排尿一样，用力收紧骨盆底肌肉的力量，停顿片刻，再重复收紧。每次重复做10遍，每日至少3~5次。

(2) **增强大腿肌肉的坐姿**　目的：可以增加孕期女性的背部肌肉，使大腿及骨盆更为灵活，使两腿在分娩时能很好地分开，且能改善孕期女性身体下半部的血液循环。

方法：盘腿坐下，保持背部的挺直，两腿弯曲，脚掌相对并使之尽量靠近身体，双手抓住同侧脚踝，双肘分别向外稍用力压迫大腿的内侧，使其伸展。这种姿势每次保持20秒，重复数次。

(3) **下蹲姿势**　目的：练习这种动作会使准妈妈的骨盆关节灵活，增加背部和大腿肌肉的力量以及会阴部的皮肤弹性，有利于顺利分娩。

方法：如果开始时感到完全蹲下有些困难，可以先扶着椅子练习。两脚稍分开，面对一把椅子站好，保持背部挺直，两膝向外分开并且蹲下，用手扶着椅子。如果感到两脚掌完全放平有困难，可以在脚跟下面垫一些比较柔软的物品。起来时，要扶着椅子缓慢起来，否则可能会感到头昏眼花。

减轻分娩痛苦的呼吸法

科学的呼吸方法可以减轻分娩时的痛苦，准妈妈现在就应该开始练习。首先选择稳固的椅子，要有椅背及把手，坐下时腰肢保持挺直，全身放松，进行呼吸时手部最好用物件承托着。

（1）**高位呼吸** 准妈妈将手肘放在台面或能承托手臂的平面，手轻按于锁骨位置进行，以口轻轻吸气及呼气，频率快及短，吸入的空气只会到达支气管位置。

（2）**中位呼吸** 准妈妈把手臂放在把手上，手轻按于腋下及乳房下位置进行，以鼻吸气以口呼气，频率慢及长，吸入的空气只会到达肺的上半部。

（3）**低位呼吸** 准妈妈把手臂同样放在把手上，手轻按于两旁肋骨底部进行，以鼻吸气，圆形状口形呼气，频率更慢及长，吸入的空气达肺部低位。

什么是拉梅兹呼吸法

拉梅兹分娩呼吸法，通过对神经肌肉控制、产前体操及呼吸技巧训练的学习过程，有效地让准妈妈在分娩时将注意力集中在对自己的呼吸的控制上。从而转移疼痛，适度放松肌肉，能够充满信心地在分娩过程发生产痛时保持镇定，以达到加快产程并让婴儿顺利出生的目的。

（1）**第一产程第一阶段** 子宫收缩时，闭口吸气，用鼻以最大幅度深吸一口气，吸气的时候腹部鼓起，然后用嘴巴缓慢吐气，腹部渐渐自然收缩。该呼吸法每分钟做6~9次。该呼吸法需要每天练习。

（2）**第一产程第二阶段** 此时还是使用腹部深呼吸法，但是要随着宫缩的力度和节奏使用不同的呼吸频率，而且要注意每次吸入和呼出的量要一致。比如：吸气（1-2-3-4），呼气（1-2-3-4）；吸气（1-2-3），呼气（1-2-3）；吸气（1-2），呼气（1-2）；吸气（1-2），呼气（1-2）；吸

气（1-2），呼气（1-2）；吸气（1-2-3），呼气（1-2-3）；吸气（1-2-3-4），呼气（1-2-3-4）。具体呼吸的节奏要根据宫缩的情况自行调节。宫缩的同时还可以用双手在腹部由内向外轻轻按摩，按摩的节奏也要与呼吸的节奏一致。该呼吸法需要每天练习。

（3）**第一产程第三阶段** 先用腹部深呼吸法吸气呼气3次，第4次吸气时，屏住呼吸，用4~5分力气（不要用全力）像解大便一样往下用力，3~4秒钟后吐气。两次宫缩间仍要做进行式放松。该呼吸法到37周后才开始练习。

孕期专家指导

自然生产的疼痛，被公认为最剧烈的痛楚。因此，越接近产期，准妈妈的心情就越紧张、害怕，不过，拉梅兹呼吸法是公认能够有效减痛的方式，准妈妈如果能勤加练习，绝对有助于顺利生产。

（4）**第二产程第一阶段** 宫口全开后，助产师会指导准妈妈用力：两手抓紧产床旁边的扶手像举哑铃一样，两脚掌蹬在产床的脚蹬上使劲往下蹬，同时大口吸气，然后屏住呼吸用全力像解大便一样往下推，直到屏不住时才换气，换气时要快，以免肌肉完全放松，胎头回缩太多，然后再屏气，用力，换气……每次宫缩有3次用力的机会，如果用力得当，可以大大加速宝宝娩出的速度。该呼吸方法不必在产前练习。

（5）**第二产程第二阶段** 胎头出来后，为了防止宝宝身体娩出过快导致准妈妈会阴的剧烈撕裂，助产师要求准妈妈"不要用力"或"缓慢、减轻用力"，此时准妈妈就可根据指示做哈气运动（如同喘息方式的急速呼吸）或是用4~5分力轻轻往下推。该呼吸方法不必在产前练习。

学习拉梅兹放松法

（1）**活动脖子** 准妈妈采取仰卧位，准爸爸在准妈妈头顶处用双手托住其脖子，轻轻抬起，然后再慢慢放下，如此反复。

（2）**肘部运动** 准妈妈采取舒服的坐位，准爸爸在一旁用左手托住准妈妈的右肘关节，按正常运动方向弯曲、伸直。另一侧做同样练习。

（3）**手腕运动** 准妈妈采取舒服的坐位，准爸爸在一旁用右手轻轻握住准妈妈的左手腕，左手捏住准妈妈的左手指上下运动。另一侧做同样练习。

（4）**放松大腿** 准妈妈采取仰卧位，准爸爸用左手握准妈妈的右膝盖，右手握住妻子的右脚腕，按着膝关节运动的方向做画圆运动。另一侧做同样练习。

（5）**放松膝盖** 准妈妈采取舒服的坐位，两臂放在身后撑住身体，准爸爸用右手握住妻子的左膝盖，左手握住妻子的左脚腕，按关节运动的方向，将妻子的膝部弯曲、伸直。另一侧做同样练习。

（6）**放松脚踝** 准妈妈采取舒服的坐位，双腿伸直，准爸爸在一旁用右手握住准妈妈的左脚踝，左手握住左脚脚趾，前后运动，放松肌肉。另一侧做同样练习。

六、祛疾检查保健康

应了解本月的检查项目

（1）**血压检查** 留意有无突然的血压变化。

（2）**尿检检查** 有无感染，测量蛋白质含量（高血压的参照值）和糖分含量（糖尿病的参照值）。

（3）**体重检查** 妊娠最后1个月体重增长11～16千克都属于正常范围。

（4）**测定子宫大小** 通过超声波或内诊检查，测定子宫的大小。

（5）**多普勒检查** 测定胎儿的心跳强度和频率，了解胎儿的健康状况。

注意孕晚期的临产信号

妊娠末期的危险信号包括出血、下腹部疼痛、痉挛和意识障碍、破水等，有这些现象时必须立即请医生诊治。

（1）**出血** 临近预产期时，由于子宫颈管短缩或软化所产生的子宫黏液或卵膜与子宫壁摩擦而产生少量出血是分娩开始的征兆，一般情况下不必惊慌。但上述情况如果发生在妊娠37周以前的话，是早产的预兆，一定要赶快接受诊查治疗。

此外，妊娠末期的剧烈性交会使阴道内的非病原性细菌活性化，并透过子宫颈管在子宫内引发炎症，发生卵膜炎而造成出血、破水而引发子宫收缩。如果像流水般流出新鲜的血液，血块的量也在中等以上，应立即去医院就诊。

有些时候由于外阴部或阴道内的静脉瘤破裂，也会大量出血。这时应采取措施止血，然后急诊治疗。

倘若胎盘位于正常位置却突然剥落，也会造成大量出血，此种情形称为常位胎盘早期剥离。其原因以妊娠中毒症最多，其次是外伤所致，必须施行紧急手术。

(2) 下腹疼痛　即使是轻微的下腹部疼痛，只要是呈周期性的，便可能是子宫收缩所产生的阵痛。倘若不伴随少量出血或破水的话，便是早产。为避免早产儿的出生，应该迅速到医院急诊。

剧烈的下腹部疼痛往往伴随着痉挛性的子宫收缩和常位胎盘早期剥离，此时准妈妈的疼痛呈持续性，会出冷汗，脸色很难看，神志有逐渐昏迷的倾向。产生这种情况也以妊娠中毒症的准妈妈较多。

另外，当腹部受到强烈的冲击后，胎盘会出现早期剥离现象，经过数小时会发生与剧烈腹痛同时存在的撞击症状，最后有可能导致整个胎盘剥落，从而演变成十分严重的情况。所以，妊娠末期的准妈妈一定要留意，不能让自己特别是腹部受到撞击。

(3) 痉挛和意识障碍　有些妇女本身并无癫痫症，但是在妊娠末期、分娩中或产褥期，却会发生意识逐渐模糊的痉挛，这是称为"子痫"的妊娠中毒症的剧烈症状，是脑部水肿造成的。但是，这种情况通常并非突然发生的。在此之前会先出现全身水肿、高血压等情形，检查尿液则会发现有高蛋白排出。

严重的脑水肿也会导致准妈妈产生意识障碍和痉挛，若遍及胎盘与子宫筋络的话，则会出现常位胎盘早期剥离。必须立即送医院诊治，尽快催生。

(4) 破水　有的准妈妈在不知不觉中会感觉内裤突然湿掉或排出如水般的黏液，这就是各种不同形态的破水。

发生破水的原因有上行感染、子宫颈管弛缓、举提笨重的东西、不适当的劳动、上下陡急的楼梯、剧烈的性交等。在妊娠中、末期的日常生活中，必须尽量避免前述的不当行为。一旦破水，阴道内的细菌会往子宫内上行，造成胎儿感染、异常等，此时应立即住院，以防止感染及早产。

子宫颈管弛缓症在妊娠的例行检查中，很容易便可诊断出来，可及早对症治疗以防止破水。由此可见，妊娠期的例行检查必不可少，准妈妈们必须慎重对待。

分娩征兆有哪些

这个月里，准妈妈随时都可能会分娩，所以准妈妈和家人都要清楚了解分娩的征兆，做好分娩前的所有必要准备。多数准妈妈能预测预产期是哪一天，但却无法预测是什么时刻。一般来说，即将分娩时子宫会以固定的时间周期收缩，收缩时腹部变硬，停止收缩时子宫放松，腹部变软。另外，还有一些变化：

（1）准妈妈感觉胎宝宝好像要掉下来一样，这是胎宝宝头部已经沉入骨盆的缘故。这种情况多发生在分娩前的1周或数小时。

（2）阴道流出物增加，这是由于孕期黏稠的分泌物累积在子宫颈口，由于黏稠的原因，平时就像塞子一样，将分泌物堵住。当临产时，子宫颈胀大，这个塞子就不起作用了，分泌物就会流出来，这种现象多在分娩前数日或在即将分娩前发生。

（3）水样液体的涓涓细流或呈喷射状自阴道流出，这叫作羊膜破裂或破水，这种现象多发生在分娩前数小时或临近分娩时。

（4）有规律的痉挛或后背痛，这是子宫交替收缩和松弛所致，并且随着分娩的临近，这种收缩会加剧。另外，由于子宫颈的胀大和胎宝宝自产道中产出，疼痛是必然的，这种现象只是发生在分娩开始时。

监护宝宝的脐带安全

胎儿的健康平安是准妈妈最大的期盼，但是像脐带扭转、缠绕等意外事故，事前毫无征兆，准妈妈应该对这样的情况有所了解。

（1）关于脐带的知识　脐带连接于子宫的胎盘和胎儿的肚脐之间，脐带是由母体供应胎儿氧气与营养成分以及胎儿排出代谢废物的专用通道，也可以说是胎儿赖以生长发育和维系生存的生命线。一旦脐带血流遭到外力阻碍，直接危及胎儿的健康，轻微阻碍者只是产生短暂的缺氧现象，持续严重阻碍者将导致胎儿窘迫甚至胎死腹中。

（2）**脐带过长或过短带来的问题**　每个宝宝的脐带长短不一，大都介于30～70厘米之间。影响脐带长度的因素包括羊水量多少与胎儿的活动性。脐带太短可能会因为牵扯而导致胎位异常、胎盘早期剥离、脐带内出血或分娩后子宫外翻，脐带太长则较易并发脐带打结、缠绕、脱垂、血管栓塞等问题。

羊水增多和脐带过长较易合并脐带缠绕胎儿身体，最常缠绕的部位是颈部，分娩时看到脐带绕颈的婴儿并不稀奇，原则上，胎头的活动性较小，只要脐带没有被勒紧，通常不会危害胎儿健康。但若脐带缠绕胎儿的四肢，或者不只是缠绕一个部位以上，比较有可能因为胎儿肢体的活动方向维持固定不变而导致脐带扭转，发生意外。而在单一羊膜腔内的同卵双胞胎，两条脐带相互缠绕是发生胎死腹中的主要原因之一。

> **孕期专家指导**
>
> 脐带打结可影响脐带血流的通过，从而影响到宝宝氧和二氧化碳的代谢，使宝宝出现胎心率减慢，严重者可能出现宝宝缺氧，甚至可导致宝宝宫内窘迫，甚至宝宝死亡。

（3）**脐带扭转**　由于胎儿在子宫里面会自己活动，正常状况下脐带本身就存在着某个程度的扭转，但是一旦扭转的程度严重到阻碍脐带的血流，很快地就会胎死腹中。发生脐带扭转的位置大都是在靠近胎儿身体的部分，扭转处血管管径缩小，缺乏胶状物质包覆。脐带扭转属于一种突发的意外状况，导致扭转的真正原因不太清楚。虽然脐带问题无法预测和避免，但应该通过科学的方法监测胎动、胎心率，及早发现异常情况，挽救胎儿生命。

准妈妈需要立即住院的情况

有分娩先兆后，如果住处离医院较远者，就应当去医院观察，等待分娩开始；若距离医院较近者，可以稍加等待，等到每分钟1次的规律宫缩出现，并且持续1～2小时后再去医院，如果产程进展较快，宫缩变紧，就要抓紧时机去医院，有过急产史者应当提前入院待产。

当出现下面所说的几种情况，应立即送到医院，千万马虎不得：

（1）**破水时**　即表示已开始生产，所以不论白天或夜晚，都应立刻入院。先垫上一层厚厚的脱脂棉，再用丁字带固定，然后马上坐车到医院。

（2）只流出带血的分泌物，但收缩仍不规则时 不必急着送准妈妈上医院。先观察情况，等子宫每隔 20 分钟持续 30 秒以上的规则性收缩时，再入院待产即可。

如果到医院的车程在 1 小时之内，此时再送医院时间仍绰绰有余。如果是在家生产需联络助产士，时间也十分充裕。但是当阴道流出大量带血的分泌物时，即使尚未感觉有规则的收缩，也表示生产已进行到相当的程度。尤其是经产妈妈出现这种情况时，即使毫无收缩的感觉，也要马上住院比较安全。

（3）子宫已有规则的收缩，但尚未出血时 如同前项，先观察情况再伺机而动。不论是否有出血的现象，只要收缩的间隔缩短、增强，且每次持续 30 秒以上时，就要立刻住院。

晚期呼吸困难怎么办

妊娠晚期，逐渐增大的子宫将横膈往上顶，膈肌的活动受到限制，妨碍了正常的呼吸，胸腔变小，心肺活动也受影响。除此之外，血液容量增加也会加重准妈妈的心脏负担，由此容易使准妈妈出现呼吸短促。当准妈妈从事稍微用力的活动甚至讲话时会有透不过气的感觉，特别在闷热的夏天或人多、空气不流通的地方，这种憋气和呼吸困难的感觉更加明显。这也是属于较常见的妊娠生理现象。

当遇上呼吸困难的情况时，应尽量避免到太拥挤的公共场所，多到户外呼吸新鲜的空气；衣着要宽松，避免穿着较紧的胸衣、内衣、内裤和外装；避免在空气不够流通的场所久留；尽量多休息；睡觉时可将枕头垫高，采取半卧位或侧卧姿势。

伴随着宝宝的第一声啼哭，十月怀胎的艰辛历程宣告结束。然而，整个孕产期还要经历一段时间。此时，新妈妈要努力恢复身体，而宝宝需要健康成长。产后护理、饮食、防病，是新妈妈必须要重视的一个阶段，切不可因为一时的疏忽，让身体留下某种终生顽疾。宝宝刚出生，抵抗力还不够健全，需要家人细心地呵护。总之，只有得当的产后护理，才能让母子平安，家庭幸福。

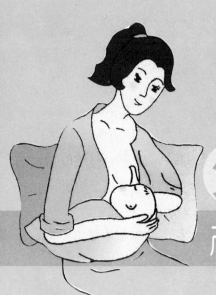

第三篇

产后护理，母子平安最重要

妈妈篇

"坐月子"是东方人，尤其是亚洲人特有的习惯。经历了10月怀胎的辛劳和分娩时的紧张、消耗，接着就要面临养育、教育宝宝的严重挑战。产后"坐月子"阶段是休息、静养和补充营养的调理机会，是让自己休养生息的缓冲阶段。西方发达国家对女性产后照护的重点，是通过补充营养、加强运动恢复体力。殊途同归，吸取传统坐月子方法的长处，结合现代医学知识，是产后康复的最佳方案。

产后护理——注重保健，呵护女性健康

什么是产褥期

胎儿出生后，胎盘自母体排出，从这时开始，产妇进入了产后恢复阶段。这个阶段在生理变化上是一个很大的转折时期。因为在妊娠期间，母体的生殖器官和全身所发生的一系列变化，都要在产后6～8周内，逐步调整以至完全恢复，医学上就把这段时间叫做产褥期。

产妇把胎儿和胎盘娩出后，虽立刻就感到十分轻松，但却非常疲倦。有的人就想休息，希望好好地睡上一觉，也有的人感到饥饿，想饱餐一顿，这些都属于正常现象。产后的体温多半正常，遇有产程延长或过度疲劳时，体温可能略有升高，一般不超过38℃，次日多能自行恢复，不需特殊处理。产后由于胎盘循环的停止，子宫缩小，再加上卧床休息，活动少，以及分娩后的情绪放松等原因，脉搏往往比较缓慢，但很规律，每分钟60～70次，于产后1周左右逐渐恢复正常。妊娠期间的生理性贫血，在产后2～6周渐渐自然

恢复。产褥早期白细胞增多，产后 1 周左右可下降至正常。大多数人的血沉，可在 6～8 周恢复正常。

腹壁松弛恢复的快慢与程度，和产后是否运动或锻炼有关，产后很早就开始在床上做产褥体操，并继续进行锻炼的人，腹肌张力恢复得就快。腹壁正中线的色素可逐渐消退，腹壁上的妊娠纹也由红色变成白色的陈旧妊娠纹。

产后多久可以下床活动

自然分娩的过程是一个非常消耗体力的过程，一般产后孕妇会感觉非常疲倦，这时应保证足够的休息和睡眠，避免过度兴奋或疲劳，以保证充足的体力哺育孩子和自身的尽早恢复。但应注意的是，为促进子宫和腹壁肌肉的恢复，防止静脉血栓的发生，产后也需尽早下地活动。一般情况下，自己生产的产妇可以在产后 24 小时后下地稍事活动，如扶着床边走走，以后再逐渐增加活动量。有侧切伤口或剖宫产的产妇可以再推迟一天下地活动。

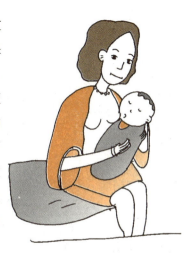

产后属正常反应的症状有哪些

（1）**产后全身发抖或寒战**　胎儿一娩出，产妇全身感到轻松，有时出现全身不可控制的抖动，有的会出现寒战，但通常不出现明显高热，这属于正常现象。

（2）**子宫收缩痛**　产出第 1～2 天，子宫一阵阵收缩引起腹疼，称为宫缩痛，常在喂奶时加剧，3～4 天后便可自然消失。

（3）**出汗**　婴儿出生后，积存在母体的大量废物和多余水分必须通过排尿和出汗排泄出去。因此，产后汗腺分泌机能加强，汗腺分泌增多，以致出汗多。产后出汗多发生在睡眠和初醒时，常在数日内自行好转，这是正常的生理现象，并不是体虚的表现。

(4) **体温升高** 产后体温多在正常范围内，若产程延长，过度疲劳，体温可以在产后最初24小时内略升高，一般不超过38℃。

(5) **会阴部疼痛及水肿** 分娩时由于胎头的压迫或由于胎头娩出时会阴部轻度擦伤，会出现会阴部疼痛或水肿，通常也在数日内逐渐消失。如果分娩时行会阴侧切，自然会出现局部伤口疼痛。

(6) **产后尿多** 前面已提到在妊娠期间母亲体内积蓄大量水分，在产后必须通过排尿的形式排出，所以产后尿量会明显增加，勤解小便对机体康复是有利的。

产后应怎样穿着

(1) **以纯棉制品为好** 产妇乳罩、内衣、内裤等禁用化纤制品。化纤的纤维易堵塞乳腺管，可以造成产后无奶或缺奶，还可能引起皮肤过敏。

(2) **外衣要柔软** 外衣不仅要柔软，而且透气性要好；天热季节不必穿长衣长裤，以免生痱子和中暑。

(3) **衣着应宽大舒适** 牛仔裤、束胸等不利于血液循环，特别是会影响乳房血液循环，压迫乳房堵塞乳腺管易致乳痈。因此，产后衣着应略宽大，腹部可适当用布裹紧，以防腹壁松弛下垂，也有利于子宫复原。但绝不能把腰腹勒得过紧，而导致子宫下垂、盆腔血流不畅及腹内肾、肝、脾、胃、肠等脏器受压，影响呼吸等。

(4) **不能穿戴过多** 有的产妇认为坐月子时衣服穿得越多越好，棉衣厚被，捂头捆腿，不分冷热，不分冬夏。多穿多捂，这样身体过多的热不能散发出去，结果出汗更多，使体虚无力，抗病能力下降，不仅易患感冒，天热时还会发生中暑。产后衣着应根据气温变化增减，夏天可穿单薄衣服，不一定要穿长袖衣、长裤、包头等，如觉肢体寒冷，可穿长袖衣。

(5) **衣服要勤换** 产妇皮肤排泄功能较旺，出汗多；或有些产妇易漏奶，经常浸湿衣服；产后阴道排出血性恶露等，故产妇要勤换衣服，特别是内衣更要常换，在产后的最初10天内，内衣、内裤要1天1换，以保持卫生，防止感染；被罩、床单也要勤洗勤换，保持清洁、干燥。应注意的是，千万不要穿脏而湿的衣服，更换衣服时要避免感冒。

(6) 鞋子宜软　以布鞋为佳，要穿舒适而吸汗性能好的平底布鞋，勿穿硬底鞋，也不要穿塑料拖鞋，更不能穿高跟鞋，以防产后足底、足跟痛或下腹酸痛。袜子应选择纯棉线或毛线编织的。产后不要赤脚，赤脚会受凉，引起脚痛，对身体不利。

产后怎样护理乳房

新妈妈在养育宝宝的过程中往往要做出一些牺牲，如体形的改变，尤其是哺乳导致的乳房的变化。如何在产后依旧保持乳房的魅力呢？

（1）哺乳时不要让宝宝过度牵拉乳头，每次哺乳后，用手轻轻托起乳房按摩10分钟。

（2）每天至少用温水清洗乳房2次，这样不仅有利于乳房的清洁，而且能增强韧带的弹性，从而防止乳房下垂。

（3）哺乳期不要过长。

（4）坚持做俯卧撑等扩胸运动，使胸部肌肉发达有力，增强对乳房的支撑。

产妇月子里可以梳头吗

一些产妇在月子中从不梳头，认为梳头会招风，老来患头风、头痛。其实，分娩后，汗腺分泌旺盛，如果不梳洗头发，时间长了蓬头垢面，气味难闻，很不卫生。经常梳头，既能保持头发清洁，又能加速血液循环，供应营养，达到防止脱发的目的。若头发过长，黏结难理，宜缓慢梳理，不使扯痛头皮为宜。最好于产前将头发剪短，便于产后梳理。为了防止脱发，也可采用按摩头皮的方法：用十指揉搓头皮，从前额经头顶到后枕部，也可用十指尖像梳头一样梳理头皮，以改善头皮血液循环，增加毛囊的营养供应，促进新发生长。

如何处理恶露

恶露的处理可用消毒棉，容易过敏的人也可以自己制作。将脱脂棉剪成5

厘米大小，经过煮沸消毒后浸泡在2%的硼酸水或来苏液中，或者浸泡在稀释1000倍的消毒皂液中。随之将消毒过的脱脂棉装入带盖的容器中，这样使用起来很方便。脱脂棉煮沸的时间只需要5分钟即可。

更换脱脂棉时应在排尿排便之后，一定要在洗过手之后进行。在擦拭便尿的时候，要由外阴部向肛门方向擦拭。如果相反进行的话，就会把肛门部的杂菌带入分娩后留下的外阴部的伤口中，有引起感染的可能。

再者，不许用同一块消毒棉擦两次。每擦一次要更换一块。消毒后要立即垫上新的布巾或脱脂棉，随后系上丁字带或月经带，垫脱脂棉时，要把纱布垫在上面，否则棉絮就会粘在外阴部上。

怎样护理会阴侧切后伤口

会阴侧切术是指在会阴部做一斜形切口，它是产科最为常见的一种手术。据统计，目前经阴道分娩的产妇，会阴侧切的比例已高达86%。由于局部的解剖结构关系，会阴侧切时不能保证无菌条件，同时，因大小便及阴道恶露的流出，随时有感染的可能，因此，分娩后对侧切伤口的调护是十分重要的。

（1）**注意保暖** 一般产妇分娩后2小时回到产科休养室，要垫好会阴垫，卧床休息，注意保暖。并鼓励尽早小便。

（2）**安静休息** 应尽量减少探视人员，以保证产妇安静休息。

（3）**注意清洁卫生** 为保护会阴侧切伤口，便后应用清水擦浴，随时注意局部的清洁卫生，并时刻注意阴道流血情况。产妇如自感肛门处有坠胀感，应警惕会阴、阴道血肿的发生。一旦伤口剧痛，触有明显硬结或有脓液流出，需及时医治。

（4）**侧卧** 平时睡眠或卧床时，最好侧卧于无会阴伤口的一侧，以减少恶露流入会阴伤口。

（5）**坐浴** 为减轻会阴疼痛，加速伤口愈合，产妇可以从产后第7天开始，用1∶5000的高锰酸钾水溶液坐浴，每天2次，每次15分钟。

（6）**注意饮食调护** 会阴侧切的产妇，饮食调护同一般产妇的饮食。

产妇应注意劳逸结合

产妇既不能卧床不动,也不宜过早、过量活动,也不可长期站立,觉得稍累应躺下休息。由于产后腹肌、盆底肌、子宫韧带松弛,若下床活动过多、过早、用力过猛,可导致子宫下垂、痔疮、脱肛等。中医认为,"产后气血虚弱,过早、过劳则使已伤之气血复伤,难以预期康复"。产妇在产后长久看电视,久听自己喜欢的乐曲,或当见到自己的好友而久语,对身体健康是不利的。中医认为"久视伤血""话多伤气""久听伤神"。可见,一切过激的行为,超越自己体力承受的范围,均会造成身体损伤。

由于产妇刚生下孩子时身体虚弱,需要充分调整才能复原。故产妇要注意充分休息,但完全卧床不活动对产妇不利。一般情况下正常产24小时以后,便可以下床活动;年龄稍大的产妇,于产后32小时起床活动。产后3~5天,可在床上多躺着休息,做产后保健操,这样可以防止子宫下垂和加快身体康复,以后就要下床多活动。产后10~20天内,应自理日常生活,产后20天以后,便可下床漫步。如果产妇有创伤、感染、难产、手术及其他并发症,其休息和活动的时间、范围,宜根据具体情况,或在医生指导下掌握。当伤口和感染控制后,就应当按时下床活动锻炼,但活动的时间和范围都应比正常产减少。适当活动可避免手术后的粘连。如下床活动有困难,也应在床上翻身,或做抬腿、坐卧活动。

中医认为"动则生阳",活动能使人体产生阳气,使五脏六腑功能旺盛,气血调和,经脉流通。"静则生阴",适当休息,能助阴血增长。"久卧伤气",产后卧闲过久,正气受损,而出现倦怠乏力、气短、懒言、脏腑功能减弱等病症。正因为此,产妇要注意劳逸结合。

产妇怎样采取睡卧姿势

产妇及其家属,特别是有老人侍候月子时,都喜欢将婴儿放在产妇身边,睡在同一个被窝里,以方便产妇哺乳。实际上这种方式是不妥当的。一方面,产妇睡卧总是采取一种姿势,活动时总担心不小心会压着孩子或者弄醒孩子,这样产妇睡觉时总是很紧张，影响休息。另一方面也不利于婴儿的清洁卫生。所以，不要让婴儿和产妇同睡在一个被窝里。可以将婴儿放在婴儿床上或放到产妇的床边，这样产妇睡卧时可以采取自由舒适的姿势。但最好不要平卧，或者平卧时间不要太长，以免导致子宫后屈或产后腰痛。可以采取侧卧、俯卧等姿势，不但可以纠正子宫后屈，还有利于恶露的排出。哺乳时，用肘关节支撑的时间不宜过长，以免引起关节痛。

产妇多长时间能来月经

产后第一次月经通常是不排卵的，未哺喂母乳的妈妈大约产后10周才会排卵，最早则可在产后6周排卵。如哺喂母乳，则排卵可延长至28周左右。故哺喂母乳的妈妈何时排卵、何时来月经，取决于其哺喂母乳的时间长短。产后若不哺乳，月经多在4~8周内复潮。

产妇洗澡应注意的事项

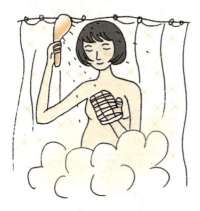

产后汗腺分泌活跃，容易大量出汗；乳房胀满，常有奶水溢出；下身有恶露，因此需比平时更注意清洗。一般产妇在产后1~5天便可以洗澡，但是不应早于24小时，且以淋浴为主。月子里产妇洗澡应注意什么呢？

（1）**注意气温变化** 产妇虽应常洗澡，但身体虚弱，抵抗力差，易受风寒侵袭，因此产后洗澡要注意气温变化，严防风、寒、暑、热乘虚侵入。产后洗澡要做到"冬防寒、夏防暑，春秋防风"。冬天淋浴，必须避风，浴室宜暖，浴水须热，但洗浴时不能大汗淋漓，夏天浴室要空气流通，浴水如人体温，约37℃，不可贪凉用冷。产后受凉，易患月经不调、身痛等症。

（2）**洗澡时间不宜过长** 每次淋浴5~10分钟。

（3）**水温适宜** 淋浴水温调节至34~36℃时，刺激轻，效果好。室温在

20℃最为合适。

(4) **迅速擦干**　洗澡后要迅速擦干身体,穿上衣服,避免吹风受凉。

(5) **淋浴为佳**　没有淋浴条件的,可以站在盆内用水桶浇水淋浴,但绝不洗盆浴,至少6周内不宜洗盆浴或在大池洗浴,以免不洁脏水进入生殖道引起感染。但出血过多、体质差的产妇,不宜淋浴,可改擦浴。

(6) **避免空腹洗澡**　洗澡前应避免空腹,以防发生低血糖反应,引起头晕等不适。饮食后也不宜立即洗澡,以免影响食物的消化。浴毕宜进少许饮食,以补充耗损的气血。

产后饮食——均衡营养,加速身体恢复

产后宜多吃鲤鱼

民间产妇多喜吃鲤鱼,但一般说不出吃鲤鱼的好处,有的则说"鱼能撵余血"。所谓"余血",主要是指恶露。鱼为什么能排出恶露?恶露的排出与子宫的收缩力关系密切,当子宫收缩时,肌纤维缩短,挤压血管,将子宫剥离面的毛细血管断端的余血挤压出去,排入宫腔内;子宫收缩时又将残留在宫腔内的坏死蜕膜细胞和表皮细胞,经阴道并带着阴道内的黏液,排出体外。

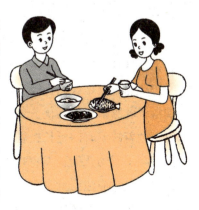

若子宫收缩不良,则剥离面断端的血管开放以致宫腔积血,恶露增多,恢复时间延长。凡是营养丰富的饮食,都能提高子宫的收缩力,帮助撵余血。鱼类有丰富的蛋白质。据中医研究,鲤鱼性平味甘,有利小便、解毒的功效;能治水肿胀满、肝硬变腹水、妇女血崩、产后无乳等病。有这样的单方:用活鲤鱼1尾,重约500克,黄酒煮熟吃下,或将鱼剖开,除内脏,焙干研细

末，每早晚用黄酒送下。《食疗本草》也有记载："鲤鱼鳞烧，烟绝，研细，用酒送服，方匕七（约3克），可破产妇滞血。"也就是说可以治疗妇女产后淤血留滞子宫的病变。这些记载说明，产后用鲤鱼确有效验，鲤鱼确实有帮助子宫收缩的功效。

此外，鲤鱼还有生奶汁之作用。所以，产后适当多吃些鲤鱼是有道理的。

产后宜吃蔬菜水果

有些人以产后宜温为由，认为蔬菜大多为凉性的，产后应多吃荤菜、鸡蛋补充体力，不吃或少吃蔬菜。其实，大多数蔬菜只要经过适当的烧煮，性味不一定是寒性的。且蔬菜中含有大量的维生素，对于新妈妈的精神恢复大有好处。蔬菜中的水分和纤维素、水果中的果胶对防止产后便秘也是有利的。所以产后仍应多吃蔬菜，适当地吃水果。在天气炎热的夏天，适量地吃水果还能防止中暑。

产后宜吃含碘食物

哺乳妇女的碘营养对于婴幼儿的脑发育也是十分重要的。

乳腺具有浓集碘的能力，以保证婴幼儿的碘营养，这体现了母亲对婴儿的保护功能，也是我们积极提倡母乳喂养的根据之一。如果哺乳期供碘不足，初期由于乳腺浓集碘而优先保证了婴儿的碘供应，母亲本身可能处于碘不足状态，随着缺碘时间延长，乳汁中碘含量则会下降，最终造成婴幼儿碘缺乏，从而影响了婴幼儿的脑发育以及全身的生长发育。这里要提醒那些非母乳喂养的婴儿父母应注意此期间孩子的碘补充。还应注意，婴幼儿与其他人群不同，他们每日对碘的摄入量应大于排出量，才能满足其甲状腺储备碘逐渐增加的需求。一个足月婴儿的碘摄入量至少为15微克/（千克·日），早产儿应为30微克/（千克·日）。为达到这一水平，理论上乳汁中碘含量对足月婴儿来说应为100微克/升，对早产儿应为200微克/升。根据这些考虑，世界卫生组织等国际组织推荐婴幼儿的每日碘摄入量为：0~1岁为50微克，2~6岁为90微克；哺乳妇女同孕妇一样，每日碘摄入量应不低于200微克。

产后宜多吃芝麻

芝麻营养极其丰富，每100克芝麻中含有蛋白质21.9克、脂肪61.7克、钙高达654毫克、磷368毫克，铁的含量更是惊人，竟达到50毫克之多，为各类粮油食物之冠，另含油酸、亚油酸、花生酸等，还含有芝麻素、芝麻酚、维生素E、多缩戊糖、卵磷脂等。此外，还含有脂溶性维生素A、维生素D、维生素E等。中医认为，芝麻有填精、益髓、补血、补肝、益肾、润肠、通乳、养发的功能。这对产妇增强补中健身、和血脉及破积血等有良好作用。产妇多吃芝麻，对哺乳的婴儿健脑也非常有益。

产后宜饮牛奶和高质量的清汤

牛奶适宜产妇饮用。牛奶除了不含纤维素外几乎包含了人体所需要的各种营养素，是最佳营养保健品之一。牛奶所含的蛋白质是完全蛋白质，含有丰富的人体所必需的氨基酸和钙、磷、铁等矿物质及多种维生素，是人体补钙的优良食品。中医认为，牛奶有补虚羸、益肺胃、生津液、润大肠等作用。产妇可根据自己的饮食习惯，每日饮用250～500毫升牛奶，以利健身。

产妇应适当饮用鸡汤、鱼汤、肉汤、排骨汤、猪蹄汤等，因为这些清汤营养价值高，含有易于人体吸收的蛋白质、维生素及矿物质，且味道鲜美，可刺激胃液分泌，提高食欲，能够促进泌乳。这些汤可以互相调换着吃。产妇易出汗和分泌乳汁，需水量要高于一般人，因此适量喝汤十分有益。在饮汤时，鸡肉、鱼肉等可连同汤一起食用。

产后忌吃巧克力

产妇在产后需要给新生儿喂奶，如果过多食用巧克力，会对哺乳婴儿的发育产生不良的影响。

因为巧克力所含的可可碱，会渗入母乳被婴儿吸收，并在婴儿体内蓄积。久而久之，可可碱会损伤神经系统和心脏，并使肌肉松弛，排尿量增加，造成婴儿消化不良，睡眠不稳，哭闹不停。

产妇经常吃巧克力，还会影响食欲，并可使身体发胖，而造成必需营养素的缺乏，这会影响产妇的身体健康，也直接影响婴儿的生长发育。

产后忌吃太咸、太酸的食物

妇女产后有乳房下垂的现象，很多人认为是给婴儿喂奶的缘故，其实，这并不是主要原因。除乳房外，其他部位如眼皮、脸颊、颌、上臂、腹、腿等所有肌肉都会出现松弛及产生皱纹的情况，这种现象与产后的饮食调养有关。产后应少吃太咸或太酸的食物，盐在体内会产生凝固水分或血液的作用，对产妇健康不利。

而酸类食物虽可减肥，但对于产后易疲劳的身体来说，会导致肌肉无力及下垂松弛。所以，如要早日恢复苗条及富弹性的身段，便要谨慎选择食物及多做运动。

产后忌喝茶

产妇不宜多喝茶，这是因为茶叶中含有鞣酸，它可以与食物中的铁相结合，影响肠道对铁的吸收，从而引起贫血。茶水浓度越大，鞣酸含量越高，对铁的吸收影响越严重。茶叶中还含有咖啡因，饮用茶水后，使人精神兴奋，不易入睡，会影响产妇休息，还可通过乳汁进入婴儿体内，也会使婴儿精神过于兴奋，不能很好睡觉，容易出现肠痉挛和忽然无故啼哭的现象。

产后忌多吃味精

为了让婴儿不出现缺锌症，产妇应忌吃过量味精。一般而言，成人吃味精是有益无害的。因为味精内的谷氨酸钠会通过乳汁进入婴儿体内，过量的谷氨酸钠对婴儿，尤其是13周内的婴儿发育有严重影响，它能与婴儿血液中的锌发生特异性的结合，生成不能被机体吸收的谷氨酸，而锌却随尿排出，从而导致婴儿锌的缺乏。这样，婴儿不仅出现味觉差、厌食，而且还可造成智力减退、生长发育迟缓等不良后果。

产后忌吃炖母鸡

很多产妇产后尽管摄入很多营养,但奶水不足,达不到用母乳喂养婴儿的要求。产后奶水不足的原因很多,其中一个重要方面是产后吃了炖老母鸡。

产妇产后吃炖母鸡,为什么会导致奶水不足呢?

这是因为产妇分娩后由于血液中雌激素和孕激素的浓度大大降低,催乳素才会发挥促进泌乳的作用,促使乳汁分泌。但是产妇产后吃炖老母鸡,由于母鸡的卵巢和蛋衣中含有一定量的雌激素,因而血液中雌激素浓度增加,催乳素的效能就因之减弱,进而导致乳汁不足,甚至完全回奶。

雄激素具有对抗雌激素的作用,公鸡睾丸中含有少量的雄激素。因此,产妇产后若吃一只清炖的大公鸡,连同睾丸一起食用,无疑会促进乳汁分泌增多。但如发现乳头不通,即乳房发胀而无奶时,切勿吃公鸡发奶,否则会引发乳腺炎。

产后防病——密切观察,恢复往日风采

静脉栓塞的预防

静脉栓塞是孕产妇最容易发生的一种疾病,而且以下肢发生静脉栓塞最为常见,还可发生于门腔静脉、肠系膜静脉、肾静脉、卵巢静脉及肺静脉等。深静脉栓塞是围产期(孕期28周到出生后7天)的一种严重并发症,应当引起警惕。孕产妇容易发生静脉栓塞的主要原因有二:一是血液中引起凝血的因素多了,而溶解血块的因素少了;二是静脉血管血流速度变慢,深部静脉受压,血流淤滞,再加上活动少,静脉中处于高凝状态的血液容易凝结成块(即血栓)而阻塞血管(即栓塞)。

所以,对孕产妇来说,预防静脉栓塞的最好办法是活动。在妊娠末期,不要因为行动不便而停止活动,应坚持散步或做适量家务。产后第1周是静脉栓塞的多发期,产妇应早下床,并做适量活动,即使是手术后也应尽量在床上做翻身、伸屈肢体等运动。只要深部静脉血管内的血能不停地流动,血栓就难以形成。当然,产前产后还要严密观察,一旦出现发热,必须警惕是否发生静脉炎,如果发现下肢肿胀、疼痛、发凉、青紫等情况,要及时就医。

产褥期感染与预防

分娩后生殖道的感染叫产褥感染,又叫产褥热。出现时间从产后 1~2 天开始到 10 天之内。产褥感染是产妇死亡的重要原因之一。

产褥感染由细菌感染引起。引起感染的细菌种类很多,主要有厌氧性链球菌、溶血性链球菌、葡萄球菌、大肠杆菌等,多数病例为几种细菌引起的混合感染。细菌的来源主要有自身感染和外来感染两种。

自身感染是指临产前细菌已侵入产妇的生殖道内。较常见的细菌是厌氧链球菌,通常寄生在产道内,平时不致病,产后机体内在环境改变或产道损伤时细菌便可侵入而致病。原来已经寄生在身体其他部位的细菌,也能经血液循环或手的接触,传播至生殖道引起感染。

外来感染是指产前、产时或产后,细菌从外界进入产道。如接生用的器械、敷料、手套等消毒不彻底时可能带入致病菌,细菌也可能通过空气传播给产妇,产妇盖的被褥、产后的恶露都存有细菌,临近预产期的性交、产后卫生习惯差等因素均可使外界细菌侵入产道引起感染。

细菌侵入后,由于细菌毒性的强弱和机体抵抗力的不同,病程的轻重和发展也不同。轻者使会阴部伤口局部感染。如果细菌由胎盘剥离面侵入,则可扩展到整个子宫内膜和肌层引起炎症。

大量细菌内外扩散,可引起盆腔结缔组织炎、急性输卵管炎、腹膜炎、血栓性静脉炎、脓毒血症或败血症等。如果细菌毒性强而机体抵抗力低,可发生感染性休克,甚至死亡。

产褥感染应以预防为主。首先要加强孕期保健,治疗各种孕期并发症,增强孕妇抵抗力;妊娠末期避免盆浴及性交;接生用具要彻底消毒,接生时避免过多和不必要的阴道检查及肛查;产褥期注意个人卫生,保持外阴清洁;产后早期就应起床活动,做产后保健体操,增强体质;产后发热时,不要滥用退热药,要经医生检查后针对病因予以治疗。

产后贫血的防治

大多数正常分娩的产妇，在产后由于体内多余水分的排除，体内血红蛋白浓度有所上升，可以达到正常水平。而有少数产后妇女由于生产时出血较多，如剖宫产、产后出血等可引起失血性贫血。而那些既往就有慢性贫血疾病的妇女，可加重产后贫血。妇女自怀孕以后到生产均需要足够的营养，才能有足够的乳汁与精力来哺喂婴儿，同时使身体尽快恢复。因此，比一般人贫血的问题更要重视。

（1）贫血对母婴的影响

❶导致母体的抵抗力下降，容易发生产褥期感染、发热等疾病，产褥期延长，身体恢复减慢，体质下降。

❷严重时可导致韧带松弛而发生子宫脱垂或产后内分泌紊乱，经期延长等一系列妇科疾病。

❸贫血还可使乳汁分泌不足，同时乳汁含铁减少，使新生儿营养不良，抵抗力下降，容易发生婴儿腹泻及感染性疾病。如果新生儿发生贫血，可影响其体格及智力的发育，严重地危害新生儿的身体健康。

（2）怎样防治产后贫血

❶预防产后贫血应从产前开始，首先保证孕期不发生贫血，对产前已有贫血的孕妇应及时给予纠正。

❷产后妇女可适当服用红糖，因红糖内含有较多的铁质、胡萝卜素、核黄素及锌、锰、铜等多种微量元素，有助于产后能量的摄取和铁的补充。

❸产后营养仍以高蛋白为主要摄取对象，适当搭配些新鲜蔬菜及水果，可预防和治疗产后贫血。

❹严重产后贫血者应及时就诊，给予补充铁剂、输血治疗，防治并发症的发生和促进产后迅速康复。

❺为了促进铁剂的吸收，平日宜多摄取含维生素C的蔬菜、水果，若服用后有恶心的感觉，可改在就寝前服用，通常副作用只要忍耐几天就会习惯；同时，在服用铁剂后1小时内，不可饮用茶、咖啡，以免妨碍吸收。

什么是产后尿潴留

生孩子后的第一次尿排不出来，即为尿潴留。尿潴留的原因主要是由于在分娩过程中胎头压迫膀胱过久，引起膀胱黏膜和肌肉充血、肿胀，尿道水肿，使膀胱肌肉收缩力降低，尿道变窄而妨碍排尿；其他如产程中导尿和阴道检查的刺激；分娩时阴道高度扩展或产钳、胎头吸引器手术刺激和损伤膀胱、尿道均影响排尿；会阴伤口疼痛会引起尿道痉挛、排尿痛，使产妇宁愿少喝水或憋着尿不敢排尿；分娩后腹壁肌肉松弛使膀胱对充盈不敏感，即使积尿很多仍引不起尿意；这些原因使得尿液积存，膀胱越胀越大。膀胱肌肉像胶皮管、橡皮筋一样，过度伸拉时间一长，弹性就减弱，更排不出尿来，如此恶性循环就会引起不同程度的尿潴留，很容易引起泌尿系统感染。

怎样预防产后尿潴留

尿潴留重在预防，产程中要注意让产妇及时排尿；避免产程过长；接产和助产手术时动作要轻柔；产后4~6小时要鼓励、帮助产妇排尿。产妇不习惯卧床排尿时，可坐起或下床小便。产妇要早下地活动。教会产妇观察下腹有没有胀大的膀胱，不仅要注意排尿次数，还要留心每次能否将尿液排净。

如果发生尿潴留，可轻轻按摩或热敷下腹部；用温水冲洗尿道口解除尿道痉挛，当产妇听到流水声也可诱发排尿反射；或肌肉注射新斯的明0.5毫克，以促进膀胱肌肉收缩；或使用针灸、理疗。以上方法均无效时需导尿，将膀胱导空后保留导尿管1~2天，长期或定期开放，使膀胱充分休息，恢复肌肉张力，消除水肿后，大多可以自行排尿。导尿时必须注意无菌操作，保留尿管时要避免细菌污染引起泌尿系统炎症。

产后应防乳腺炎

产后哺乳的产妇，尤其是初产妇，常常会发生乳腺内硬块，伴有疼痛。其原因主要是乳汁淤积。造成乳汁淤积主要是由于以下原因：乳头发育不良，妨碍婴儿吸乳，乳汁不能吸出；乳汁过多，婴儿吸乳少以致乳汁不能完全排空；哺乳方法不当，如母亲给婴儿哺乳时，习惯于从右乳开始，待右乳吸空时，婴儿基本上已吃饱了，再给左乳，婴儿常常吸几口就不吸了。若下次哺乳还是从右乳开始，则易使左侧乳汁淤积。临床上左侧乳腺炎也较多见。乳腺内有了积乳，一旦有细菌进入，就可在里边生长繁殖，造成急性乳腺炎。

因此要防治乳腺炎，首先要避免积乳，哺乳时要平均分配左右乳。若哺乳后乳腺内仍有乳汁，可用吸奶器吸出。内衣要用软质布料，乳头内陷可在孕期经常挤捏、提拉加以矫正，不要养成婴儿含乳头睡觉的习惯。要经常用温水清洗乳头，尤其是哺乳后。要勤换内衣，经常清洗盖乳头的毛巾。

乳腺炎的早期，需设法寻找乳腺炎发生的原因。如有无乳房受压等等，尽可能纠正已存在的异常情况，此时，仍可经常哺乳，或用吸奶器吸出乳汁使乳房排空。还可轻轻地向乳头方向按摩，也可用热毛巾行局部热敷。喂奶时，可先喂未患乳腺炎的一侧乳房，并注意经常变换体位，防止乳房受压。

如果经上述处理仍然出现了乳腺炎，或症状很明显，乳房疼痛，并有全身不适，或已有发热，乳头已有皲裂；或早期的乳腺炎超过24小时不见好转时，产妇需及时好好休息，并进行静脉输液，给予抗生素，必要时服用止痛药物。常用的抗生素是青霉素、红霉素或头孢类抗生素，静脉使用效果更好。如果乳腺炎已局部化脓时，需外科切开引流及换药治疗。乳腺炎的及时治疗很重要，由于哺乳时的乳房血运十分丰富，细菌容易进入到全身血液循环中，发生全身败血症，一旦发生败血症是十分危险的。

产后急性乳腺炎的预防

乳腺炎是初产妇常见的一种病症，轻者不能给婴儿正常喂奶，重者则要手术治疗。如果及早预防或发现后及时治疗，可避免或减轻病症。

产前每月在乳头及乳晕上擦一次花生油，妊娠8个月后每日用酒精或温水洗擦乳头、乳晕，使乳头皮肤变韧耐磨，预防产后婴儿吸吮而皲裂。有乳头内陷者更应注意矫正。

产后每次喂奶前后用3%的硼酸溶液或温水洗净乳头及乳晕。产后按需哺

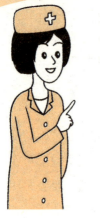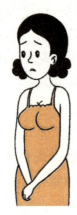

乳，哺乳前按摩乳房，哺乳后用吸奶器吸尽乳汁。

掌握正确的哺乳姿势，要让婴儿含住大部分乳晕，而不是只含乳头。每次喂奶时要使奶汁完全吸空，如婴儿吸吮力不够，不能吸空时，可用吸奶器或用手将乳汁挤出，不使乳汁淤积在乳房内。如发生乳汁淤积，可局部热敷，每次20～30分钟，每天3～4次。用手从乳房四周向乳头方向轻轻按摩后，用吸奶器将乳汁吸出或手法挤奶，每天7～8次。

哺乳后应清洗乳头。不要让婴儿含着乳头睡觉。哺乳时间不宜过长，防止乳头破损或皲裂。若乳头皲裂，可涂鱼肝油铋剂或蓖麻油铋剂，喂奶前则要将药剂擦净。也可在哺乳后挤出少量乳汁涂在乳头上。皲裂严重时需暂停喂奶，用手将乳汁挤出或用吸奶器将奶吸出，伤口愈合后再喂奶。乳头内陷的产妇，每天清洗后用手指向外牵拉乳头加以纠正。

产后足跟痛的预防

有的产妇生了小孩后脚后跟痛，每遇潮湿、寒冷则加重。产妇对此不要麻痹大意：

足跟痛的原因是有的产妇生产之后，穿拖鞋或赤脚穿凉鞋，不注意避寒凉或不注意休息造成的，也就是由于产后体虚，尤以肾气亏虚未复，而感受寒冷以致足跟痛。足跟为肾所主，妇女产劳损肾气，复遭风冷乘虚而侵袭，以致腰、脚之脉络自行不畅，乃麻痹而作痛。主要症状为足跟疼痛，休息后疼痛减轻，遇热则感舒适，久站或步行稍远或遇寒凉则疼痛明显，甚或较原来疼痛增重，日久不愈。

所以，提醒初产妇产后一定要做好预防工作，如防寒凉，不赤脚穿鞋，不过早下地干体力劳动或家务活儿等。

产后子宫脱垂的预防

子宫位于膀胱与直肠之间，呈倒置的梨形微前倾，站立时位于骨盆中央，子宫体向前向上，子宫颈向下前方。维持子宫正常位置的是子宫韧带、盆底肌肉组织。正常子宫的位置是前倾前屈的，如果子宫沿阴道下降，甚至部分或全部脱出于阴道口以外，这叫子宫脱垂，俗称"掉茄子"或"掉葫芦"。

造成子宫脱垂的原因，主要是由于分娩时损伤盆底肌、阴道，产后疏于调养，不能完全复原。到了老年因盆腔内韧带、筋膜松弛，肌肉张力降低，或因产后便秘、长期咳嗽、持续下蹲动作造成子宫脱垂。

专家建议：

（1）产后充分休息，不要长久站立、持续做下蹲动作、提重的东西、过早跑步、走远路，不可做上举劳动。

（2）加强盆底肌和提肛肌的收缩运动，如抬臀运动。让产妇仰卧屈腿，有节律地抬高臀部，使臀部离开床面，然后放下，每日2次，每次连做10~15下，能使盆底肌、提肛肌逐渐恢复其紧张度。

（3）适当下地活动，或做产后体操，有助于恢复肌肉张力，防止发生子宫脱垂。

（4）保持大便通畅，如有便秘，可服麻仁丸5克，每日2次；或早晚服蜂蜜1匙，以润肠通便。绝对禁止用力大便。

（5）注意保暖防寒，防止感冒咳嗽。患有慢性咳嗽者应积极治疗。

产后便秘的原因及防治

产后应注意大小便通畅。分娩后，产妇容易出现便秘的症状，同时由于伤口不敢用力，致使排便感觉消失，大便秘结。特别要注意的是，产妇千万不能憋尿，以免胀大的膀胱影响子宫收缩。因此，要定时排便。

（1）引起产后大便困难的常见原因

❶产后腹肌和盆底肌肉松弛，收缩无力，腹压减弱，加之产妇体质虚弱，不能依靠腹压来协助排便，排便自然发生困难。

❷由于产褥期胃肠功能减弱，肠蠕动慢，肠内容物在肠内滞留时间长，

使水分被吸收造成大便干结。

❸产妇在产后几天内的饮食单调，往往缺乏纤维素食物，尤其缺少粗纤维的含量，这就减少了对消化道的刺激作用，也使肠蠕动减弱，影响排便。

(2) 如何预防产后便秘 产妇在分娩后，一是应适当地活动，不能长时间卧床。产后前2天应勤翻身，吃饭时应坐起来，2天后应下床活动。二是在饮食上要多喝汤，多饮水，每日进餐应适当配一定比例的杂粮，做到粗、细粮搭配，力求主食多样化；在吃肉、蛋食物的同时，还要吃一些含纤维素多的新鲜蔬菜和水果。三是平时应保持精神愉快，心情舒畅，避免精神刺激，因为不良情绪可使胃酸分泌量下降，肠胃蠕动减慢。

(3) 如何治疗产后便秘 如已患便秘，可用黑芝麻、核桃仁、蜂蜜各60克，先将芝麻、核桃仁捣碎，磨成糊，煮熟后冲入蜂蜜，分2次1日服完，能润滑肠道，通利大便。也可用中药番泻叶6克，加红糖适量，开水浸泡代茶频饮。用上述方法效果不明显者，可服用养血润燥通便的"四物五仁汤"：当归、熟地各15克，白芍10克，川芎5克，桃仁、杏仁、火麻仁、郁李仁、栝楼仁各10克，水煎2次分服。

产后谨防腰椎间盘突出

产后的新妈妈会被腰椎间盘突出症困扰，别以为此病是老年人的"专利"。其实，很多原因使它对新妈妈分外"青睐"，不过，从今天起，新妈妈们就要和它说bye—bye！

在怀孕时，尤其是怀孕后期，腹内胎儿不断增大，造成准妈妈的腰椎过度前凸，经常保持这种姿势会增加腰部负担，为腰椎间盘突出埋下了隐患。

产后由于内分泌系统还没有完全恢复，骨关节及韧带都较松弛，对腰椎的约束以及坚固力量减弱，容易发生腰椎间盘突出症。

很多新妈妈产后以养为主，很少活动，所以体重有所增加。腹部偏于肥胖，使腰部肌肉负荷增大，从而增加了腰椎间盘突出症的发生率。所以新妈妈要从防治开始入手：

(1) 避免睡软床 长期睡在软床上，人的腰椎间盘承受的压力会增大。久而久之，就容易引发腰椎间盘突出症，因此要改用硬床。

（2）**保持合适的体重** 过于肥胖的腹部，增加了腰部负荷。当然，身体也不能过于瘦弱。所以，体重适度最好。

（3）**加强锻炼** 增强腰部肌肉。长期缺乏身体锻炼，腰部肌肉力量减弱，不利于保护椎间盘。例如在睡觉前将腰部和臀部反复抬高呈弓状，可以达到一定效果。

（4）**避免持重** 新妈妈刚经历生产，自己不要抬重物，动作不要过猛。拿东西时身体要靠近物体，避免闪腰。

产后会阴胀痛怎样处理

造成会阴胀痛的原因很多，在处理之前应首先明确原因，然后根据不同的原因分别进行处理。

分娩时，如果会阴保护不当，或胎儿较大，或会阴体较长、较紧，就可造成会阴裂伤。做会阴切开缝合术也可使会阴部形成伤口，并可继发感染。先露部压迫会阴时间过久可造成会阴水肿。会阴伤口缝合时血管结扎不彻底，会形成会阴血肿。痔核脱出、肿胀等，都是导致会阴胀痛的常见原因。

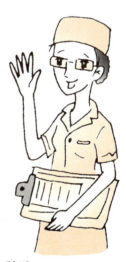

会阴胀痛可不同程度地影响产妇的饮食、休息以及全身的康复，故应及时处理。针对造成会阴胀痛的不同原因，分别给以相应的处理。

如发现会阴血肿较大或逐渐增大时，应该及时将血肿切开，取出血块，然后找出出血点，结扎止血，缝合血肿腔。

会阴有伤口者，应加强会阴护理，保持会阴清洁，用1：1000新洁尔灭溶液或1：5000高锰酸钾液进行会阴擦洗，每天2次，并使用消过毒的会阴垫。

如发现伤口感染，应及时将缝线拆除，有脓肿者应切开排出脓液，用1：5000高锰酸钾液坐浴，并给予抗生素抗感染治疗。

对会阴严重水肿者，可给50%的硫酸镁湿敷，每天2次，每次15~20分钟，以促进水肿消失。痔核脱出者可给予还纳，水肿明显者可局部涂抹痔疮膏，或1：5000高锰酸钾液坐浴。

产后尿失禁怎样治疗

产后尿失禁的治疗，应根据其轻重程度选择适当的疗法。

（1）产道修补不完全者，或尿失禁较严重者，可以手术治疗。

（2）若是骨盆腔松弛、阴道松弛形成的支持结构的问题，同时尿失禁非严重者，可坚持康复运动3~6个月。可以骨盆底肌肉运动为主，并配合其他加强腹部肌肉的一些辅助运动。

（3）药物、针灸疗法。

（4）其他，如膀胱训练法、电气刺激法等。

以上治疗方法须由专业医生来指导，才能收到良好的效果。如不经过适当的调整和治疗，将会影响女性的一生。

婴儿篇

为了新生命的诞生，母亲已奋斗了10个月，伴随着孩子的呱呱落地，在带来欢乐的同时，如何抚养一个健康的宝宝，如何使自己的孩子赢在起跑线上，更是广大年轻的父母们都渴望获得的答案。孩子的成长是要从幼小时就要打下良好基础的，除身体的基础外，还应包括性格、心理、意志等，均需自幼培养，父母是孩子的第一任教师，家庭则是孩子接触的第一个社会，给孩子一个温馨的家吧！

细心呵护——让宝宝健康成长

护理新生儿应注意什么

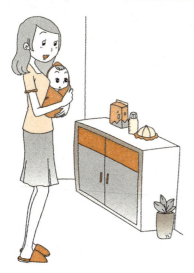

从子宫来到人世间，环境发生了极大的变化，新生儿身体发育还不完全成熟，调节能力和适应能力有限，需良好的护理以使其健康成长。

（1）**保暖** 由于新生儿体温中枢发育不完善，体温调节功能不足，环境温度的高低能影响新生儿的体温。冬天环境温度过低，可影响新生儿的体温上升，低体温有碍正常的代谢和循环，故保暖十分重要。

如可能，将室温控制在25～28℃，湿度55%～60%。用热水袋保暖时应将其用毛巾包好，放在被褥外身体两侧或足的下端。换尿布时动作敏捷，尽量少暴露。夏天风扇不要直接对着宝宝吹。要随着气候的改变、气温的高低，随时调节环境温度和新生儿的衣物。

(2) 喂养　新生儿出生后即可让其吸吮，频繁吸吮，不要强调定时喂奶，当婴儿有饥饿感表现即可吸奶。喂完奶后要将婴儿抱起来，直立上身拍拍背，使之打嗝排出吸进胃内的空气，以防止吐奶。

(3) 预防感染　保持室内空气流通、新鲜，每日探视人员不宜过多，否则容易使宝宝感染疾病，也有碍婴儿的休息。勤换尿布，换尿布时要清洁会阴及臀部，皮肤皱褶处涂上植物油。脐带未脱落前避免沾湿或污染，每次换尿布应检查脐部。每天洗澡时，无论脐带脱落与否，均可用75%的酒精擦净脐根部和脐轮凹陷部分。勤洗澡，沐浴后在皮肤皱褶处擦上爽身粉，将粉撒在手上涂抹，以免新生儿从口鼻吸入；粉不宜过多，以免刺激皮肤。

怎样保持新生儿清洁

新生儿抵抗能力弱，容易受细菌感染，所以触摸婴儿时一定要洗手，注意经常保持清洁是非常重要的。而且，患有病症的病人和小孩子，绝对不要靠近新生儿。小孩子的好奇心强，不注意会出事故的。此外，出生后1个月以内，不要带婴儿去人多的地方，应控制贴脸和亲嘴，喜爱的小动物应尽可能送到别处喂养，因为小动物不仅带有细菌，而且关照不到会伤害婴儿。另外，在婴儿室绝对不能吸烟。

怎样护理新生儿的脐部

脐带是胎儿与母体胎盘相连的一座桥梁，是胎儿吸收营养、排泄废物的通道，但宝宝出生后脐带就失去作用。宝宝出生后，医生必须剪断他在妈妈身体内生长发育的生命线——脐带，这样，就在脐部断端形成了新生儿出生后的第一个创伤。断端的创面一般在出生后数天渐渐愈合，这完全是一个正常生理过程。

新生儿出生后的脐带断端逐渐干枯变细且呈黑褐色，一般在出生后4～10天自然脱落，然后内陷形成肚脐。新生儿的脐部是细菌入侵的敏感地带，因此要特别注意护理。如果护理不当就会引发疾病，如新生儿脐炎。虽然是一个小病，但是也能演变出一些大病，像新生儿败血症、破伤风，甚至引起化脓性脑膜炎，直接危及新生儿的健康和生命，因此，新生儿的脐部护理十分重要，不可掉以轻心。

妈妈可从以下几方面去做：

（1）新生儿出生时，脐带断端已由医生处理完毕并用绷带包扎好，自此24小时之内不要打开，更不要给新生儿洗浴。

（2）出生24小时后即可给新生儿洗浴。洗浴时，先把包扎在脐带断端的绷带打开，然后把新生儿放入浴盆中，脐部可浸水，无须做特殊防护。

（3）洗浴后，将新生儿全身用清洁毛巾擦净（包括脐部在内），依次用棉签蘸取2%的碘酒溶液、75%的酒精溶液擦拭脐部脐轮，每次要处理好暴露的脐带断端，然后包好新生儿即可。

（4）当脐带部分脱落时，为了避免厌氧菌感染，可先用棉签取2%的过氧化氢溶液擦拭脐带断端，然后再用碘酒溶液擦拭。

脐带脱落后，如果断端未完全愈合，每次洗浴后，也要照上述处理步骤去做，每日处理1次即可，直至断端完全干燥、愈合。

（5）新生儿大、小便之后要及时更换尿布，并清洗臀及会阴部，防止对脐部的污染、浸渍。当发现脐轮或周围皮肤出现红肿或有渗出液时，新生儿可能患上了脐炎，如果仅有少量分泌物，只需用3%的过氧化氢溶液进行清洗，然后再涂抹碘酒溶液，一天处理2～3次即可。但若脐周围红肿明显，并且脐轮中有浓液，同时新生儿还伴有低热、不愿意吃奶、总是哭闹等表现，应及时带新生儿去医院，请医生根据病情给予局部及全身的抗菌治疗。

由此可见，保持脐部干燥是十分重要的，一旦脐带被水、尿或其他液体浸湿时，要尽快轻轻拭干。弄湿的衣服要及时更换，千万不要用脏手去接触宝宝的脐部，否则容易引发脐炎。如果脐带脱落后渗血不止，一般是由于慢性炎症或出血性疾病所致，应该及时到医院进行诊治。

怎样给新生儿洗澡

给宝宝脱掉衣服、去掉尿布、用大毛巾裹住全身，你可以坐在小椅子上，让宝宝仰卧在你的左侧大腿上，用左臂和手掌从宝宝后背托住他的头和颈部，使他的下半身固定在你的臂弯和腰身之间。然后用左手拇指和中指捏住宝宝的两个耳廓使之反折，堵住耳孔以防进水。

(1) 洗脸、洗头 用右手把专用小毛巾沾湿、稍稍捏干，轻轻地给宝宝擦眼睑、嘴、鼻、面额及耳朵包括耳背。然后在手上抹少许婴儿皂洗头部，用清水洗净擦干。

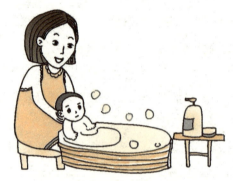

(2) 洗颈部及上、下身 解开裹在宝宝身上的毛巾。将宝宝放入盆中，仍用左臂托住头、背和腋窝，在手上抹少许婴儿皂或沐浴液，从颈部开始，依次洗净上、下身，注意洗净颈部、腋下、肘窝、大腿沟等皮肤皱褶处和手心、指缝、趾缝。

让孩子俯卧在右手上，右手托住宝宝的左腋下、下巴及前胸部，用左手洗婴儿的背部、臀部及下肢。洗完后立即把婴儿从水中抱起，放在干浴巾上包裹好，轻轻拭干水分，往腋下、腹股沟处撒上婴儿爽身粉，冬春季节可不撒爽身粉。往颈部撒爽身粉时先把粉撒在大人右手心，另用左手心掩护着宝宝的口、鼻，然后右手把手上的爽身粉轻轻抹在宝宝颈上，切忌把爽身粉直接撒在婴儿颈上，以免宝宝吸入爽身粉而窒息。处理脐部，然后兜尿布、穿衣，包好再喂奶。

怎样给新生儿选择衣物与尿布

新生儿皮肤娇嫩，易被擦伤，易发生过敏，所以不仅要注意日常护理，还要注意衣物及尿布的选择和使用。

衣物应选用质地柔软、吸湿、透气性好、浅色的棉织品为宜，也可用旧的棉布衫改做。勿用毛、化纤织物等对皮肤有刺激的布料做内衣。衣服要宽松，既易于穿脱，也有利于孩子的活动。衣服上不要使用扣子、拉链，以防擦伤或脱落时误入口中发生意外，可用带子系扣。

新生儿的衣物应勤换洗，勿用去污力强的洗涤剂，用普通肥皂洗涤即可，注意一定要用清水漂洗干净，以免残余的洗涤剂刺激新生儿的皮肤。存放衣物时也不要用樟脑球，以免某些新生儿出现溶血性黄疸。

新生儿的尿布应选用柔软、吸水性强、耐洗的棉织品，旧布更好。尿布不宜太厚或过长，以免长时间夹在腿间造成下肢变形，如果尿布太长，尿湿时易污染脐部。尿布必须及时清洗，用开水烫，在阳光下晒干备用。有条件的可选用一次性尿布、尿垫等。扎尿布时不宜过紧或过松，过紧不仅有碍新生儿活动，也影响新生儿的呼吸；过松粪便会外溢污染周围。不宜将塑料布包裹在尿布外面，否则易发生红臀和尿布疹。要经常更换尿布。

怎样护理新生儿的皮肤

新生儿皮肤娇嫩、柔软，毛细血管丰富，皮脂腺分泌较多，特别是皮肤皱褶处如颈部、腋窝、大腿根部、腘窝等处，可因潮湿及污物的堆积使局部皮肤破溃、糜烂，造成感染。因此需勤洗澡、勤换内衣，以保护皮肤健康。洗澡时特别注意清洗皮肤皱褶处。若指甲过长应用小剪刀剪掉，以免抓伤皮肤。注意新生儿衣服被褥的增减，避免出汗过多。

怎样清洁新生儿口腔

新生儿的口腔黏膜非常光滑，又没有牙齿，食物的残渣就无处停留，且口腔内产生的大量唾液，有较大的流动作用，可起到清洁口腔的作用，细菌不容易在口腔中停留和繁殖，每次喂奶后只需用棉签轻轻擦拭即可保持清洁。人工喂养的孩子，应注意牛奶不要太热，以免造成口腔黏膜烫伤。

新生儿不能包得太紧

有不少家长喜欢把宝宝的胳膊、腿伸直，然后用包布或被子把孩子紧紧地包起来，甚至还在外面再捆上几道，怕因孩子乱蹬被子而受凉，以及抱起来方便，不会发生意外。岂不知这样做对孩子的生长发育是非常有害的，一方面由于限制了四肢的活动，使孩子的肌肉、关节得不到运动锻炼，不利于神经、肌肉的发育，同时神经得不到有效的刺激，可影响大脑的发育。捆包过紧还可影响孩子的呼吸和胸廓的正常发育。最简单理想的方法是给孩子穿上合适的内衣，包好尿布，在上面盖一条较为宽大的被子即可，被子的厚薄可根据室内温度进行选择。这样孩子可在被子下面伸胳膊、踢腿，自由地活动。

新生儿红臀怎样护理

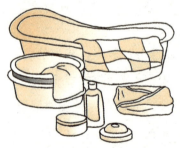

红臀主要是由于新生儿柔嫩的皮肤受尿液的刺激而致，严重时可致臀部破溃。因此，新生儿使用的尿布应具有清洁、柔软、吸水力强等特点，而且不能在尿布下垫放塑料布或橡皮布，因为塑料布与橡皮布均不透气，使用后可使小儿臀部始终处于湿热的环境中，而更易发生红臀。洗尿布时应将尿布中的皂液或碱性成分洗净，用开水烫洗后在阳光下晒干，以备再用。

如出现红臀，则应采取相应措施，除勤换尿布及每次换尿布后用温热水将臀部皮肤洗净外，尚须涂以治疗红臀的红臀膏（用鱼肝油滴剂与凡士林混合配制的软膏）或涂以经过消毒的植物油。

还可用灯泡或电吹风局部烘烤，以促使红臀部位的皮肤干燥、局部血管扩张，促进局部供血，加快红臀的愈合，每天2～4次，每次10～15分钟。但须注意，烘烤应离臀部皮肤有一定的距离，以防烫伤。

新生儿不用枕头的原因是什么

从侧面看新生儿脊柱，几乎是直的，或仅稍向后突出，没有成人特有的弯曲。当小儿生后2~3个月开始抬头，就会出现颈椎前凸（第一个弯曲）；6~7个月开始会坐，会形成胸椎后凸（第二个弯曲）；在练习行走时形成腰椎前凸（第三个弯曲）。因此新生儿时期不宜用枕头，只是床头部稍垫高些，或在枕部垫一个软垫。有些人给小儿"睡头形"，这是不合适的。

给新生儿擦屁股应注意什么

给新生儿擦屁股不注意方式方法会对孩子造成伤害。孩子大便后换尿布时，年轻的父母常常是顺手用干尿布擦屁股，因新生儿的大便较黏，需要反复擦几次才能擦干净，其结果就增加了损伤新生儿皮肤的机会。还有的家长用废纸来擦屁股，那容易使新生儿的肛门黏膜受到损伤，一旦感染后容易引起肛门炎，导致肛门脓肿，如果破溃后还易形成肛瘘。所以，年轻父母应该选择质地柔软吸水性强的新棉布给孩子做尿布，或选用一次性的"尿不湿"。给孩子擦屁股时不可太用力，可先用温开水轻轻洗净外阴肛门，然后用消毒的软卫生纸轻轻地擦干，这样就能很好地预防肛瘘的发生。

新生儿发热怎么处理

新生儿体温一般在37.5℃以下，如超过这个温度说明新生儿发热，新生儿发热的原因很多，但常见于以下几方面：

（1）**环境温度过高所致的发热** 如热水袋、室内生火炉而致室温过高。由于新生儿体温调节功能不健全，不能维持产热和散热的平衡而发热，这种发热只需调整环境温度即可，不需治疗。

（2）**脱水热** 在炎热的夏天出生的新生儿，由于大

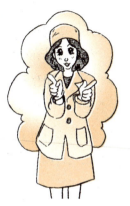

汗、进奶少等因素而发生脱水，随之出现体温升高达38～40℃不等，但新生儿一般情况好，精神反应正常，给予喂水或补液后体温会迅速下降，发热很少超过1天以上，称为"脱水热"。这种发热只须补充足够的液体即可。无须采取其他特殊处理。

(3) 感染性疾病所致的发热 常分为产前感染、产时感染及产后感染。产前感染（不洁的阴道检查、羊水早破、第二产程延长）及产时感染，一般在产后1～2天开始发热；产后感染一般发生在产后1周左右，常因呼吸道感染、败血症、脓肿、皮肤脓疱等因素而引起发热。这种类型的发热最主要的是找出发热原因，然后再对症治疗。当发热超过39℃以上时，用物理方法降温（如温水擦浴）效果较好，必要时可在医生的指导下使用退热药，切不可滥用药物而发生不良后果。

快乐育儿——让宝宝吃得顺心

母乳——新生宝宝最好的营养

对于刚出生的宝宝来说，最理想的营养来源莫过于母乳了。这个阶段婴儿的消化吸收能力还不强，母乳中的各种营养无论是数量比例，还是结构形式，都最适合新生儿食用。

很多母亲在生完宝宝后却没有分泌乳汁，这个时候，不必考虑母亲出不出奶，婴儿出生30分钟后，就要开始喂。不能因为婴儿不吃奶而只喂糖水，也不能因为3天内还没有分泌乳汁就放弃母乳喂养，改用牛奶喂养宝宝。

虽然在将母乳和牛奶放在密闭容器中测量热卡得出的结果是两者的营养相差无几，但进入婴儿的体内后，两者并不相同。母乳中的蛋白质比牛奶中的蛋白质易于消化，婴儿只有到了3个月后才能很好地利用牛奶中的蛋白质，所以至少前3个月应采用母乳喂养。

母乳和牛奶中均含有铁，母乳中的铁50%可被吸收，但牛奶中铁的吸收则不足一半。

黄金初乳要好好利用

新妈妈最初分泌的乳汁叫初乳，虽然不多但浓度很高，颜色类似黄油。与成熟乳比较。初乳中含有丰富的蛋白质、脂溶性维生素、钠和锌，还包含人体所需的各种酶类、抗氧化剂等，相对而言含乳糖、脂肪、水溶性维生素较少。初乳中IgA可以覆盖在新生儿未成熟的肠道表面，阻止细菌、病毒的附着。初乳还有促脂类排泄作用，减少黄疸的发生。所以初乳被人们称为第一次免疫。新妈妈一定要抓住给孩子喂初乳的机会。

此外，早产乳也具有最适合喂养自己早产儿的特点。如早产乳乳糖较少，蛋白质、IgA、乳铁蛋白较多，最适合早产儿生长发育的需要，请不要忽视这点。

母乳喂养有方法

母乳喂养是哺育宝宝的最好方法，因为母乳中含有完整的成长"金三角"，包括与宝宝学习发展有关的DHA+AA，易消化吸收的优质α-蛋白，及维护健康的天然类胡萝卜素，对宝宝的成长发育很重要。母乳的优点是任何乳类不能比拟的，因此吃母乳的宝宝不爱患病。但是，新手妈妈如果不懂得正确哺乳，母乳喂养的效果就会大打折扣。

(1) 要懂得判断宝宝是否吃饱了 可以根据宝宝大小便的情况进行判断。在母乳充足的情况下，宝宝在出生10天内生理体重下降相对要少，小便每天6次以上，大便每天3~4次，如果过少或者几乎没有小便就说明母乳分泌不足。新妈妈喂奶时，如果有足够的乳汁，喂奶时可听到宝宝的吞咽声，而且自己也可以感觉到有泌乳的感觉，喂奶前乳房饱满，喂奶后较柔软。两次喂奶之间宝宝非常满足、安宁，眼睛明亮，反应灵敏，并且体重每周增加125克。另外，要想母乳充足，每日最少喂奶9次，夜间催乳素的分泌为白天的10倍，千万别停止夜间哺乳。

(2) **要让宝宝容易吸到奶水** 如果宝宝只是吸到妈妈的乳头，很可能就吸不到奶水。因为奶都在乳晕底下的乳窦里面，宝宝必须能够压迫到乳晕的地方才能把奶挤出来。因此，冬天喂奶不要给宝宝穿太多的衣服，穿的要舒服一些，这样新妈妈容易抱，宝宝也容易吃到。

> **孕期专家指导**
>
> 宝宝哭泣要先找原因，不一定是宝宝饿了，要了解宝宝的暗示和肢体语言，首先要排除宝宝不舒服或是疾病原因，必要时应寻求专业人员的指导。

(3) **按需哺乳才是最合理的** 宝宝什么时候想吃了就什么时候吃，不要限制母乳喂养的频率和时间，宝宝饿时或需要时即可多次喂奶。那么，什么时候给宝宝哺乳呢？比如，宝宝小嘴来回觅食，睡觉时眼球快速运动或小嘴有吸吮动作；哭闹也是饿的表现，这时应该进行哺乳。如果宝宝睡觉超过3小时也应叫醒喂奶，还有妈妈乳房充盈、发胀也可以喂奶等等。要做到按需哺乳，必须实行与宝宝同室，24小时在一起，便于妈妈精心呵护，随时喂乳，从而增强母婴感情，对母婴身心健康都是有好处的。

人工喂养有方法

最好为宝宝选购直式奶瓶，便于洗刷。奶头软硬应适宜，乳孔大小可根据宝宝的吸吮能力而定，一般在乳头上扎两个孔，最好扎在侧面，这样不易呛奶。奶头扎好后，试将奶瓶盛水倒置，以连续滴出为宜。

奶瓶、奶头、杯子、碗、匙等食具，每次用后要清洗，并消毒。应准备一个锅专门消毒用，加水在火上煮沸5分钟即可。

每次喂哺前要看乳汁的温度，过热、过凉都不行。可将奶滴于腕、手背部，以不烫手为宜。喂奶时将奶瓶倾斜40°，使乳头中充满乳汁，避免冲力太大或吸入空气。

水分补充不可少

不论喝母乳还是喝配方奶,很多妈妈都会疑惑要不要另外给刚出生的宝宝喝开水。究竟该如何给宝宝补充水呢?

(1) 3个月前不需额外补水 通常给新生宝宝单独喝水的目的是清洁口腔。3个月以前的宝宝一般不需要再给他额外喝水,因为不论喝母乳还是配方奶,其中80%都是水分,如果宝宝按时喝奶,营养和水分的供应上已经足够。

另外,由于新生宝宝的吞咽功能尚不健全,单纯的白开水对他来说太稀,容易呛到,所以也不适合单独补充。

(2) 不宜喂蜂蜜糖水或葡萄糖水 千万不要以为这样可以去胎火,因为这样宝宝不但没有补充到营养,害处还很多:

❶糖分过高会导致胀气,宝宝一旦胀气,不但不喝奶,还容易哭闹不止。

❷甜味容易满足食欲,反而使宝宝不愿意吃正餐的奶水,甚至提早进入厌奶期,而且葡萄糖水的营养成分还不及正常的奶水。

❸糖水在口腔内若停留过久,容易与细菌发酵产生酸化唾液,让宝宝脆弱的乳齿遭到破坏(出现龋齿)。

❹喝蜂蜜水时,如果在蜂蜜来源无法确认的情况下给宝宝喝,万一有肉毒杆菌则后果不堪设想。

(3) 3个月开始给人工喂养的宝宝补水 新生宝宝的活动不多,水分消耗少,可以不喝水。但是,宝宝长到3个月大以后,活力、新陈代谢都在增加,母乳喂养的宝宝在6个月以前一般不需要喂水,而人工喂养的宝宝则在3个月后,必须在两顿奶之间补充适量的水。

至于喝水的最佳时机,建议在宝宝喝完奶后的两餐中间。如果是已经长牙的宝宝,还可以在喝水时清洁口腔中的奶渣。夏天,虽然宝宝待在冷气房里,但一样容易流汗、流失水分,更应该多补充水分。

> **孕期专家指导**
> 不要随便给宝宝补充电解水,在不需要的情况下,给宝宝补充过多的电解质反而会造成肾脏负担。

喂奶姿势有讲究

孕期专家指导

防止吐奶的最好办法就是帮助宝宝拍嗝。具体做法是,竖着抱起宝宝,轻轻拍打后背。如果宝宝还是不能打嗝的话,也可以试试用手掌按摩宝宝的后背,或者支起宝宝的下巴,让宝宝坐起来,然后再轻拍后背。

选择一个舒适的喂奶姿势不仅妈妈不觉得累,宝宝也更容易吸吮乳汁。妈妈可以选择坐在椅子上,并将与喂奶乳头同侧的脚放在小凳上,这样就不用拉紧背部和手臂的肌肉来把宝宝搂在乳房前。若是在妈妈的胳膊下和大腿上各放一个枕头,会让宝宝有个更舒适的吸吮姿势。妈妈也可以选择侧卧着喂奶,这姿势适合于夜间和哄宝宝睡觉喂奶时。靠着一个比一般的枕头略高的枕头,一床靠被可完全地撑住妈妈的腰背部,不至于全身肌肉紧张以致太累,再用一个垫脚用的靠垫,在宝宝尚无法自行侧卧时,还需要一个小靠垫以顶住宝宝的背部(脖子以下的部分才需使用此靠垫)。

刚出生的宝宝脖子上的肌肉还没有足够的力量来支持头部,所以看上去总是软弱弱的。这时候给宝宝喂奶,应该用一只手托住宝宝的脖颈。如果是坐姿喂奶,则用喂奶乳头同侧的大腿支起宝宝的背,使宝宝和妈妈腹部贴腹部,宝宝的鼻子和妈妈的乳头相对,宝宝的头和身体保持在一条直线上。

新妈妈宜远离的药物

(1) **生物碱代谢药** 可影响泌乳素的产生,从而抑制泌乳。

(2) **止痛药** 一切普通的止痛药,如可待因、安乃近应避免使用。因为这些药可通过乳汁分泌出来。

(3) **镇静药** 如新妈妈用了安定、巴比妥酸盐等药后,可加重新生儿肝的代谢负担,而且药物易于蓄积于新生儿体内。另外可能会引起新生儿困倦和嗜睡。

上班族新妈妈母乳喂养怎么办

许多妈妈在宝宝 4 个月或 6 个月以后就要回单位上班了,然而这个时候并不是让宝宝断掉母乳的最佳时间。那么怎样才能喂母乳呢?

(1) 让宝宝提前适应 在上班前半个月就应做准备,这样可以给婴儿一个适应过程,妈妈要根据上班后的休息时间调整,安排好哺乳时间。在正常喂奶后,挤出部分奶水,让婴儿学会用奶瓶吃奶,每天 1～2 次,并学习练习挤奶,家人学会喂奶。

(2) 上班时携带奶瓶,收集母乳 在工作休息时间及午餐时挤奶,然后放在保温杯中保存,里面用保鲜袋放上冰块,或放在单位的冰箱中。妈妈在白天工作时,应争取 3 小时挤 1 次奶。下班后携带奶瓶仍要保持低温,到家后立即放入冰箱。

储存挤下来的母乳要用干净的消过毒的容器;装母乳的容器应留有空隙,以免结冰而膨胀;把每次挤出来的母乳,贴上标签记上日期,也可以将母乳分成若干小袋保存,方便家人;母乳储存时间不宜长,室温可储存 8 小时,冰箱(4～8℃)存 48 小时,零下 18℃ 以下存 3 个月。

远离疾病——让宝宝独立生存

新生儿要做哪些预防接种

(1) 新生儿要注射卡介苗 孩子出生后第二天即可接种卡介苗。接种后,可获得抗结核菌的一定免疫能力。卡介苗接种一般在左上臂三角肌处皮内注射,也有在皮肤上进行划痕接种,做:"艹"或"井"字形,长 1 厘米。划痕接种法虽方便,但因接种量不准,有效免疫力不如皮内注射法。故目前一般不采用划痕法。

新生儿种卡介苗后,无特殊情况一般不会引起发热等全身性反应,在接种 2~8 周后，局部出现红肿硬结，逐渐形成小脓疮，以后自行消退。有的脓疮穿破，形成浅表溃疡，直径不超过 0.5 厘米，然后结痂，痂皮脱落后，局部可留下永久性疤痕，俗称卡疤。为了判断卡介苗接种是否成功，一般在接种后 8~14 周，应到所属区结核病防治所再做结核菌素（OT）试验，局部出现红肿 0.5~1.0 厘米正常，如果超过 1.5 厘米，需排除结核菌自然感染。一般新生儿接种卡介苗后，2~3 个月就可以产生有效免疫力，3~5 年后，在小学一年级时，再做 OT 试验，如呈阴性，可再种卡介苗一次。

早产儿、难产儿以及有明显先天畸形、皮肤病等的小儿，禁忌接种。

(2) 新生儿要注射乙肝疫苗　目前在世界各国，乙型肝炎的患病率均高得令人吃惊。为此，我国有关部门研究出乙型肝炎疫苗。这种疫苗没有传染性，对乙肝病毒具有很好的免疫性能，现已在新生儿中广泛应用。

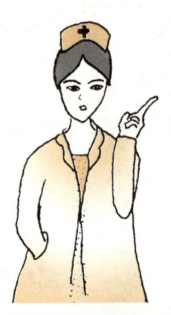

整个免疫注射要打三针，第一针（一般由产科婴儿室医务人员注射）于孩子出生后 24 小时之内在上臂三角肌处注射，剂量为 10 微克。第二针在出生后 1 个月注射，剂量为 15 微克。第三针在出生后 6 个月注射，剂量为 5 微克。全部免疫疗程后，有效率可达 90%~95%。婴幼儿接种疫苗后，可获得免疫力达 3~5 年之久。

免疫疫苗接种过程简单，一般没什么反应，个别孩子可能出现低热，有的在接种部位出现小的红晕和硬结，一般不用处理，1~2 天可自行消失。

新生儿鹅口疮的预防

所谓鹅口疮，是在婴儿口腔内黏膜和牙龈、嘴唇等处，长出大大小小的白色斑点的疾病。多见于刚出生后不久，乳头或奶瓶不干净时，由一种叫做真菌的霉菌繁殖蔓延引起的。不发热，但症状一发展，婴儿就不吃奶，也没有精神了。应尽早请医生诊治，局部涂上药保持清洁，很快就可以治愈。作为预防，喂奶的时候，母亲的乳房或牛奶的奶瓶和奶嘴要消毒，保持清洁是最重要的，有时婴儿嘴里沾有奶渣，舌头发白，但这不是病，遇到这种情况，用干净的棉签轻轻擦掉就行了。

预防新生儿窒息

因家长护理不当，健康的新生儿，有时也会突然脸色青紫，哭不出声，甚至呼吸受阻而发生窒息。这种现象往往使家长手足无措，如果抢救不及时，还会造成严重后果。那么应怎样预防呢？

其实预防孩子窒息并不难，平时最好让孩子养成独自睡觉的习惯，不要含着奶头睡觉。比如和妈妈睡在一个被窝里，晚上孩子饿了，妈妈还可以喂奶，但喂奶时，如果妈妈独自睡着后，充盈的乳房会堵住孩子的口鼻，枕头和棉被也会阻碍孩子的呼吸，造成窒息。

喂奶的姿势要正确，最好抱起喂奶，使头部略抬高，不致使奶液返溢入气管。奶瓶的橡皮奶头孔不宜过大，喂奶时奶瓶的倾斜度以吸不进空气为宜。喂完后应将孩子竖抱起，轻拍其背部，待孩子打嗝后再放回床上，并让孩子向右侧卧睡，以免溢奶时乳液吸入气管。

新生儿漾奶和呕吐的防治

吃奶后呕吐是新生儿时期比较常见的现象，有的属于正常生理情况，称之为漾奶；有的吐奶从数量到次数与一般漾奶不同，就可能是有病，应及早诊断治疗。新生儿吐奶有一种是生理现象，这与新生儿的解剖生理特点以及喂奶方式有关。新生儿由于卧位为主，所以胃的形状和位置是横位，所以喂奶后婴儿一活动，奶就很容易从胃中又反流到食道、口腔，这就造成漾奶。漾奶量一般比较少，漾出奶量多见几口，由于奶液进入胃后，与胃酸结合，故有时吐出奶有奶块。但婴儿无任何其他症状，也不影响新生儿的生长发育。大多数新生儿呕吐虽不是漾奶，但也不是病理现象，主要与喂养不当有关。如喂奶量过多，奶瓶嘴扎的孔太大等。

喂奶过多，喂奶时奶瓶中的奶没有充满奶头，婴儿在吸奶时同时吸进很多空气；其次是母亲乳头过小且短，婴儿吸母奶时不能将母亲奶头充满口腔，婴儿吸奶时用力，同时吸进空气；另外在喂奶时翻动小儿过多，或婴儿边哭边吸奶都会引起吐奶。这些只要改进喂养方式即可纠正。正式喂奶时，母亲取坐位，把婴儿放在一侧屈曲的肘上，婴儿体位稍侧位，然后把母亲奶头或奶瓶奶头塞入婴儿口腔。喂奶量要依据日龄特点，新生儿第一天每次喂奶30~40毫升，到一周末逐渐增加到75~100毫升。主要是应符合胃容量，当然每个婴儿个体也有差异。每次婴儿吃饱后，将小儿竖着抱起，头放在母亲肩上，轻轻拍背，最好等婴儿打嗝后，即把胃中气体嗳出后再放在床上，有些小儿容易呕吐，最好取右侧卧位，喂奶后尽量不要多翻动和逗婴儿，以免奶液溢出。

缺氧缺血性脑病及颅内出血的治疗

新生儿脑损伤常见的有缺氧缺血性脑病和颅内出血，前者多见于足月儿分娩有窒息时，后者则多发生于早产儿。

缺氧缺血性脑病很早就表现出临床症状，多于出生后3天内出现。轻度时新生儿表现过度兴奋、少睡、易哭闹，肢体可出现颤动、拥抱反射、吸吮反射活跃等症状，中度时新生儿表现为嗜睡、拒乳、吸吮反射减弱、反应迟钝、肌张力降低，常伴有惊厥，可出现呼吸不规律或瞳孔缩小等等。

如在1周内症状消退，存活者多留有后遗症，深度患儿神志不清，肌肉松弛，一些反射消失，惊厥反复发作，呼吸不规律，瞳孔大小不等，死亡率极高，存活者留有严重后遗症。对缺氧缺血性脑病均应在医院由有经验的医护人员抢救及护理，要供氧、止惊、消除脑水肿、维持血压等，并应早期进行高压氧舱治疗。高压氧婴儿舱治疗的压力可以调控，比成人舱压力小，故无任何副作用。所谓疗效甚佳，是指比对照组后遗症明显减少。从另一个角度讲，新生儿长时间吸纯氧多年来就有争议，近年来已证实新生儿长时间吸纯氧会发生氧中毒，严重者可导致细胞死亡。通过新生儿大脑因缺氧缺血性脑损伤吸纯氧后，并未能减轻原有脑组织坏死和凋亡程度，动物与人脑损伤相似，长时间吸纯氧有可能造成新生儿脑神经细胞变性，神经性氧中毒。而采用高压氧治疗则无此担心。预防缺氧缺血性脑病及颅内出血的关键还在于围生期。

新生儿结膜炎的防治

婴儿眼睛的黏膜特别敏感，因此容易得结膜炎。如果出现黄色的眼屎，可用蘸有2%的硼酸液的脱脂棉擦掉，或者用含有抗生素的眼药水滴眼。如果白眼球充血，要请眼科医生诊治。

新生儿甲沟炎的治疗

新生儿容易患甲沟炎。表现为孩子的手指甲缝处充血红肿，有的甚至化脓。

这是由于孩子的两只小手经常处于半握拳或握拳姿势，手指湿热，甲沟处易于藏着污垢，便于细菌的繁殖所引起的。

治疗方法为局部排脓，消毒包扎，并服用抗生素。

新生儿先天性肌性斜颈的预防

从出生后两三周到1个月左右，在常见的疾病中，有先天性肌性斜颈。婴儿的脸总是朝着左或右方，摸一下另一侧脖子上的肌肉有筋疙瘩时，可以认为是这种病。原因还不太清楚，但被认为和婴儿在胎内的姿势有关系。最近，自然痊愈的病例多起来了。日常要仔细观察婴儿，如发现此证，应早些请医生诊治。一般都是用按摩的方法治疗，也有极少数需要手术治疗的。

新生儿脱水热的预防

新生儿脱水热是由于新生儿机体内水分不足而引起的发热。当新生儿呼吸、皮肤及大小便失去的水分超过了喂哺新生儿所得的液体量时，即可发生脱水热。当天气干燥与炎热，或室温过高、保暖过度时，均可使新生儿体内水分丢失过多，如补充供给不足，即可致发热。

新生儿脱水热多发生于出生后 2～4 天。新生儿可表现出烦躁不安及啼哭，但一般情况尚可。无感染中毒症状，体温可突然升高，有时可达 39～40℃，体重可下降，前囟稍凹陷，口唇黏膜干燥，皮肤弹性较差，尿量减少，查体及实验室检查未发现其他疾病，供给足量水分后体温迅速下降。

为预防本病，在宝宝初生的几天内，如果奶量不足，给宝宝喂葡萄糖或白开水，炎热天要避免过度保暖，以防出汗过多。

新生儿湿疹的防治

新生儿，特别是人工喂养者，易在面部、颈部、四肢，甚至全身出现颗粒状红色丘疹、疱疹，表面伴有渗液，即为新生儿湿疹。湿疹十分瘙痒，致使小儿吵闹不安。本病可在 1～2 岁后自愈。

病因多与遗传或过敏有关，大多见于喂养牛奶患儿。为此，可将牛奶煮沸时间延长，使牛奶中的蛋白质变性，能减轻过敏，或者改服其他代乳品。症状偏重者局部皮肤可以外用湿疹软膏、炉甘石洗剂、氟轻松软膏等。婴儿双手可戴上手套，以防止因搔抓皮肤后引起继发感染。衣服要宽大，衣料应无刺激性。如以母乳喂养为主者，母亲要禁吃鱼、虾等容易引起过敏的水产品。

新生儿破伤风的预防

新生儿破伤风又称"四六风""脐风""七日风"等，是由于破伤风杆菌自脐部侵入而引起的一种感染性疾病。

本病多发生在出生后 4～6 天，病初常有烦躁不安、哭闹，以后可出现吸奶不紧、牙关紧闭、抽搐、眼裂变小、面肌痉挛，及出现皱眉、举额、口角向外牵引、口唇皱缩、噘起成苦笑面容；颈部和躯干四肢肌肉痉挛，再现双手握拳、两臂强硬、头向后仰，呈角弓反张状；严重者呼吸肌痉挛，出现口

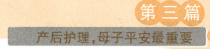

唇青紫,甚至窒息;而且任何轻微刺激,如声音、光亮、震动都能引起痉挛发作;多数患儿有发热现象,但也可以无热或低热。

新生儿破伤风的预防主要为:孕妇应接受破伤风免疫注射。

分娩时应采用新法科学接生。在接生时严格无菌操作,注意脐带端的清洁处理,是预防本病的根本措施。若遇急产而来不及使用消毒接生包,可将剪刀在火上烧红后使用,并把脐带残端多留4～5厘米,并在24小时之内按严格消毒操作将脐带远端再剪去一段,重新消毒结扎。其近端用1∶4000高锰酸钾溶液或3%的过氧化氢溶液清洗,再涂以2.5%的碘酒。同时,给新生儿肌肉注射破伤风抗毒素和青霉素,可以预防感染。

新生儿脓疱病的预防

新生儿的皮肤十分娇嫩,防御能力很差,极易发生传染性脓疱病。产院新生儿室等处消毒隔离不好时,易形成小流行。在皮肤多皱褶的颈部、腋下及腹股沟处易形成细小脓疱。疱2～3毫米大小,基底微红,疱疹略高出表皮,多数皮疹出现在生后1周左右。

严重者可成大疱疮,甚至成为剥脱性皮炎。如仅是少数小脓疱阶段,应将小脓疱挑破,吸去液体,用2%的硝酸银溶液点患处,或涂2%的龙胆紫溶液,亦可涂新霉素、杆菌肽油膏。对周围的正常皮肤,每2～3小时用50%的酒精涂抹一次,以防自身感染。患儿衣物应用棉织品,以便煮沸消毒,如成大疱疮或剥脱性皮炎,则务必要将婴儿送往医院治疗。

预防新生儿脓疱病,主要是预防新生儿室内交叉感染。因为该病主要是通过皮肤感染蔓延开来的。新生儿室要定期严格执行消毒隔离制度。医护人员也要严格执行手的清洗制度,洗手时可用含3%的六氯酚的肥皂。

新生儿肺炎的防治

病毒性肺炎最初的症状与感冒相似,新生儿会持续高热3～4天,且咳嗽和流鼻涕的情况会越来越严重,新生儿的呼吸急促,每次呼吸胸部都往下凹陷。因此，若怀疑不是感冒，便要尽快就诊。即使只是轻微咳嗽、流鼻涕和发热，如果咳嗽中含痰的情况渐趋严重，发热持续 4 天也不降，感冒可能已转为肺炎了，必须再次就诊。

患细菌性肺炎会发热 1~2 天，因痰堵住喉咙，会使新生儿呼吸困难，加上肺部化脓，亦会影响呼吸。

另一种无热性肺炎则没有发热症状，一旦咳嗽和浓痰不断时应立即就医检查。一般来说，医生都是以发热程度、胸肺检查及 X 线检查来判断病情。

所以，父母应仔细观察孩子的全身状态，包括精神、心情、呼吸、咳嗽等，然后详细告诉医生。

高热和严重咳嗽的症状，可在 1~10 天内舒缓，至于肺部发炎的情况则需要较长时间才能痊愈。

在治疗上，应根据病因，选择适宜的抗菌药物控制感染。除此之外，要注意：

(1) **补充水分** 即使宝宝没有食欲，仍须不断补充水分，如果连水都无法入口，就必须请医生治疗。当宝宝的食欲恢复后，应喂他吃些奶类或他爱吃的固体食品，尽量引起他的食欲。有足够的营养，身体的复元才会更快。

(2) **清除鼻涕** 可用吸血管替新生儿吸鼻涕。如果鼻涕太多，会倒流至喉咙内引起咳嗽，所以，应及时帮孩子清除鼻涕。

(3) **补充益生菌** 肺炎患儿多使用抗生素治疗，在服用抗生素药物 2 小时后，应及时服用益生菌冲剂，保持体内菌群平衡，缓解抗生素药的副作用，增强营养吸收能力，提高孩子自身抵抗力。

(4) **预防** 增强孩子的体质，提高自身抵抗力；防止病菌的侵入，尽量减少感染的机会。要预防容易引起肺炎的传染病，如麻疹、百日咳、流行性感冒等。不要让孩子和这些病人接触。如果孩子已得了以上这些传染病，要细心护理，以免并发肺炎。

新生儿重症黄疸的防治

这里所说的重症黄疸，在我国主要见于新生儿溶血症。

(1) **母婴血型不合的溶血症** 人的血型有A、B、AB、O四型（还有一些亚型这里就不提及了）。在我国母婴血型不合的溶血症，主要发生在母亲血型为O型，孩子血型为A或B型者。故人们俗称它为"ABO溶血症"。

ABO溶血症的新生儿，最初的临床表现是黄疸和贫血。黄疸出现的时间比生理性黄疸出现得早，一般出生后1~2天内就出现迅速加重的黄疸，5~6天时达到高峰。肉眼可观察到黄疸加重时，不仅呈暗黄色，有时真是黄得发绿。我们看到皮肤这么深的黄色，是由于一种叫做胆红素的物质在血液中的含量过高所致。它好比一种"染料"，不仅染黄了皮肤、巩膜，更为可怕的是它还可以染黄脑神经细胞核，这就是可怕的胆红素脑病。患胆红素脑病时，新生儿会出现尖叫、嗜睡、抽搐、角弓反张及死亡。幸免于死者，一切症状虽消失，但却留有终生后遗症：智力迟钝、落后、运动障碍及听力丧失等。

贫血多半出现在出生后4~5天，面色苍白，这主要是由于红细胞大量溶解所致。根据我国目前的医疗条件，产妇住院时间极短，尤其是正常产者，仅2~3天即出院。从广大农村产妇并不住院的实际情况出发，如何观察新生儿黄疸就成为极其重要的一件大事了。现代医学对治疗ABO溶血症，控制它不再发展成为胆红素脑病，已有了足够的条件。我国已达到了相当高的治疗水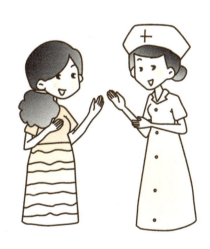平，关键问题就是如何发现重症黄疸和及时治疗的问题。

如发现出生后1~2天内出现重症黄疸的新生儿（尤其生后24小时内即出现重症者），必须当机立断，送往设备较好的医院。由医院确诊是ABO溶血症后，重者可进行换血疗法，轻者可采用蓝色荧光灯照射——光疗。还有中西药物疗法，在我国治疗成功率极佳。

无论哪种疗法，除了挽救婴儿的生命外，还有一个主要目的就是防止其发展成胆红素脑病，以及后遗症的出现，故治疗越早越好，尤其是严重者需要换血疗法时，应在2天以内完成，否则将失去意义。

为预防ABO溶血症，如第一胎出现这样的患儿时，第二胎可从母亲怀孕的早期就服用中药，疗效甚佳。

(2) 红细胞葡萄糖6-磷酸脱氢酶缺陷症　这是一种遗传性疾病，多见于男婴，在我国广东、广西、四川等省区多见。这是一种酶的缺陷症。这类患儿在新生儿期如果缺氧、感染、接触樟脑，服用磺胺药和维生素K_3、维生素K_4等后，可引起溶血症。此症以黄疸、贫血为主要临床症状，在生出后2～4天出现。有这种情况时就询问家族史。不要用上述药物，也不要与ABO溶血症混同。